高等卫生职业教育护理专业"双证书"
人才培养纸数融合系列教材
供护理、助产等专业使用

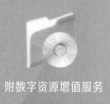

附数字资源增值服务

精神障碍护理

主　编　张玉洁　和美清

副主编　杨宇华　张义婷　刘雨晴

编　委　（以姓氏笔画为序）

方　蕾　甘肃中医药大学

刘雨晴　湖北职业技术学院

杨宇华　惠州卫生职业技术学院

肖艳萍　铁岭卫生职业学院

张　胜　山西老区职业技术学院

张义婷　皖西卫生职业学院附属医院

张玉洁　湖北职业技术学院

和美清　山西省精神卫生中心

U0370109

华中科技大学出版社
http://www.hustp.com
中国·武汉

内 容 简 介

本书是高等卫生职业教育护理专业"双证书"人才培养纸数融合系列教材。

本书共十二章,内容包括绪论、精神障碍的基本知识、精神科护理技能、精神分裂症患者的护理、心境障碍患者的护理、神经症及应激相关障碍患者的护理等。

本书适合护理、助产等专业使用。

图书在版编目(CIP)数据

精神障碍护理/张玉洁,和美清主编. —武汉:华中科技大学出版社,2020.8(2024.7重印)
ISBN 978-7-5680-5729-5

Ⅰ.①精… Ⅱ.①张… ②和… Ⅲ.①精神障碍-护理学-高等职业教育-教材 Ⅳ.①R473.74

中国版本图书馆 CIP 数据核字(2020)第 137252 号

精神障碍护理   张玉洁 和美清 主编
Jingshen Zhang'ai Huli

策划编辑:居 颖
责任编辑:张 琴 曾奇峰
封面设计:刘 婷
责任校对:阮 敏
责任监印:周治超
出版发行:华中科技大学出版社(中国·武汉)   电话:(027)81321913
        武汉市东湖新技术开发区华工科技园   邮编:430223
录   排:华中科技大学惠友文印中心
印   刷:武汉市洪林印务有限公司
开   本:889mm×1194mm 1/16
印   张:12
字   数:373千字
版   次:2024 年 7 月第 1 版第 6 次印刷
定   价:39.80 元

高等卫生职业教育护理专业"双证书"
人才培养纸数融合系列教材

编委会

委员（按姓氏笔画排序）

王　霞	山西老区职业技术学院	张　捷	上海中侨职业技术学院
王志亮	枣庄科技职业学院	张志明	顺德职业技术学院
王高峰	贵州工程职业学院	陈学政	内蒙古医科大学
艾力·孜瓦	新疆维吾尔医学专科学校	宛淑辉	铁岭卫生职业学院
卢　兵	镇江高等专科学校	赵明范	大兴安岭职业学院
申社林	邢台医学高等专科学校	郝春艳	锦州医科大学
白梦清	湖北职业技术学院	胡鹏飞	上海震旦职业学院
朱　红	山西同文职业技术学院	段亚平	贵州工商职业学院
朱　兵	西安培华学院	桂　勤	惠州卫生职业技术学院
李朝鹏	邢台医学高等专科学校	夏金华	广州卫生职业技术学院
沈小平	上海思博职业技术学院	柴喜春	渭南职业技术学院

编写秘书　居　颖　蔡秀芳　陆修文

网络增值服务使用说明

欢迎使用华中科技大学出版社医学资源网yixue.hustp.com

1.教师使用流程

（1）登录网址：http://yixue.hustp.com （注册时请选择教师用户）

（2）审核通过后，您可以在网站使用以下功能：

管理学生

建立课程　　　　　　　　布置作业

下载教学　　　　　　　　查询学生学习
资源　　　　教师　　　　记录等

2.学员使用流程

建议学员在PC端完成注册、登录、完善个人信息的操作。

（1）PC端学员操作步骤

①登录网址：http://yixue.hustp.com （注册时请选择普通用户）

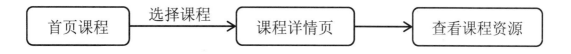

② 查看课程资源

如有学习码，请在个人中心-学习码验证中先验证，再进行操作。

首页课程 ——选择课程→ 课程详情页 ——→ 查看课程资源

（2）手机端扫码操作步骤

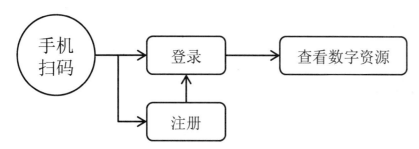

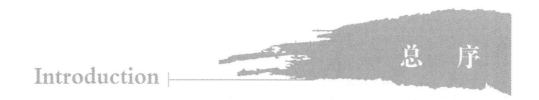

近年来,我国将发展职业教育作为重要的国家战略之一,高等职业教育已成为高等教育的重要组成部分,与此同时,作为高等职业教育重要组成部分的高等卫生职业教育的发展也取得了巨大成就,为国家输送了大批高素质技能型、应用型医疗卫生人才。截至 2016 年,我国开设护理专业的高职高专院校已达 400 余所,年招生规模近 20 万人,在校生近 65 万人。

医药卫生体制的改革要求高等卫生职业教育也应顺应形势调整目标,根据医学发展整体化的趋势,医疗卫生系统需要全方位、多层次、各种专业的医学专门人才。护理专业与临床医学专业互为羽翼,在维护人民群众身体健康、提高生存质量等方面起到了不可替代的作用。当前,我国正处于经济社会发展的关键阶段,护理专业已列入国家紧缺人才专业,根据国家相关机构颁布的《"健康中国 2030"规划纲要》《关于深化医教协同进一步推进医学教育改革与发展的意见》《全国护理事业发展规划(2016—2020年)》等一系列重要文件,到 2020 年我国对护士的需求将增加至约 445 万人,到 2030 年我国对护士的需求将增加至约 681 万人,平均每年净增加 23.6 万人,这为护理专业的毕业生提供了广阔的就业空间,也对高等卫生职业教育如何进行高素质技能型护理人才的培养提出了新的要求。

教育部《关于全面提高高等职业教育教学质量的若干意见》中明确指出,高等职业教育必须"以服务为宗旨,以就业为导向"。《中共中央国务院关于深化教育改革全面推进素质教育的决定》中再次强调"在全社会实行学业证书、职业资格证书并重的制度"。上述文件均为新时期我国职业教育的发展提供了具有战略意义的指导意见。为了全面落实职业教育规划纲要,更好地服务于高等医学职业教育教学,创新编写模式,服务"健康中国"对高素质创新技能型人才培养的需求,变"学科研究"为"学科应用与职业能力需求对接"。2018 年 8 月在全国卫生职业教育教学指导委员会专家和部分高职高专院校领导的指导下,华中科技大学出版社组织全国 30 余所高等卫生职业院校的近 200 位老师编写了本套高等卫生职业教育护理专业"双证书"人才培养纸数融合系列教材。

本套教材充分体现新一轮教学计划的特色,强调以就业为导向、以能力为本位、贴近学生的原则,体现教材的"三基"(基本理论、基本知识、基本实践技能)及"五性"(思想性、科学性、先进性、启发性和适用性)要求,着重突出以下编写特点。

(1)紧跟教改,接轨"双证书"制度。紧跟教育部教学改革步伐,引领职业教育教材发展趋势,注重学业证书和执业资格证书相结合,紧密围绕执业资格标准和工作岗位需要,提升学生的就业竞争力。

(2)创新模式,理念先进。创新教材编写体例和内容编写模式,迎合高职高专学生思维活跃的特点,体现"工学结合"特色。教材的编写以纵向深入和横向宽广为原则,突出课程的综合性,淡化学科界限,对课程采取精简、融合、重组、增设等方式进行优化,同时结合各学科特点,加强对学生人文素质的培养。

(3)优化课程体系,注重能力培养。内容体系整体优化,注重相关教材内容的联系和衔接,避免遗漏和不必要的重复;重视培养学生的创新、获取信息及终身学习的能力,实现高职教材的有机衔接与过渡作用,为中高衔接、高本衔接的贯通人才培养通道做好准备。

(4)紧扣大纲,直通护考。密切结合最新的护理专业课程标准,紧扣教育部制定的高等卫生职业教育教学大纲和最新护士执业资格考试大纲,随章节配套习题,全面覆盖知识点与考点,有效提高护士执业资格考试通过率。

(5) 全套教材采用全新编写模式,以扫描二维码形式帮助老师及学生在移动终端共享优质配套网络资源,使用华中科技大学出版社提供的数字化平台,将移动互联、网络增值、慕课等新的教学理念和教学技术、学习方式融入教材建设中,全面体现"以学生为中心"的教材开发理念。

这套教材作为秉承"双证书"人才培养编写理念的护理专业教材,得到了各学校的大力支持与高度关注,它将为新时期高等卫生职业教育护理专业的课程体系改革做出应有的贡献。我们衷心希望这套教材能在相关课程的教学中发挥积极作用,并得到读者的青睐。我们也相信这套教材在使用过程中,通过教学实践的检验和实际问题的解决,能不断得到改进、完善和提高。

高等卫生职业教育护理专业"双证书"人才培养
纸数融合系列教材编写委员会

　　《精神障碍护理》是高等卫生职业教育护理专业"双证书"人才培养纸数融合系列教材之一,主要供高职高专护理、助产专业师生使用,也可作为临床护士的参考书。

　　本教材遵循"三基"(基本理论、基本知识、基本技能)、"五性"(思想性、科学性、先进性、启发性、适应性)、"三特定"(特定的对象、特定的学制和特定的学时限制)的原则,紧紧围绕高等护理人才培养目标,针对高职高专学生特点,充分体现高职高专教育特色,在保持知识的系统性基础上,本着"必需""够用"的原则,结合精神障碍及精神科护理研究最新进展和国家精神卫生法相关要求,精选内容,删繁就简,突出实用性、创新性。

　　本教材在内容的序化方面进一步优化,力求符合教育教学规律和学生认知规律,带领学生由浅入深,逐步了解和熟悉精神科护理知识和技能。全书共有十二章。第一章至第三章是精神障碍护理入门知识,主要介绍了精神障碍、精神医学、精神障碍护理等基本概念,精神障碍护理发展简史与发展趋势,精神科护理工作的内容和要求,精神障碍的基本知识,以及精神科护理技能;第四章至第十章是讲精神科常见疾病及其护理的知识,主要介绍的精神障碍有精神分裂症、心境障碍、神经症及应激相关障碍、器质性精神障碍、精神活性物质所致精神障碍、心理因素相关生理障碍、儿童及少年期精神障碍;第十一章和第十二章主要介绍精神科特有治疗方法的观察与护理,以及精神障碍患者的社区康复与家庭护理。在每章内容的组织方面,以学习目标为核心,强调目标描述的可测量性;以案例为载体,使抽象概括的精神障碍知识具体化;同时,根据需要穿插相关知识链接,增加教材的知识性与趣味性;在每章内容结束后进行小结,提炼各章中的主要内容和重难点知识,帮助学习者梳理归纳;另外,以章为单元,结合护士执业资格考试大纲的要求,编制直通护考测试题,试题按照护考A型题设计,突出护考重点内容,促进学习者应用能力的提高。

　　由于精神障碍的特殊性,且编者水平有限,书中难免有不足之处,恳请广大读者批评指正。另外,本书参考并吸收了部分本科和高职相关教材的成果,也得到了所有参编单位的大力支持,在此,谨向有关参编单位和作者表示衷心的感谢。

编　者

目 录

MULU

第一章 绪 论

学习目标

1. 知识目标

（1）识记精神、精神健康、精神障碍、精神医学及精神障碍护理的概念。

（2）简述精神医学与精神障碍护理的发展简史、精神障碍护理的发展趋势。

（3）阐述精神科护理工作的内容。

2. 能力目标

能按照精神科护理人员的基本要求开展工作。

3. 素质目标

具有较强的伦理意识和法律意识。

第一节 概 述

一、精神与精神健康

（一）精神

精神（psyche）又称心理，即指大脑的功能，是客观世界在人脑中的反映。精神是通过精神活动表现出来的，它是人的意识、思维活动和心理状态的总称。精神活动的物质基础是大脑，大脑的功能结构健全是产生精神活动的基础，如果因某种原因脑组织被破坏或发生改变，精神活动也就随之发生障碍。大脑的结构非常复杂，包含约 1000 亿个神经细胞和更多的神经胶质细胞，更为复杂的是神经细胞间的联系和细胞内的信号传导。大脑的不同部位与不同的精神活动有关，如颞叶与记忆和情感有关；海马与记忆有关；丘脑通过感觉获取信息，然后进行过滤并传达到脑的一定区域。人脑对客观事物的反映受遗传、发育水平、文化教育等个体多种主观因素以及社会、历史、传统、文化等诸多客观因素的影响而有差异，并非是被动的，而是一个积极主动的过程。

（二）精神健康

精神健康又称心理健康，是指个体的生理、心理与社会处于相互协调的和谐状态，是自我与他人之间的一种良好的人际关系的维持。在精神健康状态下，个体不仅能获得自我安定感和安全感，还能实现自我价值，具有为他人的健康贡献和服务的能力。精神健康的标准如下所示。

1. 对自我的肯定态度 精神（心理）健康的人能客观地看待自我，准确地认识到自身的价值，能对自我的能力、体验、情感和欲望等做出正确的判断和认知。

2. 具有健全的人格 精神健康者人格结构的诸多方面都能平衡发展。如有较好的思考问题的方

Note

1

式和反映自身特色的精神风貌;待人接物时具有恰当的态度;平时保持良好的情绪和行为;能够与社会的节奏合拍。当自己的欲望或要求未能得到满足时,具有较强的抗压力和坚韧的忍耐力。

3. 不断地成长和发展,达到自我实现　一个精神健康的人总是乐观地面对人生,对未来充满希望和信心,不怕困难和挫折,踏踏实实地向着自己既定的目标前进,成功地度过人生的每个发展阶段,努力去实现自己内在的潜能。

4. 具有一定的自我调控能力　一个精神健康的人智力(又称智能)活动正常,有较强的独立性以及判断和决定的能力,不盲从依附他人,能果断地决定自己的发展方向。

5. 具有良好的社会适应能力　一个精神健康的人能够面对现实,适应环境,审时度势,客观地认识和评价周围的环境和事物,并以积极的态度对待现实环境。乐于与他人交往,保持良好的人际关系,能有效地处理和解决问题,并从中体会人生的快乐。当发现自己处于不利境地时,能够冷静地面对和处理困难。

二、精神障碍

精神障碍(mental disorders)又称精神疾病,是指在各种生物学、心理学以及社会环境因素影响下,大脑功能失调,导致认知、情感、意志和行为等精神活动出现不同程度的障碍,可伴有痛苦和(或)功能损害。例如,阿尔茨海默病患者有典型的认知损害,抑郁症患者有明显的抑郁体验。这些认知、情绪、行为改变会使患者感到痛苦、功能受损,或增加患者死亡、残疾等的危险性。

三、精神医学的概念

精神医学是临床医学的一个重要分支,是研究精神障碍病因、发病机制、临床表现、病程转归以及预防和治疗的一门学科。精神障碍伴随人类社会的发展而一直存在,但是精神障碍留给人类的大多是痛苦且与社会文明相背离的记忆。因此,精神医学的发展历史漫长而曲折,是一部与精神障碍做斗争的历史。

四、精神障碍护理

精神障碍护理是建立在一般护理基础上的专科护理。它以精神障碍患者为服务对象,为精神障碍患者护理提供理论依据和实践指南,最终使精神障碍患者达到心理和社会功能的全面康复。

精神障碍护理作为一门专科护理,相应地具有其特殊性。

第一,它更加注重对患者的心理体验和为其提供必要的心理支持。精神障碍患者的心理体验一部分围绕精神病理现象,如幻觉、妄想、强迫、焦虑等内容,另一部分则围绕现实的烦恼,如升学、就业、人际关系和生活问题等。两者既相互关联,又相互影响。护理人员在临床接触患者的过程中,对前者应当无争辩地倾听患者诉说,对后者则可以采取必要的积极措施给患者以适当的帮助和改进。

第二,它更加强调护患沟通以及沟通技巧的运用。有效的护患沟通不仅有利于促进护患关系的和谐,更有助于防范可能的医患矛盾和与患者相关的安全风险,如自伤、攻击等。

第三,它更加需要深入了解患者的社会、家庭以及个人生活的背景;提供健康教育与咨询,切实帮助患者更好地适应生活。精神障碍的发生、发展与表现比其他任何障碍都更容易受患者生活背景的影响,应激源也更容易影响患者病情的发展与转归。只有切实了解患者及其家庭所真正关注的焦点问题,才能最大程度地影响和帮助患者。

第四,它更加着重于对患者躯体、攻击、自伤(杀)等风险因素进行评估。精神障碍的患者合并其他躯体疾病的现象是非常常见的,但往往因为其突出的精神病理现象而被掩盖或者忽视。精神障碍患者,尤其是急性期住院患者都存在程度不等的冲动、自伤或者自杀风险的可能性。因此,精神障碍患者的临床护理中对患者的躯体状况、攻击行为、自伤(杀)等风险的评估应该是常规工作内容。

第二节 精神医学与精神障碍护理发展简史

一、精神医学发展简史

历史证明,精神医学的发展不仅仅受到当时的医学科学水平的制约,而且也受到当时占主导地位的社会意识形态的影响。

(一)精神医学的起源

精神医学一词源于希腊语。古人认为,灵魂可不依赖于躯体而存在,灵魂可以生病,也可以受治。

在公元前5世纪至4世纪,已有了朴素唯物主义的萌芽。古希腊医学家希波克拉底是科学医学的奠基人,也被尊崇为精神医学之父。他提出脑是思维活动的器官,提出了精神障碍的体液病理学说。他认为人体内存在四种基本体液,即血液、黏液、黄胆汁和黑胆汁,就像自然界存在的火、土、空气和水一样。人体内这四种体液平衡则健康,如果其中某一种过多或过少,或它们之间相互关系失常,人就生病。他将各种病态的精神兴奋归类于躁狂症,而将相反的情况称为忧郁症,这是精神病理现象最早的概括和分类,忧郁症是过多的黑胆汁进入脑内,破坏了脑内活动所致。他认为精神障碍是人脑的产物而非鬼神作祟,在精神障碍治疗上,他主张等待精神障碍的自然痊愈,不主张过多地干预。他的这些理论至今都还对现代精神医学有着深远的影响。与希波克拉底同时代的哲学家柏拉图也主张在理想国中,精神障碍患者应当受到家人和社会很好的照顾,而不应让他们在外游荡,如果家人不这样做,则应处罚金。公元5世纪前,古希腊和古罗马处于繁荣时期,已对某些精神障碍的病因进行了探索,人们认为应人道地对待精神障碍患者的思想,显示出欧洲古老文明思想的不朽与光辉。

(二)中世纪宗教和神学对精神医学发展的影响

公元3世纪后,古罗马文化逐渐衰落。由于当时对宗教的疯狂崇拜,精神障碍患者被视为魔鬼附体,因而被送进寺院,用祷告、符咒、驱鬼等方法进行治疗。此期出现了许多研究魔鬼与精神症状关系的相关专著。

(三)近代精神医学的发展

随着18世纪西方工业革命与文艺复兴运动的兴起,基督教的慈爱精神与人道主义盛行,医学也逐渐摆脱了宗教和神学的束缚。精神障碍被看成一种需要治疗的疾病。

法国大革命后,法国精神病学家比奈去除精神障碍患者身上的铁链(精神医学首次革新运动),将他们从终身囚禁的监狱生活中解放出来,把"疯人院"变成了医院。从而使医生有可能观察和研究精神障碍的症状及变化,使当时法国的精神医学有了显著的发展。

19世纪末至20世纪初期是精神医学发展史上的一个重要时期。1883年,德国精神病学家克雷丕林创立了叙述性精神医学(descriptive psychiatry),使精神医学进入了现代医学模式。克雷丕林因而被称为现代精神医学之父。

20世纪以后,许多精神医学研究者分别从大脑解剖学、生理学和心理学等不同角度对精神障碍的病因、发病机制、临床表现进行了大量的研究和探讨,形成了精神医学中的各种学派。

(四)现代精神医学概念的充实、延伸和发展

现代科学的发展导致了生物医学技术的不断革新,从而使我们对许多疾病的生物学问题有了更全面、更深刻的认识。我们几乎可以用偏离正常的生物学变量来评估、判断、解释和说明各种疾病,因而生物医学模式成了现代医学的金科玉律。疾病变成了一大堆数据的集合。遗憾的是,这种纯生物医学模式没有给疾病的社会心理方面留下太多的余地,作为疾病的载体——人本身被忽视了。为此,有识之士提出了医学模式应该向"生物-心理-社会"三合一的模式转变,这种新的医学模式在精神医学中显得最

恰当、最适用,也最需要。

同时,越来越多的人主张精神医学不仅要研究传统意义上的精神障碍,也要关注各种各样的心理问题和行为问题;精神医学不仅要服务于精神障碍患者,也要着眼于全社会的精神健康。

二、精神障碍护理发展简史

自从有了人类文化以来,人类社会就有了照顾患者的功能存在,这就是护理功能的起始。

远古时代,人们认为精神障碍是魔鬼附体,灵魂离身导致了疯狂怪异行为,所以精神障碍患者也总是受到捆绑和监禁。当时看护他们的人员均为未受过任何训练的男性,他们的任务仅限于控制和制服患者。

专业护理开始于18世纪中叶南丁格尔在伦敦开办护理学校之后。19世纪末,美国的琳达·查尔兹(Linda Richards)女士主张,精神障碍患者应和内科疾病患者一样受到完善的照顾。由于琳达·查尔兹的影响和贡献,她提出的精神科护理的基本模式被广为认同,因此她被称为第一位精神科护士。

美国最早专门为训练精神科护理人员而开办的护理学校创设于1882年,在马萨诸塞州的马克林医院。其教学主要内容为保护和管理技巧,精神科护理人员的主要工作是照顾患者躯体各项功能,如给药、营养供应等。

19世纪末20世纪初,精神医学得到了蓬勃发展,克雷丕林创立了"叙述性精神医学",睡眠疗法、胰岛素疗法、电休克疗法、精神外科疗法、精神药物等也相继问世,以及弗洛伊德的动力精神医学的发展,使精神科护理的角色与功能也大为进展,由协助患者的日常生活、身体照顾扩展为协助和观察患者的症状和行为,并且应用内外科护理知识协助对患者的治疗,这在精神科治疗中显示出其重要意义。

20世纪50年代以后,发达国家开始强调社会环境对患者治疗的重要性,主要利用社会环境进行治疗并且鼓励患者走向社会,与此同时,精神科护理工作由院内封闭的药物治疗开始发展到社区团体与家庭工作领域。护理人员的角色与功能不仅仅体现在精神障碍防治方面,而且还承担起了系统地护理人类精神健康的责任。

由此可见,精神科护理工作的发展始终是与精神医学相伴而行的,精神医学的发展促进了精神科护理角色与功能的转变。

三、精神障碍护理发展趋势

(一) 既重视重症也重视轻症精神障碍患者的护理

随着社会的进步和文明程度的增加,人们在追求物质需要的同时,对社会地位、荣誉、价值等精神心理方面的要求也越来越高。当人们的需求和欲望与现实发生矛盾时,便容易产生精神障碍,特别是一些诸如神经症、抑郁发作、躁狂发作、人格障碍、应激障碍以及神经性厌食症等相对轻的精神障碍患者将在21世纪明显增加。因此,精神科护理在重视重症精神障碍患者护理的同时,也将注重轻症精神障碍患者的护理以及对疾病的预防保健。

(二) 从传统的对疾病的护理转向以人为中心的护理

根据WHO对健康以及精神健康的最新定义,人们对健康的追求已经不再是传统的没有躯体疾病,而是要求有舒适感,很少有焦虑感等。因此,护理人员在满足对精神障碍患者生活以及生理需求的基础上,更应注重患者人格的恢复和发展。精神科护理人员将根据患者生活的环境和文化背景等情况,以患者为中心,为患者提供相关的心理、认知、行为等方面的干预,加强康复训练,提升患者的社会适应能力以及沟通技巧。

(三) 加强医院、社区、家庭、社会的配合

近半个世纪以来,美国精神病医院住院患者的数量呈减少的趋势,只有重症精神障碍患者接受住院治疗,而相当数量的患者分散在社区和家庭接受治疗和护理。精神障碍患者比躯体疾病患者更需要家庭的温暖,他们更喜欢在家庭和社区接受治疗和护理。因此,大力发展社区精神护理及家庭健康教育将

是目前精神科护理的主要任务之一。自 20 世纪末，美国兴起了大量的自助组织，这些组织由有过类似不幸经历的人们组成，如嗜酒者互诫协会、赌友互诫协会、反对酒后驾车的母亲协会及离异的父母亲协会等。自助组织的创建者和成员认为，目前的社会机构不能够满足他们的需要，而自助组织则既能提供信息也能提供心理援助。在我国，精神障碍患者要走出医院，回归社会和家庭，同样也面临着挑战，例如，家庭成员是否有一定的精神卫生知识，家庭和社区是否有良好的治疗环境，医护人员的技术水平是否达标，管理是否正规有效等。目前需要确定的是，走出精神病医院的患者，其生活及健康是否能真正得到改善。

（四）加强抗精神病药及病因学研究

精神科护理伴随着精神医学的发展而不断增添新的护理内容。自 20 世纪 50 年代第一种抗精神病药氯丙嗪问世以来，科学家们一直没有间断对神经医学和抗精神病药的研究，人们试图用生物学的理论来解释精神障碍现象。因此，护理人员需要了解神经医学与精神障碍的关系，从生物、抗精神病药等多方面了解和解释精神障碍。目前，在发达国家精神障碍护理的课堂上，教授们利用相当长的时间来解释抗精神病药的作用机制以及相关的神经病理现象。因此，精神障碍护理在 21 世纪将在抗精神病药防治以及精神障碍的病因学研究方面有所突破。

（五）政府干预，加大对精神卫生事业的管理

在我国市场经济的大潮中，精神障碍的防治及护理工作往往是一个被人们忽视的领域。精神病医院盈利少，医护人员工作累，因此需要政府在政策及资金等方面给予支持和援助，从而确保精神医学和精神障碍护理在实践和研究等方面的正常运行，以满足新形势下人们对精神健康的需要。21 世纪精神障碍护理所面临的另一个问题是提高对那些没有得到足够精神卫生服务的群体的重视，这部分人包括妇女、留守儿童、老年人和农村居民，还包括那些无家可归的人。政府的干预就是在人人享有医疗卫生保健的政策下，满足那些享受精神卫生服务不足的人群的需要。

第三节 精神科护理工作的内容和要求

一、精神科护理工作的内容

1. 基础护理 主要是为精神障碍患者提供生活护理、饮食护理、环境护理、睡眠护理、药物应用与护理等。精神障碍患者由于疾病的影响，一般生活自理能力下降或缺无，护理人员要协助患者做好个人卫生，确保患者每周洗澡或擦澡，做到及时更换衣服和床单，定期修剪指（趾）甲，定期理发，要认真做好晨晚间护理。加强对卧床患者的护理，防止发生压疮和其他并发症。在临床护理工作中，有的患者出现幻觉和妄想的症状，害怕食物中有毒物而拒绝进食，有的患者由于疾病引起吞咽功能障碍而造成进食困难。所以，护理人员要加强饮食护理，根据不同的需要，分别给予患者不同的帮助，如对长期住院的年老体弱患者应给予营养丰富、易消化的软质饮食；对吞咽困难的患者，应提供容易吞咽、营养丰富的饮食；对偏瘫的患者要帮助其进食等，以充分保证营养物质和水分的摄入。对于睡眠形态紊乱的患者，应仔细评估患者的睡眠形态，如睡眠方式、睡眠时间、睡眠量、睡眠深度等，教育患者睡眠时需注意的问题，提供安静、舒适的睡眠环境，帮助患者维持习惯的睡眠方式，指导患者学会使用放松技术。

护理人员通过为精神障碍患者提供全面、优质的基础护理工作，创造良好的适合治疗和护理的住院环境，促进患者早日康复。

2. 临床护理 精神障碍患者在住院期间由于疾病的影响，往往合并多种并发症，如糖尿病、高血压、心脏病等，所以护理人员应掌握全面的各科临床护理理论和技术，为精神障碍患者服务。

3. 精神科特殊治疗护理 精神障碍的治疗方法不同于其他学科，有着独特的治疗方法，如电休克疗法、精神外科疗法等，护理工作的主要职责是通过专科护理的实施，减轻患者痛苦，应用最适于患者治

疗、护理的临床途径帮助患者早日康复。

4. 安全护理 精神障碍患者由于意识、思维、行为异常,特别是在发病时期,某些行为往往具有危险性,如发生自伤、自杀、伤人、出走等危险行为,精神障碍专科护理包括危机状态的防范与护理、安全护理、异常精神和行为的护理等。

5. 心理护理 精神障碍患者由于各方面出现异常,很难得到人们的理解和同情,甚至遭到不同程度的歧视、非议、嫌弃、指责等,这些给精神障碍患者带来很大压力,导致患者和家属不承认患有精神障碍,不利于治疗和康复。从治疗、护理和康复角度看,精神障碍患者最害怕的就是不被理解,因此,护理人员对患者和家属进行心理护理是非常重要的。护理人员要掌握丰富的心理护理知识和技巧,与患者建立良好的人际关系,对患者要热情、耐心,有同情心、爱心和责任心,取得患者的信任。在心理护理工作中,与精神障碍患者的沟通很重要,应充分应用沟通技巧与患者沟通,掌握第一手资料,保证护理程序的顺利完成。心理护理的重点是让患者能正确地认识和对待疾病,积极主动地参与治疗活动,帮助患者消除精神障碍和改变不良的行为。做好心理护理是精神障碍患者康复的基础。

6. 康复护理 目前,精神障碍的康复护理主要包括在医院、社区、家庭中的护理,主要是指导和帮助精神障碍患者训练和恢复生活能力、社交能力和工作学习能力,通过康复训练,如生活行为的康复训练、学习行为的康复训练、就业行为的康复训练等,使精神障碍患者的精神残疾程度降到最低,并且使患者患病后留有的功能尽可能发挥到最大限度。通过康复护理可以使患者因病造成的离异或家庭丧失的状态得以改变,使患者早日重返病前的社会角色。

7. 健康教育 健康教育是一项增进健康的有计划、有组织、有评价的教育活动过程,核心是改变行为和生活方式。在精神障碍护理工作中开展健康教育,是将健康教育贯穿于患者从入院到出院及家庭、社区的各个环节,使健康教育与系统的治疗、护理及康复活动有机结合,为患者健康提供服务,教育患者和家属,使之了解有关疾病的知识、治疗与护理的知识、疾病预防的知识和技能,使其能正确对待疾病,从而自觉地配合治疗和护理,消除或减轻影响健康的危险因素,预防疾病复发,促进康复,提高生活质量。健康教育方法有两大类,包括健康教育调查研究方法和健康教育干预方法。

二、精神科护理人员的基本要求

(一) 精神科护理人员的基本素质

1. 精神科护理人员应具备的心理素质 健康的身心,成熟的人格;有良好的职业道德,富有同情心;良好的慎独精神;敏锐的观察力,灵活的注意力;积极而稳定的情感和情绪,塑造自然影响力;尊重自我价值。

2. 精神科护理人员应遵循的行为准则 严格遵守规章制度和工作职责;尊重患者人格,维护患者利益;掌握医学理论,专业技能熟练;注意调节患者之间的关系;注意调节医护之间的关系;确保患者在安全、舒适、愉快的环境中生活。

(二) 精神科护理人员的专业素质

精神科护理人员除了要有良好的心理素质和职业道德外,还要有过硬的专业素质,这样才能称得上是一名合格的精神科护理人员。

1. 具有完整的知识结构 精神科护理人员应具备多学科知识结构,在掌握比较系统的专业理论知识和较强的实践技能的同时,还应不断地储备多学科信息,具有较高的文化修养和一定的自然科学、人文科学、社会科学等多学科知识,并能紧跟时代步伐,不断学习和掌握现代科学发展的新理论、新技术,这样才能熟练掌握各类精神障碍患者的护理技巧与方法,在对精神障碍患者的护理过程中才能够正确处理所遇到的各种问题,使患者得到有效护理。

2. 具有敏锐的观察能力和科学的分析能力 精神科护理人员应具备敏锐的观察能力和科学的分析能力。在实际工作中,通过与患者的密切接触,从患者的言谈举止、姿态表情、情感变化等临床表现,尽早辨认出患者的意图,全面及时地观察患者的行为,准确判断出患者的需要,协助医生尽快做出诊断,防患于未然。在护理过程中,还要树立整体护理观念,通过合理的护理计划、科学的护理程序、正确的护理评价,及早预测可能发生的问题,解决患者现存和潜在的健康问题,有效地制止意外事故的发生。

3. 具备良好的沟通能力 精神科护理人员应具备良好的沟通能力,善于运用沟通技巧,与精神障碍患者建立和谐的护患关系,最大限度地调动患者的主观能动性,使患者始终保持一个良好的状态,尽快得到康复。精神科护理人员除具备一般沟通技巧外,还应掌握对特殊患者的特殊沟通技巧,如避免对偏执型人格障碍者过于热情,对边缘型人格障碍者保持中立,对反社会人格障碍者的挑拨和不合理要求加以限制,对有幻觉的患者给予客观解释等。

4. 具备较强的护理科研和教学能力 精神科护理人员应具备较强的护理科研和教学能力。目前,由于精神障碍的复杂性,精神科护理工作还有很多不完善的地方,需要护理工作者刻苦钻研业务,勇于创新,不断探寻新的有利于患者康复的护理方法和措施。同时,精神科护理人员还应具备一定的教学能力,能为患者及其家属开展健康教育,宣传普及精神卫生知识;具有临床带教能力,能为精神科护理培养后备力量;通过科研和教学,扩充新知识,创立新方法,掌握新技能,以适应现代护理工作的需要和发展,为患者提供先进的有效的护理。

三、精神科护理工作相关的伦理要求与法律问题

(一) 精神科护理工作相关的伦理要求

精神科护理工作对从业人员来说具有相对于其他专业更高的伦理道德要求,一方面是因为精神障碍为患者及家属带来了深重的伤害,使他们遭受社会歧视,身心承受着极大的压力。另一方面,精神障碍患者寄希望于医护人员在帮助他们解除痛苦的同时能理解他们的悲惨遭遇,给予他们更多的关怀和尊重。这也就使得精神科护理人员有更多的机会走进患者内心,了解其难以示人的内心感受和体验。在此过程中有很多伦理要求需要护理人员了解并严格遵守。

护理伦理基本原则是指调整护理实践中观察和处理各种人与人之间、人与社会之间关系的行为准则。它是护理人员在护理工作中面对各种人际关系时所应遵循的根本原则,也是衡量医护人员道德品质及道德行为的最高标准。精神科护理工作中必须遵守的护理伦理基本原则主要有以下几个方面。

1. 不伤害原则 不伤害原则是指在临床诊治过程中不使患者受到不应有的伤害的伦理原则。在精神科护理工作中,不伤害原则非常重要,尤其当违背患者意愿而采取临床措施以控制病情及保证患者和他人安全时,"不伤害"是不能逾越的底线,一旦越过该底线,就有可能导致某些治疗措施,如保护性约束、隔离等的滥用,进而在给患者造成伤害的同时产生严重的社会负面影响。

2. 尊重原则 在医疗护理领域,对患者进行治疗时能够对其个人生活史、价值观和人生目标给予真正的关怀和关注是表达尊重的具体体现。尊重本应是双向的,但精神障碍的特殊性导致精神科护理工作中的尊重更加强调护理人员对患者的尊重。尊重原则包括尊重患者的人格及自主性两个方面。

(1) 尊重患者人格:最重要的就是尊重患者的生命权和健康权。精神障碍可能不同程度地损害患者人格,导致患者不能正常自由地表达自己的意愿,因此,精神科护理人员更应发自内心地把患者当作与正常人具有同样生命权的人来对待,杜绝各类不尊重患者的事件发生。尊重患者健康权要求护理人员尊重患者可平等获得健康服务的权利,不阻碍患者获得可利用的健康服务;此外,还要主动采取措施或创造条件为患者提供有利于健康的服务。

(2) 尊重患者自主性:允许其独立做出自愿决定,并且帮助患者提高这种自主决定的能力,但其先决条件是患者自己有能力做决定。精神障碍患者往往存在认知、情感、意志、行为等方面的障碍,个人的行为能力和自主性会受到不同程度的影响。这就导致护理人员在尊重患者自主性的过程中表现出不同于对待一般患者的特殊性。首先,要在坚持公正原则的前提下,对患者的行为能力和自主性进行及时评估,评估时除了从患者自身角度全面收集资料外,还要充分与患者家属进行沟通,注意信息真伪的鉴别,尽量保证信息的真实性,综合考虑各方面因素后,力争做出最公正的判断。另外,考虑到精神障碍对患者的影响具有动态性,评估也要动态进行。其次,在确定患者自主性和行为能力状况之后,要有针对性地尽可能以患者能够理解的方式向其做出有关病情、诊断、治疗、预后等的解释,并协助患者在自愿的情况下做出选择。对于完全没有自主性的患者,医护人员应该及时向其家属做相关告知,由其家属代为做

出决定。最后,要加强法律法规和职业标准建设,对护理人员干涉权在合理范围内进行限制或提出更加明确的要求,避免干涉权滥用。

3. 公正原则 从现代医学伦理观分析,公正包括两方面的内容:一是平等对待患者;二是公平分配医疗资源。

(1)平等对待患者:建立在良好护患关系的基本前提下,也是对护理人员职业道德最基本的要求。目前社会上对精神障碍的认识有较大偏颇,对精神障碍患者普遍存在歧视。虽然精神障碍患者在疾病影响下可能出现古怪言行、暴力、冲动、肇事、肇祸等危险行为,但他们长期遭受疾病折磨,自身及其家庭承受着身体、心理、经济等各方面的压力,尤其需要来自外界的关怀。精神科护理人员在与他们接触过程中应该给予充分的尊重,让他们体会到护理人员带来的温暖。

(2)公平分配医疗资源:对护理人员公正性的另一个要求。护理人员作为医疗资源配置者之一,应该积极参与医疗资源配置,在提供护理服务过程中应该把形式的公正与内容的公正统一起来,尤其在涉及稀有资源分配时要充分考虑医学标准、社会价值标准、家庭标准等各方面,尽量实现公平。在精神科护理工作中,公平性时常受到挑战并常与其他伦理准则相冲突。如满足某一位患者的特殊需求虽符合尊重患者自主权的原则,但是却违背了公平利用卫生资源的原则。因此,护理人员应该根据具体情况进行综合平衡,找到符合实际情况的合理方案。

4. 行善原则 医学上的行善原则强调从患者最大利益出发,应尽力为患者谋取利益,多为患者做有益健康的事。行善原则要求护理人员在提供护理服务过程中,应该结合最有利于患者的证据、医学判断以及患者或其监护人的主观意愿做出善行的决定。要关心患者的主观利益和客观利益,在条件允许的情况下尽量实现患者利益最大化。要不断提高个人专业技能,在多种护理方案中选择最适合患者的措施。要将关心患者利益与关注社会利益相结合,在为患者带来利益的同时不能损害社会利益。

5. 保密原则 保密原则是医务工作中的一项重要伦理原则,也是医护人员的义务,它要求医护人员保护患者的个人信息,在未经其许可的情况下不能将其公开。保密是建立护患信任的核心,精神障碍患者对个人患病信息非常敏感,一旦泄露可能会给患者造成非常严重的影响。因此,如果在临床护理工作中做不到保密,患者将不会向护理人员提供真实、准确与全面的信息,导致治疗护理工作难以进行。另外,不恰当地公开患者信息还会触犯我国法律中有关医护人员有责任保证患者信息得到有效保护以免被公开的规定。保密原则还要求护理人员即使在依法需要提供患者信息的情况下也要最大限度地对患者信息进行保密,仅提供与法律需要相关的内容,对与之无关的部分仍要进行保密。在临床护理工作中,有时需要对患者的治疗与护理进行讨论或临床教学,必须提前征得患者或其监护人同意。另外,精神障碍患者可能有冲动、攻击行为,护理人员有责任向可能的受害人进行告知,但告知的内容也应仅限于患者可能的行为本身而不是其疾病的全部。

(二)精神科护理工作相关的法律问题

精神科护理工作与法律之间关系密切,精神科护理人员在从事临床护理工作过程中应该对相关法律知识有所了解并严格遵守各项法律法规要求,从而达到更好地维护患者利益及保护自身权益的目的。狭义上的法律是指国家立法机关制定的规范性文件,广义上的法律除国家机关制定的规范性文件之外,还包括国家机关制定或认可的行为规则。法律以权利和义务双向规定为特征,由国家强制力保证实施,具有普遍的约束性和严格的程序性。违反法律将由特定的国家机关或国家授权的机关依法对行为人的法律责任进行判定,同时根据判定结果,强制要求行为人对自己的违法行为承担后果。

1. 精神障碍患者的权利和义务 根据我国现行法律、法规、条例的规定,患者享有的基本权利有生命权、医疗保障权、人身自由权、自主权、知情同意权、隐私权、医疗监督权及获赔偿权等。精神障碍患者的义务包括如实陈述病情的义务、遵守医嘱的义务、自我保健的义务、尊重医护人员的义务、遵守医疗机构规章制度的义务、及时交款付费的义务、爱护公共财物及损坏赔偿的义务等。通常情况下,患者的权利不容侵犯,患者的义务也必须履行。但精神障碍患者发病期间由于大脑功能紊乱,认知能力下降或丧失,属无行为能力的人,其自主权、知情权应相应受到限制,在他拒绝接受治疗、护理时,应优先考虑其生命权,医护人员必须说服患者放弃自己的决定,行使干预权,甚至在不得已的情况下进行强制治疗或保护性约束。但应注意强制的原则：一是有利于患者；二是不伤害患者。

2. 精神科常涉及的法律问题 精神障碍患者往往因为疾病的原因，个人的行为能力和自主性会受到不同程度的影响，甚至可能出现自伤或伤人等危险行为，医务人员为了保证患者安全，维护医疗秩序和公共安全等，往往不得不采取一些特殊措施乃至强制性措施，在这些特殊情况下，医护人员一定要把握好度，否则，可能会涉及法律问题。

（1）侵犯人身自由权：保护性约束和隔离是精神科为防止患者发生意外事件或满足医疗护理工作需要所必须采取的保护性措施，这是因为精神科护理人员如果对有严重伤害、破坏或自杀等行为的患者置之不理，就有可能发生非常严重的后果，而且在这类情况下一旦发生不良事件，医护人员同样面临法律诉讼或纠纷投诉的风险，因而必须采取保护性约束或隔离来保护患者在严重病态下的安全。不过这项操作应该由医护共同评估患者情况后，护理人员根据执业医师的医嘱执行，不得越权任意施行，更不可作为惩罚患者的手段滥用。实施该项操作应取得患者监护人的同意和委托，情况紧急时也可以先处理患者，事后再及时告知患者监护人，或者在患者入院时即向其监护人做好充分告知，提前预计可能出现的紧急情况并征得家属同意，签订必要时采取保护性约束和隔离措施的知情同意委托书。另外，操作应规范正确，确保患者和他人安全，避免因保护性约束给患者带来躯体伤害，操作后应做好详细记录和交班。一旦患者病情稳定，应立即解除约束和隔离。保护性约束与隔离措施的使用虽然是从患者疾病治疗的角度考虑，在其他方法无效的情况下采取的不得已措施，但该办法侵犯了患者的自主权，并可能给患者带来心理上的严重羞辱感，所以必须严格把握指征，谨慎使用。

（2）侵害患者安全权：精神障碍患者在疾病影响下，在住院过程中发生自杀、自伤、攻击、外逃等事件难以完全避免。护理人员如果在相应事件中没有尽到个人义务就可能侵害患者的安全权。《最高人民法院关于贯彻执行〈中华人民共和国民法通则〉若干问题的意见（试行）》第一百六十条规定："在精神病院治疗的精神病人，受到伤害或者给他人造成损害，单位有过错的，可以责令这些单位适当给予赔偿。"《刑法》第三百三十五条规定："医务人员由于严重不负责任，造成就诊人死亡或严重损害就诊人身体健康的，处三年以下有期徒刑或拘役。"因此，侵害患者安全权不但要承担民事赔偿责任，还有可能面临刑事处罚。护理人员必须不断提高个人专业知识和技能，做到能够及早识别患者自杀、自伤、暴力攻击、伤害、外逃等行为的先兆并及时采取相应护理措施，做到防患于未然。另外还要以高度的责任心严格履行各项规章制度和岗位职责，做到各种行为符合法律规定。

（3）限制患者会客和通信：精神障碍患者有会客和通信权，但有些患者由于受疾病症状支配，有的喜好走亲访友，广泛交往；有的认为遭受迫害，待遇不公，大量书写申诉控告材料，四处投递，反复上访；有的打匿名恐吓电话，拨打110报警，由此造成许多麻烦。以往，精神病医院以"维护社会稳定"为己任，不分情由，一律限制甚至剥夺患者的通信和会见来访者自由。患者在住院期间，不但不能外出走亲访友，来访者的人数和时间也严加限制，在院内不让打电话，书信往来要进行检查，代收代发，这些都严重侵犯了患者的合法权益。住院治疗的精神障碍患者享有通信和会客的权利，因医疗需要必须予以限制的，应当征得其监护人的同意，而不能由医护人员代为决定。

（4）侵犯患者自主权：精神障碍患者往往自知力不全或丧失自知力，非自愿住院对保护患者及他人安全，避免危害自身、社会的不良事件的发生具有非常重要的作用。因而，非自愿住院在精神科住院人群中仍占一定比例，但是对于这类患者医疗机构必须严格按照《中华人民共和国精神卫生法》（以下简称《精神卫生法》）中关于非自愿住院的相关要求执行，否则可能侵害患者的自主权。《精神卫生法》第二十八条规定："除个人自行到医疗机构进行精神障碍诊断外，疑似精神障碍患者的近亲属可以将其送往医疗机构进行精神障碍诊断。对查找不到近亲属的流浪乞讨疑似精神障碍患者，由当地民政等有关部门按照职责分工，帮助送往医疗机构进行精神障碍诊断。疑似精神障碍患者发生伤害自身、危害他人安全的行为，或者有伤害自身、危害他人安全的危险的，其近亲属、所在单位、当地公安机关应当立即采取措施予以制止，并将其送往医疗机构进行精神障碍诊断。"因此，精神障碍患者住院治疗应首先遵循自愿原则，对于非自愿住院患者应严格根据法律法规进行住院治疗，并尽可能取得患者的知情同意，对必须住院治疗的非自愿住院患者，应该取得其监护人同意并根据《精神卫生法》完善医院非自愿住院相关知情同意书、告知书等。

（5）侵犯患者隐私权：医疗护理活动中，为了患者治疗的需要，医护人员很容易接触到患者大量个人隐私，护理人员对于基于患者信任而得到的这些信息，必须严格保守，否则即可能侵犯患者的隐私权。精神障碍患者作为特殊人群，其个人隐私保护尤其需要护理人员重视。在精神科护理活动中，侵犯患者隐私主要包括两种情形：一种是泄露患者隐私。这既包括医疗机构及其医务人员将其在诊疗护理活动中掌握的患者的个人隐私信息向外公布、披露的行为，也包括未经患者同意而将患者的身体暴露给与诊疗活动无关人员的行为。另外一种是未经患者同意公开其医学文书及有关资料。患者在就诊过程中，一般均会配合医护人员的询问，提供自己的病情、病史、症状等一系列私人信息，以配合医务人员的诊疗。同时，医务人员会根据患者的陈述，将该部分信息形成患者的病历资料等医学文书。这部分记载有患者隐私内容的医学文书及相关资料，一旦被披露，不仅会引起患者精神痛苦，而且会导致患者的社会评价降低，尤其是精神障碍患者，个人隐私披露将会对其学习、工作、生活等都造成非常大的影响。因此，精神科护理人员必须从个人意识层面将保护患者隐私上升到法律高度，在保护患者的同时也保护自己。

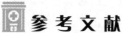

小　结

本章主要介绍了精神科护理相关的概念，包括精神、精神健康、精神障碍、精神医学、精神障碍护理等；精神医学与精神障碍护理发展简史，以及精神障碍护理发展趋势；精神科护理工作的内容与要求，包括护理工作中可能面临的伦理和法律问题。重点需要识记和理解的是精神科护理的相关概念，以及精神科护理工作的内容与要求，明确可能面临的伦理和法律问题。

参考文献

［1］ 刘哲宁，杨芳宇.精神科护理学[M].4 版.北京：人民卫生出版社，2017.
［2］ 雷慧.精神科护理学[M].3 版.北京：人民卫生出版社，2014.
［3］ 许冬梅，杨立群.精神科护理学[M].2 版.北京：清华大学出版社，2014.

（张玉洁）

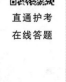

直通护考
在线答题

第二章 精神障碍的基本知识

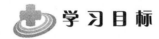 学习目标

1. 知识目标

（1）描述精神障碍的基本概念、分类及诊断标准。

（2）识别不同类型精神障碍的主要临床表现。

（3）解释精神障碍的主要病因。

2. 能力目标

能运用所学知识对常见精神障碍案例进行症状分析。

3. 素质目标

（1）具有良好的职业道德与慎独精神。

（2）具有同情心、同理心，能接纳和尊重患者。

扫码看PPT

精神病（psychosis）是指在各种因素（生物、心理、社会环境）作用下，造成大脑功能失调，出现以感知觉、思维、情感、意志行为等障碍为主的一类严重的精神障碍，如精神分裂症。而精神障碍是一个更广泛的概念，包括精神分裂症，也包括焦虑症、抑郁症等感知觉、思维、情感、意志行为和意识有障碍的患者。由于人类的精神活动受社会环境、自然环境以及个体功能状态的影响，所以病理状态下出现的精神症状也是千差万别、错综复杂的。本章从精神障碍的病因、诊断分类与症状学三个方面介绍一些基本知识，使学生对精神障碍有一个初步认识。其中第三节精神障碍的症状学对初学者最为重要。

第一节 精神障碍的病因学

在现代医学崛起之前，精神障碍常常被以"中邪"或"着魔"来解释，随着现代医学的发展，人类对精神障碍的认识有了很大的提高，同时对精神障碍的发病原因做了深入的研究，并提出了许多假说。然而对精神障碍的病因至今尚无统一结论，目前普遍认为引起精神障碍的原因可能是基因与环境相互作用的结果，单个的原因可能只是增加精神障碍的患病风险。生物、心理、社会等因素相互作用的现代医学模式的观点使我们对精神障碍的病因有了越来越清楚的认识，本节简要介绍精神障碍病因学知识。

一、生物学因素

影响精神健康的主要生物学因素大致可以分为遗传、感染、躯体疾病、毒物、年龄、性别等。

（一）遗传因素

遗传物质基础发生病理性改变，从而发挥其致病作用。家系法、双生子法和寄养子法的研究表明，遗传因素在某些精神障碍中起着重要作用，如精神分裂症、心境障碍、某些类型的精神发育迟滞等，常有明显的遗传倾向。然而，精神障碍的遗传方式、遗传途径等均无肯定的结论，某些精神障碍患者并无家

族遗传史。因此,目前认为遗传因素并非是精神障碍发病的唯一原因,遗传作用的表现是形成容易罹患精神障碍的个体素质,是否会发病还受到社会、心理因素等其他因素的影响。

（二）感染因素

感染包括急、慢性躯体感染和颅内感染。细菌、病毒、原虫、螺旋体的感染和其反应而引起的高热、电解质平衡失调、缺氧,毒性代谢产物蓄积和吸收,维生素缺乏,血管病变等均可致脑功能改变或器质性病变而引起各种精神障碍。例如通过性传播的梅毒螺旋体首先引起生殖系统症状,在多年的潜伏后侵犯大脑,导致神经梅毒（neurosyphilis）。神经梅毒主要表现为神经系统的退行性病变,表现为痴呆、精神病性症状及麻痹。人类免疫缺陷病毒（HIV）也能侵入脑内,产生进行性的认知行为损害,早期表现为记忆损害,注意不集中及情绪淡漠等。引起精神障碍的感染还包括单纯疱疹性脑炎、麻疹性脑脊髓炎、慢性脑膜炎、亚急性硬化性全脑炎等。

（三）躯体疾病

1. 颅脑疾病　颅脑损伤（脑震荡、脑挫伤、脑血肿）、脑血管疾病、颅内肿瘤、脑变性疾病等是引起脑器质性精神障碍的主要原因,特别是脑的弥漫性损害和位于额叶、颞叶、胼胝体、基底核和边缘系统的病变更易引起精神障碍。

2. 内脏器官疾病　内脏各器官、内分泌、代谢、营养、结缔组织及血液系统疾病,均可直接或间接损害大脑功能和结构,从而引起精神障碍。如肝性脑病、心性脑病、肺性脑病、肾性脑病等患者均可出现精神障碍;心脏病、脑卒中、糖尿病、癌症、甲状腺功能亢进、脑瘤、帕金森病、阿尔茨海默病等患者易患抑郁症。

（四）毒物

各种对中枢神经系统有害的物质都可引起精神障碍。常见的化学物质有精神活性物质,如酒精、阿片类药物、镇静催眠药、麻醉剂以及新型毒品（冰毒、摇头丸、K粉等）,工业废品中的一氧化碳、二氧化硫等,以及农药中的有机磷等。这些化学物质从不同途径进入体内后再侵入大脑,损害中枢神经系统,从而导致意识和精神障碍。特别是被称为"俱乐部毒品""休闲毒品""假日毒品"的新型毒品（冰毒、摇头丸、K粉等）,由于人们（特别是年轻人）对其认识不足,近年在娱乐场所呈滥用趋势,导致精神障碍的人数呈上升趋势。

（五）年龄因素

不同年龄阶段可出现不同的精神障碍。儿童期常见的精神障碍有精神发育迟滞、儿童孤独症、儿童多动症、品行与行为障碍。青春期,由于内分泌系统特别是性发育的逐渐成熟,自主神经系统的不稳定性,情绪容易波动,对外界应激因素的影响也敏感,易发生神经衰弱、强迫症、癔症、心境障碍、精神分裂症等。中年期,正处在脑力最活跃和体力最充沛的时期,也是工作和生活压力最大的时期,如果遭遇重大应激源,容易引起妄想观念、抑郁症、心身疾病和其他精神障碍。老年期,由于内分泌系统、神经系统、心脑血管等全身生理功能出现衰退或老化,容易出现伤感、易激动、抑郁、焦虑、敏感、多疑等症状。另外,老年期多发阿尔茨海默病、血管性痴呆、帕金森病和其他脑退行性病变引发的精神障碍。

（六）性别因素

有些精神障碍性别比例有明显差异,如:酒瘾、注意缺陷与多动障碍、某些人格障碍（反社会型、冲动型、强迫型）好发于男性;抑郁症、焦虑症、神经性厌食症、癔症等女性发病率高。性别与精神障碍的关系,其机制并不清楚,可能与性激素、社会心理因素等有关。

二、心理社会因素

应激性生活事件、情绪状态、人格特征、性别、父母的养育方式、社会阶层、社会经济状况、种族、文化宗教背景、人际关系等均构成精神障碍的心理、社会因素。这些心理、社会因素在精神障碍的发病与转归过程中起着重要作用。

（一）个性因素

主要包括个体的气质、性格,以及认知、价值观、对外界事物的情感态度、行为方式等。如具有敏感、脆弱、多疑、孤僻、内向心理素质的人,在外界致病因素的影响下,更容易发生精神障碍。

（二）社会因素

社会因素包括社会制度、社会生活条件、医疗水平、经济状况等。社会环境的改变,如社会动荡、社会重大变革、移民等,均可增加个体的精神压力,容易诱发精神障碍。

（三）精神应激因素

生活中某些事件引起个体精神紧张和感到难以应付而造成心理压力。精神应激与精神障碍的关系可以看成一个致病谱,一端是直接的致病作用,如某些强烈的精神应激(如地震、火灾、战争、被强奸、被抢劫、亲人突然死亡等)可能引起心因性精神障碍,这种情况下精神应激起了主要的致病作用;在另一端,精神应激在疾病的发生中所起的作用小,是诱发因素,如精神分裂症、心境障碍等。

简言之,生物学因素和心理社会因素,即内因与外因在精神障碍的发生中共同起着决定性的作用。但应注意到两者的作用并非等同,在不同的精神障碍中不同的致病因素起的作用大小不同。而且,许多精神障碍的发生是多种因素共同作用的结果。

第二节 精神障碍的分类与诊断标准

精神障碍分类与诊断标准的制定,是精神病学领域近年所取得的重大进展之一。它一方面促进了学派间的相互沟通,改善了诊断不一致的问题,有利于临床实践;另一方面,在探讨各种精神障碍的病理生理及病理心理机制、心理因素对各种躯体疾病的影响以及新药研制、临床评估和合理用药等方面,也发挥着重要作用。

一、常用的精神障碍分类系统

（一）国际常用精神障碍分类

1. 国际疾病分类系统　WHO公布的《疾病和有关健康问题的国际统计分类》,目前已出版到第十次修订本,简称ICD-10,包括各科疾病,其中第五章是关于精神和行为障碍的分类。具体如下:

F00-F09 器质性(包括症状性)精神障碍

F10-F19 使用精神活性物质引起的精神和行为障碍

F20-F29 精神分裂症、分裂型障碍和妄想性障碍

F30-F39 心境(情感)障碍

F40-F48 神经症性、应激相关的以及躯体形式的障碍

F50-F59 与生理紊乱和躯体因素有关的行为综合征

F60-F69 成人人格和行为障碍

F70-F79 精神发育迟缓

F80-F89 心理发育障碍

F90-F98 通常在童年和青少年期发病的行为和情绪障碍

F99 未特指的精神障碍

2. 美国精神障碍分类系统　美国的精神障碍分类系统称为《精神障碍诊断与统计手册》(Diagnostic and Statistical Manual of Mental Disorders,DSM),1952年出版DSM-Ⅰ,自从出版以来,DSM历经六次改版(Ⅱ,Ⅲ,Ⅲ-R,Ⅳ,Ⅳ-TR,Ⅴ)。1994年的DSM-Ⅳ,已渐向ICD-10靠拢。目前最新

的版本为 DSM-V,于 2013 年出版。

(二) 中国精神障碍分类

中国精神障碍现行的分类与诊断标准为《中国精神障碍分类与诊断标准》第三版(CCMD-3),CCMD-3 兼用症状分类和病因病理分类方向,例如器质性精神障碍、精神活性物质和非成瘾物质所致精神障碍、应激相关障碍中的某些精神障碍按病因病理分类,而功能性精神障碍则采用症状分类。CCMD-3 采用 0~9 位编码进行分类,将常见的精神障碍分为 10 大类。

⓪器质性精神障碍。

①精神活性物质或非成瘾物质所致精神障碍。

②精神分裂症(分裂症)。

③心境障碍(情感性精神障碍)。

④癔症、应激相关障碍、神经症。

⑤心理因素相关生理障碍。

⑥人格障碍、习惯与冲动控制障碍、性心理障碍。

⑦精神发育迟滞与童年和少年期心理发育障碍。

⑧童年和少年期的多动障碍、品行障碍、情绪障碍。

⑨其他精神障碍和心理卫生情况。

二、精神障碍的诊断标准

由于对大多数精神障碍的病因与发病机制尚不明了,所以当今精神障碍的分类与诊断方法,基本上仍停留在症状学的水平,而不是像其他内外科疾病一样按病因或病理学特征分类。各种诊断标准主要依靠精神症状间的组合、病程的演变、病情的严重程度等特点来制定。由于诊断易受其他因素(如病史采集的方法,对症状认识的水平等)影响,缺乏生物学标志,较其他内外科疾病诊断的一致性相对要低。有鉴于此,世界上一些国家和组织(如世界卫生组织、美国精神病学会、中华医学会精神病学分会等)建立了分类工作组,长期搜集文献资料和进行实验室及现场研究,朝着分类和诊断标准的合理性、精确性和实用性而不懈努力。

第三节　精神障碍的症状学

一、概述

研究精神症状及其机制的学科称为精神障碍的症状学或临床精神病理学。由于精神障碍诊断主要是依据临床症状而非病因来诊断分类,因此,学习正确辨认精神障碍的症状是做好精神科护理工作的第一步。即使在非精神科工作,识别精神症状,也是护理工作的重要内容。

(一) 精神症状的本质

人的精神活动是人脑的正常机能,是人脑对客观事物的反映。异常精神活动是人脑机能障碍的表现,研究病态情况下精神活动的异常表现的科学称为精神症状学,又称精神现象学或精神病理学。异常精神活动通过人的外显行为表现出来,称为精神症状。简而言之,精神障碍患者的临床表现即为精神症状,包括知、情、意等方面的表现。认识精神症状是诊断精神障碍的依据,也是精神科工作者必须掌握的基本知识与技术。

（二）精神症状的特点

患者的精神症状一般具有以下特点。

（1）症状的出现与消失不受患者主观意识控制。

（2）症状一旦出现，难以通过转移患者的注意力使之消失。

（3）症状的内容与客观环境不相称。

（4）症状使患者的社会功能受损。

（5）多数症状令患者感到痛苦和烦恼。

在护理观察中，第一，应确定患者是否存在精神症状以及存在哪些精神症状；第二，应了解精神症状的强度、持续时间的长短，并判定其对社会功能影响的严重程度；第三，应善于分析各种症状之间的关系，确定哪些症状是原发的，与病因是否直接有关，是否具有诊断价值；哪些症状是继发的，有可能与原发症状存在因果关系；第四，应重视对各种症状之间的鉴别，减少对精神障碍的误诊和漏诊；第五，应学会分析和探讨各种症状发生的可能诱因或原因及影响因素，包括生物学和社会、心理因素，以利于建立针对性的护理计划来减轻和消除症状；第六，在尽可能的情况下，帮助患者或家属明白不正常的表现是什么，不正常的可能原因是什么，如何才能消除这些不正常表现。通常按心理过程来归类与分析精神症状。一般分为认知（感知觉、思维、注意、记忆、智力等）、情感、意志行为等，以下关于精神症状的讨论按照这三个方面进行阐述。

二、认知障碍

（一）感知觉及其障碍

感知觉障碍主要包括感觉障碍、知觉障碍和感知综合障碍。

1. 感觉障碍（disorders of sensation） 感觉（sensation）是指人脑对客观事物的个别属性的反映（如形状、颜色、重量、气味）。感觉障碍包括如下形式。

（1）感觉过敏（hyperesthesia）：对外界一般强度的刺激的感受性增加。如对一般生活中的声音、光线刺激感到刺耳、刺眼，对普通的气味感到特别刺鼻难闻等。这类症状多见于焦虑症的患者。

（2）感觉减退（hypoesthesia）：对外界一般强度的刺激的感受性减低。如患者对强烈的疼痛或者难以忍受的气味仅有轻微感受，甚至对外界的刺激不产生任何感觉。多见于器质性精神障碍、抑郁状态、木僵状态等情况。

（3）内感性不适（senestopathia）：身体内部产生各种不舒适的或难以忍受的异样感觉（挤压、虫爬样等），患者对此种感觉难以用言语准确描述。如不明部位的内脏牵拉、挤压、撕扯、游走感，患者往往伴有焦虑情绪。多见于精神分裂症、抑郁状态、器质性精神障碍、躯体形式障碍等。

（4）感觉倒错（paraesthesia）：对外界刺激产生了与正常人不同性质或性质完全相反的感觉。例如对冷刺激产生灼热感。用棉絮轻触皮肤时患者产生麻木感或疼痛感。多见于癔症。

2. 知觉障碍（disorders of perception） 知觉（perception）是指当前直接作用于感觉器官的客观事物的整体属性在人脑中的反映。知觉障碍在精神科临床上很常见，是大多数精神障碍的主要症状，对精神障碍的诊断与鉴别诊断、治疗与护理决策、病情监护具有重要的意义。常见的知觉障碍有错觉、幻觉等。

（1）错觉（illusion）：错觉是对客观事物歪曲的知觉，患者把实际的客观事物歪曲地感知为与实际事物不相符的事物，即对客观事物整体属性的错误感知。包括错听、错视、错嗅、错触和内感性错觉等。正常人在疲劳、注意不集中、强烈的情绪状态以及感觉条件差等状态下也可出现错觉，如"草木皆兵""杯弓蛇影""太阳围着地球转"等，但正常人的错觉是偶尔出现的，在条件改善或解释后能够很快纠正或消失。病理性错觉多见于感染、中毒等导致的意识障碍，也见于癔症和精神分裂症。

（2）幻觉（hallucination）：幻觉是一种虚幻的知觉体验，指没有现实刺激作用于感觉器官时出现的知觉体验。例如,无人在场时,患者却听见有责骂自己的声音,或看见某人在窗外等。幻觉的内容是以往知觉痕迹的重现,先天的聋人无幻听,先天的盲人无幻视。幻觉常与妄想合并存在,是精神障碍患者最常见且重要的症状之一。幻觉具有四个特征:①逼真的知觉体验,并非想象;②存在于客观空间;③不属于患者自己;④患者不能控制。其感受常常生动逼真,可引起患者出现愤怒、忧伤、惊恐、逃避乃至攻击别人等情绪和行为反应。病理性幻觉多见于脑器质性精神障碍、精神分裂症、心境障碍等。在生理情况下,如半醒半睡状态以及长期感觉剥夺或过分期待时也可出现幻觉,如听见铃声或某人的名字等,通常是短暂和单纯的。

①按幻觉所涉及的感觉器官,幻觉的分类如下。

a. 幻听(auditory hallucination):临床最常见的,且具有诊断意义的幻觉。患者听到各种不同种类和性质但实际并不存在的声音,包括语言交谈声、鸟叫声、噪声、辱骂声等,并可产生相应的情绪和行为反应,如与幻听对骂,或侧耳谛听,或以棉花塞耳等。幻听中最常见的是言语性幻听,可以是单词、一段话或几个句子。如果言语内容是评论患者的,称为评论性幻听。如果是几个声音在争论,且争论的内容以患者为中心,有的在揭露患者的错误,有的则为患者辩护,称为议论性幻听。如果幻听内容是命令患者做某事,称为命令性幻听。幻听常影响患者的思维、情感和行为,使其产生兴奋冲动、自杀、自伤或出走行为等。可见于多种精神障碍,其中评论性幻听、议论性幻听和命令性幻听是诊断精神分裂症的重要症状。

b. 幻视(visual hallucination):幻视比幻听少见,常与其他幻觉一起出现,内容丰富多样,形象清晰、鲜明和具体,如简单的闪光、动物、复杂的图画、有声有色的电影、各种人物等,有时是比较模糊或令人惊恐的怪物猛兽。幻视多见于器质性精神障碍,如谵妄、中毒、癫痫等,形象多生动鲜明,并常为恐怖性质的,如洪水猛兽、妖魔鬼怪等。幻视也见于精神分裂症等。

c. 幻嗅(olfactory hallucination):患者闻到环境中或体内有各种特殊的气味,其强度不一。如花香、异香、奇臭、血腥、烧焦气味等。多数是患者以前接触过的令人不愉快的气味,往往引起患者不愉快的情感体验或继发被害妄想,认为有人施毒要害自己。患者常采取相应的某些行为,如用毛巾捂鼻或捏鼻、拒食拒水或要求换房间等。单一的幻嗅常见于颞叶癫痫,精神分裂症的幻嗅多与其他幻觉和妄想同时存在。

d. 幻味(gustatory hallucination):患者尝到食物中或水中有某种特殊的或奇怪的味道,因而导致患者拒食拒饮行为。幻味常与幻嗅等其他幻觉同时存在,见于精神分裂症和脑器质性精神障碍。

e. 幻触(tactile hallucination):多见于可卡因中毒所引起的周身麻木感、刀刺感、触电感、虫爬感等,常与被害妄想一起存在。也较多见于精神分裂症、器质性精神障碍、躯体形式障碍等。

f. 内脏性幻觉(visceral hallucination):又称本体幻觉。患者感到躯体某部位或某内脏有异常的感觉,能清楚地描述某内脏被捏、拉、膨胀感或断裂、穿孔、扭转、刀割或虫爬行等体验。这类症状常与疑病妄想、虚无妄想或被害妄想伴随出现。多见于精神分裂症,也见于抑郁症及更年期综合征等。

g. 运动性幻觉(motor hallucination):患者的本体感受器如肌肉、肌腱、关节等运动和位置的幻觉。有的患者虽然沉默不语但却感觉自己的唇舌在运动,称为言语运动性幻觉;有的患者虽处于静止状态,但自觉肢体或躯干有运动感,称为精神运动性幻觉;有的患者自感失去平衡,处在斜面或旋转的位置,因而紧抓扶手不放或呈现奇特姿势,称为前庭性幻觉。多见于精神分裂症、脑器质性精神障碍。

②按幻觉的性质,幻觉的分类如下。

a. 真性幻觉(genuine hallucination):又称完全性幻觉、知觉性幻觉。患者体验到的幻觉内容来源于外在空间,且通过患者的感觉器官感知,幻觉形象具体、鲜明和生动,与真实的事物完全相同。患者常常叙述是亲眼看见或亲耳听见的,坚信不疑,并伴有相应的思维、情感和意志行为反应。如某精神分裂症患者听到对面楼房中有人辱骂自己,就对着窗口大骂,并多次冲到对面楼房吵闹。

b. 假性幻觉(pseudo hallucination):幻觉内容存在于患者的主观空间(如脑内、体内),不是通过患者的感觉器官而获得,幻觉形象不鲜明生动。例如,患者可以不用自己的眼睛就能看到头脑里有一个人像,可以不通过耳朵就听到脑子里有人说话的声音,或仅仅看见人的头部而没有其他的部位等。虽然幻觉的形象与一般知觉不同,但患者并不觉得奇怪和不正常,且往往非常肯定地认为自己的确听到或看到了,因而坚信不疑。

③此外,还有一些特殊的幻觉形式,描述如下。

a. 功能性幻觉(functional hallucination):患者在感受现实刺激的同时,出现同一感官的幻觉体验。其临床特征是幻觉(通常是幻听)与现实刺激同时出现,同时存在而又同时消失。即患者听到外界某个真实存在的声音的同时,出现了与该声音无关的言语性幻听,当现实刺激停止,幻觉也随之消失。例如,患者听见流水声时,便听到流水声中夹着声音"革命就是胜利",将自来水关闭,声音即消失了。前者是真实存在的声音,后者是幻觉,两者同时为患者所感知,互不融合。引起功能性幻听的现实刺激一般是单调的声音,如钟声、流水声、风声、雨声、脚步声、鸟叫声、车轮声等,出现的言语性幻听一般也比较单调和固定。多见于精神分裂症。

b. 反射性幻觉(reflex hallucination):患者某一感官接受客观刺激产生某种感觉体验时,另一感官即出现幻觉。例如,听到广播声时眼前出现播音员的人像,看见流水的同时闻到臭鸡蛋味,见于精神分裂症。反射性幻觉是共感(synesthesia)的一种病理表现。共感是指兴奋由一个感官扩散到另一个感官,以视听感官最常见,主要见于癔症,也见于癫痫发作的先兆阶段。

c. 思维鸣响或思维化声(audible thought):患者想到什么就听到(幻听)说话声讲出他所想的内容,即幻听的内容就是患者当时所想的事。例如,患者想吃饭,即出现"吃饭、吃饭"的声音,患者想看书就听见"看书去、看书去",患者对声音的体会是"自己的思想变成了声音"。多见于精神分裂症。

d. 入睡前幻觉(hypnagogic hallucination):幻觉出现在入睡以前,患者闭上眼睛就出现幻觉形象,多为幻视,如各种动物、风景以及身体的个别部分等,与睡梦时的体验相似。多见于酒精中毒或谵妄状态。

e. 心因性幻觉(psychogenic hallucination):在强烈心理因素刺激下出现的幻觉,其内容与心理因素密切相关。见于应激相关障碍、癔症等。

3. 感知综合障碍(psychosensory disturbance) 这也是一类较常见的感知觉障碍。患者对客观事物(或自身)的整体知觉是正常的,但对其个别属性(如形象、大小、颜色、位置、距离等)的感知发生障碍。多见于器质性精神障碍、癫痫,也可见于精神分裂症。临床上常见的类型如下所示。

(1) 视物变形症(metamorphopsia):患者感到周围的人或客观事物的大小、形状、颜色等发生了变化。一种为看到物体的形象比实际增大,称为视物显大症(macropsia)。例如,看见家里的小猫像老虎一样大了,或某人的嘴、鼻、眼、耳等变得特别大。另一种为看到的物体形象比实际减小,称为视物显小症(micropsia)。例如,看见自己的房间、某个建筑物、马路或人变得特别小。

(2) 空间感知综合障碍(spatial psychosensory disturbance):患者感到周围环境和事物的距离发生了改变,不能确定周围事物与自己的实际距离,或者感到某些东西似乎不在其原来的位置上了。例如,患者想把东西放在桌子上,但因与桌子的实际距离不符而掉到地上了;汽车已经进站,但患者仍感觉还很远而错过上车等。

(3) 时间感知综合障碍(time psychosensory disturbance):对时间的快慢出现不正确的知觉体验。例如,患者感到时间在飞逝,外界事物的变化异乎寻常地快,自己似乎处于"时空隧道"中;或感到时间凝固了,外界事物停滞不前,岁月不再流逝。

(4) 周围环境改变的感知综合障碍:患者感到周围的一切似乎是不活动的,甚至是僵死的,或相反,感到周围的一切均在急速猛烈地变化。部分患者感到周围环境和事物变得不鲜明、模糊不清、缺乏真实感,似乎隔了一层东西,称为非真实感(derealization)。多见于抑郁症、神经症、精神分裂症、中毒或颅脑损伤所致的精神障碍。

(5) 体形/体像障碍(body dysmorphic disorder):患者感到自己的整个躯体或个别部分发生了变化,包括轻重、长短、粗细、形态、颜色等。有的患者觉得自己变得像羽毛一样轻,一阵风就能吹到天上去;或感觉自己的双腿或双臂变得很长,一伸脚或手就能到达隔壁的院子里;某些精神分裂症患者不断照镜子(即"窥镜症"),看见自己的五官移了位,眼睛不等大,耳朵变得像猪耳般大,非常难看。可见于精神分裂症、脑器质性精神障碍等。

幻觉、错觉与感知综合障碍的区别见表 2-1。

表 2-1 幻觉、错觉与感知综合障碍的区别

类型	客观事物	错误感知	例子
幻觉	不存在	整体属性	凭空看见一个人
错觉	存在	整体属性	把绳子看成蛇
感知综合障碍	存在	个别属性	看见某人的手一个大,另一个小

(二)思维及其障碍

思维(thinking)是人脑对客观事物的一般特性和规律的间接的概括的反映。思维是人类的高级心理现象,反映事物的本质和事物间规律性的联系。人们的思维过程是在感觉和知觉的基础上产生,并运用概念、判断、推理的形式对外界信息不断进行分析、综合、比较、抽象和概括的过程。因此,思维与感知都是人脑对客观现实的反映,感知觉反映的是事物的个别属性、个别事物及其外部的特征和联系,属于感性认识;思维反映的是事物共同的、本质的属性和事物内在的、必然的联系,属于理性认识。大脑通过思维活动使个体的认识从感性阶段上升到理性阶段。思维具有间接性和概括性的特征,思维的间接性是指人们借助于一定的媒介和知识经验对客观事物进行间接的反映,使个体能够超越感知觉提供的信息,去认识没有或不能直接作用于个体的各种事物和特性,从而揭示事物的本质和规律,预见事物的发展。思维的概括性指的是在大量感性材料的基础上,人们把一类事物共同的特征和规律提取出来,加以概括,使人们可以脱离具体的事物进行抽象思维,并使思维活动在一定条件下进行迁移。例如,在护理过程中,根据对病史的了解、症状的观察以及检查等,结合既往的经验,对患者的病情做出判断,采取有效的护理措施等,这整个的过程就是思维过程。思维障碍是不符合思维过程、规律、特征的思维,是精神障碍的重要症状。思维障碍的临床表现多种多样,主要包括思维形式障碍和思维内容障碍两个方面。

1. 思维形式障碍 思维形式障碍(disorder of thinking form)是指在联想过程中思维活动的速度、数量、目的性和连贯性等方面的障碍。包括思维联想障碍、思维逻辑障碍和思维活动形式障碍。

(1)思维联想障碍:思维联想活动量和速度方面的障碍。

①思维奔逸(flight of thought):一种兴奋性的思维联想障碍。主要指思维活动联想量的增加和速度加快。患者联想过程异常迅速,概念不断涌现,内容丰富生动,与周围现实相关而不荒谬,有一定的目的性,但常被环境中的变化吸引而转移话题,不能贯彻始终(随境转移),内容往往不深刻,给人以缺乏深思熟虑或信口开河之感。患者表现为健谈、语速加快、滔滔不绝、口若悬河、出口成章,一个主题未完又转入另一个主题,自感脑子反应快,特别灵活,好像加了"润滑油",或出现音联意联,如"我是中国人,祖国在我心中,我从高中毕业",是躁狂症的典型表现之一。

②思维迟缓(retardation of thought):一种抑制性的思维联想障碍。与思维奔逸相反,患者的思维活动显著缓慢,联想困难,思考问题感到困难,语速缓慢,应答迟钝。患者表现为言语简短,语音减低,语速缓慢,回答一个简单问题也要花费很长时间,常使提问者感到不耐烦。多伴有动作和行为的减少或抑制,是抑郁症的典型表现之一。

③思维贫乏(poverty of thought):联想数量减少,建立联想的概念和词汇贫乏,思维内容空虚。患者对一般询问往往无明确应答反应,或仅简单地回答"没什么""不知道"。患者常感到"脑子空空,没什么可想的",并对此漠然处之。思维贫乏与情感淡漠、意志缺乏相伴出现,构成慢性精神分裂症的三主症,也见于痴呆。

④病理性赘述(circumstantiality):以思维过程的主题转换带有黏滞性、停留在某些枝节问题上、做不必要的过分详细的累赘描述为特征。患者在思维过程中不失去基本的线索和目的,但其联想过程迂回曲折,过分的详细,夹杂了大量次要的、琐碎的枝节,做不必要的过分详细的叙述,虽然能最终达到要

案例应用
2-4

案例应用
2-5

说的主题,但重点不突出,抓不住要领,行为也常拘泥于细节。例如,医生问"你上次配的药吃完了吗?"患者答:"上星期的今天也就是星期一,我在你这位医生这儿,配了21粒药,我记得很清楚的,每天早饭后吃1粒,中饭后吃1粒,晚饭后再吃1粒,每天3粒,一星期有7天,3乘以7等于21,刚吃完。"见于癫痫、脑器质性及老年性精神障碍。相反,陈述过于简单,可利用的概念减少,则称为病理性简述(pathological brevity of association)。

⑤思维散漫(looseness of thought):又称思维松弛。指思维活动联想松弛、内容散漫。表现为患者认真讲了一段话,每句话都通顺,结构完整,意义可理解,但整体内容缺乏主题,段与段之间缺乏内在联系,东拉西扯,旁人对其阐述的主题和用意难以理解,交谈困难,严重时发展为思维破裂。多见于精神分裂症。

⑥思维破裂(splitting of thought):患者在意识清楚的情况下,思维联想过程破裂,缺乏内在意义上的连贯性和应有的逻辑性。表现为说话或书写时,虽然每个句子的语法正确,可以理解,但句与句之间缺乏内在联系,使旁人无法理解其用意。如护理人员问"你叫什么名字啊?"患者答:"天亮了,流水哗哗地响,人民都兴高采烈,我的眼睛不好,要上学,但手指甲不好……"多见于精神分裂症。患者对此丝毫觉察不到有问题,甚至给以更荒谬的解释。严重时,言语支离破碎,词与词之间缺乏内在联系,成了词的杂乱堆积,称为词的杂拌。

案例应用
2-6

⑦思维不连贯(incoherence):表面上与思维破裂相似,但产生的背景不同,是在严重的意识障碍情况下产生的,患者的言语更为杂乱,语句呈片断式,毫无主题可言。多见于感染、中毒、颅脑损伤引起的意识障碍、癫痫性精神障碍。

⑧思维中断(blocking of thought):患者无意识障碍,又无明显的外界干扰等原因,思维过程突然出现中断。表现为话说半句,突然中断或停顿,再开口已换成别的内容。多见于精神分裂症。

⑨思维被夺(thought deprivation):患者感到在思考过程中,自己的某些思想或灵感突然被外界力量夺走了。见于精神分裂症。

⑩强制性思维(forced thought):又称思维云集(pressure of thought),指患者脑中涌现大量不受患者意愿支配的、杂乱无章的联想(有别于强迫性思维的同一意念的反复联想),往往突然出现,突然消失,无法控制,患者欲罢不能的感受不明显。多见于精神分裂症,也见于脑器质性精神障碍。

案例应用
2-7

⑪思维插入(thought insertion):患者感到脑子里插入了别人的思想(有别于强制性思维),是在思考过程中别人强加于他的。见于精神分裂症。

⑫思维扩散(diffusion of thought):患者体验到自己的思想一出现,所有人都知道了,感到自己的思想被共享,毫无秘密可言。如果患者认为自己的思想是通过广播而扩散出去的,称为思维被广播(thought broadcasting)。多见于精神分裂症。

(2)思维逻辑障碍。

①病理性象征性思维(pathological symbolic thinking):属于概念混淆,患者用某个具体的事物或概念代替某个抽象的概念,不经患者解释旁人根本无法理解。例如,患者反穿衣服表示自己"表里合一、心地坦白",不穿衣服表示自己"光明磊落",吞食骨头表示自己有"硬骨头精神"等。常见于精神分裂症。正常人也可有象征性思维,如以鸽子象征和平,以玫瑰象征爱情,但正常人的象征是以传统和习惯为基础的,彼此能够理解,且不会将象征与现实混淆。

案例应用
2-8

②语词新作(neologism):概念错误地融合、浓缩及无关概念的拼凑,患者常自创一些符号、图形、文字或语言并赋予特殊意义,不经患者解释旁人无法理解。如"％"代表离婚。多见于精神分裂症。

③逻辑倒错性思维(paralogic thinking):主要特点是推理缺乏逻辑根据,离奇古怪,不可理解,甚至因果倒置。例如,某患者拒食,问其原因,答"我是生物系毕业的,生物进化是从单细胞到多细胞,从植物到动物,植物和动物是我们的祖先,父母从小就教育我们要尊敬祖先,我吃饭菜就是对祖先的大不敬。"可见于精神分裂症、某些人格障碍等。

案例应用
2-9

④诡辩性思维(sophistic thinking):思维过程中表象和概念在逻辑论证上的联想障碍,其特点是认识内容空泛,缺乏现实意义和确切的根据,对一些想入非非的事情,无限制地运用一些空洞或缺乏意义

Note

的词句,长篇阔论,侃侃而谈,且拒不接受别人的批评和意见。其语句的结构是正确的,但给人以牵强附会、似是而非、进行诡辩的印象。多见于精神分裂症。

(3) 思维活动形式障碍。

①持续言语(perseveration):指患者的思维活动在某一概念上停滞不前。向患者提出一系列问题时,其每次重复第一次回答时所说的话。例如,护理人员问:"您姓什么?"患者答:"姓张。"再问:"您多大年纪?"答:"姓张。"多见于脑器质性精神障碍。

②重复言语(palilalia):思维展开的灵活性受损,表现为说话时多次重复一句话的最末几个字或词。例如"我要到食堂去吃饭、吃饭、吃饭"。患者能意识到这样是不必要的,但自己无法控制,也不因当时的环境影响而变化。多见于脑器质性精神障碍。

③刻板言语(stereotype of speech):患者的思维在原地踏步,概念转换困难,并且脑中概念相对较少,表现为机械而刻板地重复一些没意义的词或句子。如"生蛋、生蛋……",常与刻板动作同时出现。

④模仿言语(echolalia):患者刻板地模仿周围人的言语,周围人说什么,患者就重复什么。例如,护理人员问:"您叫什么名字?"患者答:"您叫什么名字?"常与模仿动作同时存在,多见于精神分裂症。

2. 思维内容障碍 思维内容障碍包括妄想、超价观念和强迫观念。

(1) 妄想(delusion):思维内容障碍中最常见、最重要的精神症状。它是指一种在病理基础上产生的歪曲的信念、病态的推理和判断。它虽不符合客观现实,也不符合所受的教育水平,但患者对此坚信不疑,无法说服,也不能以亲身体验和经历加以纠正。正常人也会产生或坚持一些错误的想法及判断,但有其社会文化基础,如知识不足、受迷信的影响等,随着知识的掌握、教育和生活经验的积累或事实得到澄清而纠正。妄想的特征:①妄想的内容与客观事实不符,且不接受事实与理性的纠正;②妄想的内容与个人切身利害有关,即自我关联性,如"我伟大""他人要加害于我""我是有罪的"等;③妄想具有个人特性,其内容是个人所独有的,与文化或亚文化群体的某些共同的信念(如迷信观念、宗教观念、偏见等)不同;④妄想的内容可因文化背景和个人经历而有所差异,但与其所受的教育水平不一致。

妄想的诊断意义不单纯在内容,必须结合妄想的发生方式、结构与性格的关系以及合并的症状特点进行综合分析。如精神分裂症(偏执型)的妄想发展慢,系统性好,结构严谨,逻辑性强,内容固定;精神分裂症(青春型)的妄想结构松散,系统性差,内容荒谬、多变、泛化;器质性精神障碍的妄想多,内容片断、多变,持续时间短;心境障碍的妄想多与情感变化有关,如抑郁症多为被害、罪恶妄想,躁狂症患者多为夸大妄想等。

①按妄想发生的背景分类,妄想可分为原发性妄想和继发性妄想。

a. 原发性妄想(primary delusion):一种突然发生的,与既往经历和当前处境无关的,内容不可理解的,也找不到任何心理过程上的原因的一种病态信念。例如,患者出门看见一条狗、在电视上看见主持人等,就认为将要发生某种特殊意义的事情。原发性妄想包括妄想知觉(患者对正常知觉体验赋以妄想性意义)、妄想心境(患者突然产生一种情绪,感到周围发生了某些与自己有关的情况)、妄想表象(突然产生一种记忆表象,接着对之赋予一种妄想意义)、突发性妄想(妄想的形成既无前因,也无后果,没有推理,无法理解)。若排除器质性疾病,原发性妄想对精神分裂症的诊断具有重要意义。

b. 继发性妄想(secondary delusion):继发于其他心理过程障碍的妄想,如以错觉、幻觉、情感高涨或低落等精神异常或某种愿望为基础所产生的妄想,或者在某些妄想的基础上产生另一些妄想。一旦作为基础的心理现象消失,这种妄想也随之消失。可见于多种精神障碍,其诊断意义远低于原发性妄想。

②按妄想的结构分类,妄想可分为系统性妄想和非系统性妄想。

a. 系统性妄想:发展缓慢,内容前后相互联系,结构严密,逻辑性较强,接近现实的一类妄想。其形成和系统化经过不断补充和充实阶段,形成后难以动摇。患者将周围的所见所闻与固定的妄想观念交织在一起,形成一种结构严密的系统性妄想。多见于偏执型精神分裂症。

b. 非系统性妄想:内容凌乱、结构松散、前后矛盾、杂乱无章、漏洞百出、缺乏逻辑推理的一类妄想。多继发于意识障碍、智力障碍以及其他感知觉障碍。

案例应用

2-10

Note

③按妄想的内容分类,妄想可分为以下类型。

a. 关系妄想(delusion of reference):又称牵连观念(idea of reference),患者将周围环境中一些实际无关的现象认为与自己有关。例如,患者认为周围人的谈话、吐痰、咳嗽等一举一动都是针对自己的,甚至认为报纸上的文章和电视里的故事也是别有用心针对自己,或在"暗示""影射"自己。多见于精神分裂症、抑郁症、器质性精神障碍。

b. 夸大妄想(delusion of grandeur):多发生在情感高涨的背景上,患者对自己各个方面的能力给予过高评价,内容常因时间、环境、文化水平和经历而有不同。例如,声称自己是国家主席、发明家、科学家,坚信自己有非凡的能力、财富、权力等。见于躁狂症、精神分裂症和器质性精神障碍。

案例应用
2-11

c. 被害妄想(delusion of persecution):患者无中生有地坚信自己或家人受到他人或某个群体的迫害,被监视、下毒、跟踪、打击、陷害等,常与幻觉同时存在,相互影响。患者在妄想的支配下可出现拒食、拒药、自杀和冲动等行为。多见于精神分裂症。

d. 罪恶妄想(delusion of guilt):患者毫无根据地坚信自己有贪污、受贿、玩忽职守等不良行为,给国家和人民造成不可挽回的损失,犯下了不可饶恕的罪行,罪孽深重,死有余辜,但又说不出犯罪的具体内容与经过。患者常常将生活中以及家人的一些不如意事情与自己相联系,归咎于自己,容易出现自伤、自杀等行为,有的去公安局"自首",要求把自己抓起来。常见于抑郁症、精神分裂症。

e. 物理影响妄想(delusion of physical influence):又称被控制感。患者认为自己的精神活动(思维、情感、意志与行为)受外界某种力量的控制、支配和操纵,失去自主能力,或认为有外力刺激自己的躯体,产生了种种不舒服的感觉。例如,患者反复要求公安局保护,说"情报部门在我的大脑中安装了特殊仪器,操纵我的一举一动,连说话的声音和内容都是他们的,只是借我的大脑和喉咙而已"。多见于精神分裂症,是精神分裂症的特征性症状之一。

案例应用
2-12

f. 钟情妄想(delusion of love):患者毫无根据地坚信自己被某异性爱上了,因而反复向对方表达爱意,追逐对方,即使遭到对方的严词拒绝后仍坚信是对方在考验自己而纠缠不休。多见于精神分裂症。

g. 嫉妒妄想(delusion of jealousy):患者毫无根据地坚信自己的配偶对自己不忠,常跟踪、监视和逼问配偶,检查配偶的衣物和用品,无理纠缠吵闹,甚至出现伤害配偶的行为。常见于酒精所致精神障碍、精神分裂症等。

案例应用
2-13

h. 被洞悉感(experience of being revealed):又称内心被揭露感、读心症。患者认为自己所想的事未经语言和文字表达,别人就知道了,甚至搞得满城风雨,所有的人都在议论自己,但通过什么方式被人知道则描述不出。被洞悉感与假性幻觉、被控制感相结合出现,即康金斯基综合征。多见于精神分裂症。

案例应用
2-14

i. 疑病妄想(hypochondriacal delusion):患者毫无根据地坚信自己患了某种严重疾病或不治之症,因而到处求医,即使通过一系列详细的医学检查和医生的反复解释,仍不能改变患者的病态信念。严重时患者认为自己的内脏不存在了、都腐烂了,脑子变空了等,称为虚无妄想。多见于精神分裂症、老年期抑郁症和脑器质性精神障碍。

案例应用
2-15

j. 非血统妄想(delusion of nonconsanguinity):患者毫无根据地坚信自己的父母并不是亲生父母。多见于精神分裂症。

k. 变兽妄想(delusion of metamorphosis):患者确信自己变为某种动物,如狗、猪等,并出现相应的异常行为,如趴在地上、吃草等。多见于精神分裂症。

l. 附体妄想(delusion of possession):又称着魔妄想,指患者在意识清楚的情况下自感神灵、佛祖或祖先的灵魂附在自己身上,从而影响与支配其行为。主要见于癔症。

(2)超价观念(overvalued idea):由某种强烈情绪加强了的,并在意识中占主导地位的观念。其发生一般以某种事实为基础,由于强烈情绪的存在,患者对某些事实做出超过平常的评价,并坚信这种观念不能自拔,因而明显影响其心理活动和行为。超价观念与妄想的区别在于其形成有一定的性格基础与现实基础,逻辑推理上并不荒谬,内容比较符合客观实际,伴有强烈的情绪体验,多见于人格障碍。

(3)强迫观念(obsessive idea):又称强迫性思维,指患者脑中某一观念、想象或冲动反复持续地出现，尽管患者自己也认为不必要、不合理，但无法克服和摆脱，且伴有主观的被迫感和痛苦感。强迫观念可表现为对往事、经历反复回忆(强迫性回忆)；反复思索毫无意义的问题，如"先有鸡还是先有蛋?""话讲多了会不会死人?"反复询问，但对别人的回答结果均不能长久接受(强迫性穷思竭虑)；或反复出现某种冲动的欲望，虽然不出现具体行为，但患者感到非常紧张害怕，如攻击别人、危险行为等(强迫冲动/强迫意向)；或对自己做的事情持续地怀疑或担忧，如门是否已关，煤气是否已关等(强迫性怀疑)；或脑中总是出现一些对立性的思想，如听见或看见"和平""友好"马上就出现"战争""敌视"等(强迫性对立思维)。强迫观念常伴有强迫动作，多见于强迫症。

(三) 注意及其障碍

注意(attention)是心理活动对一定对象的指向和集中，是一种有选择地加工某些刺激而忽略其他刺激的心理倾向。注意是否为一种独立的心理过程还存在争议，但它与意识密切相关已被公认。例如，"注意红绿灯""注意你的态度"，都要求形成清晰的意识。注意是一切心理活动的共同特征，也可以说是所有心理过程的一个特殊方面。

指向性和集中性是注意的两个基本特征。注意的指向性是指心理活动有选择地反映一定的对象，而离开其余的对象；注意的集中性是指心理活动停留在被选择对象上的强度和紧张度，使心理活动离开一切无关的事物，并且抑制多余的活动。

注意具有选择、保持、调节监督三大功能。注意的选择功能使人们在某一时刻选择有意义的、符合当前活动需要的刺激信息，同时避开或抑制无关刺激，使心理活动具有一定的方向性。注意的保持功能将选取的信息在意识中加以保持，即感觉记忆的材料必须经过注意才能进入短时记忆，不加注意就会很快消失。注意的调节监督功能可以提高活动的效率。在注意集中的情况下，错误减少，准确性和速度提高；注意的分配和转移则能适应变化多端的环境。

注意既受外界刺激性质的影响，强烈的、新异的、多变的刺激易于引起注意；对于重复的、雷同的刺激，或新异刺激产生了习惯性适应后，便不再引起注意。注意也受到个体的欲望、心境、兴趣、身体健康状况与疲劳程度的影响。

注意一般分为两类，即主动注意(active attention)和被动注意(passive attention)。主动注意又称随意注意，是对既定目标的自觉和主动的注意，需要主观努力才能完成，与个人的思想、情感、兴趣和经验等有关。被动注意又称不随意注意，是没有既定目标，由外界刺激引起的不自主的、自然的注意，不需要主观努力。通常所说的注意主要是指主动注意。

1. 注意程度方面的障碍

(1) 注意增强(hyperprosexia)：主动注意的增强。患者在异常精神状态下，特别易于注意某种事物。例如，有被害妄想的患者对环境保持高度的警惕，过分地注意别人的一举一动；有疑病妄想的患者过分注意自己身体的细微变化；有嫉妒妄想的患者对配偶的言行举止过分地注意，以寻求配偶有外遇的证据。多见于精神分裂症、神经症、更年期抑郁症等。

(2) 注意减弱(hypoprosexia)：主动和被动注意的兴奋性减弱，患者的注意很难在较长时间内集中于某一事物，同一时间内所掌握的客体的范围显著缩小，注意的稳定性也明显下降，因而影响患者的记忆。多见于疲劳状态、神经衰弱、脑器质性精神障碍等。

2. 注意稳定性方面的障碍

(1) 注意转移(transference of attention)：被动注意的兴奋性增强，但注意不能持久，稳定性降低，随着外界环境的变化不断转换注意对象或不断变换话题。注意转移是躁狂症的主要症状之一。

(2) 注意涣散(divergence of attention)：主动注意明显减弱或丧失，注意的稳定性降低，即注意不集中。例如，患者不能把注意集中于某一事物并保持相当长的时间，即便是看了很长时间的书仍不知所云，就和没看过一样。多见于神经症、精神分裂症、儿童注意缺陷。

(3) 注意固定(fixation of attention)：主要表现为注意稳定性增强且不易转移。患者的注意高度集中在妄想观念或强迫观念上，且固定无法转移。

3. 注意集中性方面的障碍

（1）注意缓慢（blunting of attention）：注意兴奋性的集中困难和缓慢，但注意的稳定性障碍不明显。例如，患者对第一个问题的回答完全正常，但对第二、第三个问题的回答缓慢。多见于抑郁症。

（2）注意狭窄（narrowing of attention）：注意范围显著缩小，主动注意减弱。当患者的注意集中于某一事物或事物的某一方面时，不能再注意与之相关的其他事物或事物的其他方面。例如，患者的注意固定集中于幻觉内容或妄想体验中，其他一般刺激不易引起患者的注意。

（四）记忆及其障碍

记忆（memory）是既往事物经验的重现，是一种在感知觉和思维基础上建立起来的精神活动。记忆包括识记、保存、认知（再认）和回忆（再现）四个过程，即记住、不忘、认得和回想起来，四者既相互关联又密切组合。识记是记忆过程的开始，是事物或经验在大脑中留下痕迹的过程，是反映感知的过程；保存是把识记了的事物储存在脑内，使信息储存免于消失；认知是现实刺激与以往痕迹的联系过程；回忆是在需要的时候使保存在脑内的痕迹重新活跃或复现出来。对既往感知的事物不能回忆起来称为遗忘（amnesia）。人们感知的事物不可能全部回忆起来，所以正常人也存在遗忘。根据 Ribot 定律（Ribot law），遗忘一般是由近事遗忘到远事遗忘，越新近识记的事物遗忘越快。

1. 记忆量方面的障碍

（1）记忆增强（hypermnesia）：一种病态的记忆增强，患者对病前不能够且不重要的琐碎事情都能回忆起来。多见于躁狂症，也见于抑郁症、强迫症、精神分裂症等。

（2）记忆减退（hypomnesia）：识记、保存、认知和回忆四个过程普遍减退，表现为对日期、年代、专有名词、概念、术语等回忆困难；有的表现为由近而远的记忆减退。多见于脑器质性精神障碍，也见于正常老年人。

（3）遗忘（amnesia）：患者部分或完全不能再现某一事件或某一时期内经历的事件。它不是记忆普遍性的减弱，而是一种回忆的丧失。

①顺行性遗忘（anterograde amnesia）：患者不能回忆起在疾病发生以后一段时间内所经历的事件。如脑震荡、脑挫伤的患者，对于如何受伤、住院抢救等经过都不能回忆起来。

②逆行性遗忘（retrograde amnesia）：患者不能回忆起在疾病发生以前一段时间的事件。例如，患者不能回忆起自己受伤前在何处、正在做什么等。多见于脑卒中发作后、颅脑损伤，也见于老年性精神障碍。

③进行性遗忘（progressive amnesia）：遗忘逐渐加重，再认和回忆功能进行性下降，患者除有遗忘外，同时伴有日益加重的痴呆和淡漠。主要见于老年性痴呆。

④心因性遗忘（psychogenic amnesia）：又称选择性遗忘或界限性遗忘。患者在应激或经历创伤性事件后，对某一特定的情境或创伤性情境出现遗忘，而与此无关的记忆则保持相对完好，即遗忘的内容只限定于与某些痛苦体验有关的事情。多见于应激相关障碍、癔症。

2. 记忆质方面的障碍

（1）错构（paramnesia）：一种回忆的错误。患者对过去实际经历的事物，在发生的时间、地点、情节上出现错误回忆，张冠李戴，且坚信不疑。多见于精神发育迟滞、酒精所致精神障碍和痴呆患者。

（2）虚构（confabulation）：患者在回忆中将事实上从未发生的事情或体验，说成确有其事，以一段想象的、未曾经历的事件来填补记忆缺损。由于患者有严重的记忆障碍，因而自己也记不住虚构的内容，所以虚构的内容常常变化，且容易受暗示的影响。虚构与近事遗忘、定向障碍同时出现时，称为科萨科夫综合征（Korsakoff syndrome）。多见于酒精所致精神障碍、器质性精神障碍等。

（3）似曾相识症和视旧如新症：患者对新感知的事物或进入某个陌生环境时，有一种早已经历或熟悉的体验，称为似曾相识症。患者对于已熟悉的事物或环境，有一种初次见面的陌生感，称为视旧如新症。似曾相识症和视旧如新症是回忆或再认的障碍，多见于癫痫患者，也可见于正常人，但正常人能很快纠正自己的错误。

（4）潜隐记忆：也称歪曲记忆，是视旧如新症的一种特殊表现。患者对过去见过、听过、读过的或梦中体验过的事物,将内容保存在记忆中,但来源却忘记了,在某种场合,不自觉地(并非故意的)作为自己的首次经验或自己独创的见解而提出来。例如,患者把从杂志上看来的科学发明当作自己首创的,反复申请专利或宣传自己的"科学发明成果"。

(五)智力及其障碍

智力(intelligence)是一个复杂的综合精神活动功能,反映个体既往积累的知识、经验以及运用这些知识和经验来解决新问题、形成新概念的能力。它是先天素质和后天实践共同作用的结果,涉及感知、记忆、注意、思维、语言、行为等整个过程,并在解决问题的过程中表现出来。同时,智力的成长和发挥与社会环境和教育有密切关系,良好的教育有利于智力的成长,但不是决定智力水平高低的唯一因素,年龄、文化程度、职业及职位等因素都与智力有一定的联系。总之,进行智慧活动的一般能力即为智力。临床上常用智力测验来评估个体的智力水平。智力测验所得的结果用数字表示,称为智商(IQ)。正常人智商90~110,大于130属于高智力,小于70属于低智力。智力障碍(disturbance of intelligence)指智力明显落后于同龄正常人水平(智商低于平均值的两个标准差),也就是智力商数(智商)为70以下,同时伴有适应能力缺陷。智力障碍可分为精神发育迟滞和痴呆两大类型。

1. 精神发育迟滞　精神发育迟滞(mental retardation)是指先天或围生期以及在生长发育成熟以前(18周岁以前),由于遗传、感染、中毒、创伤、内分泌异常或缺氧等各种致病因素,大脑发育不良或受阻碍,使智力的发育停留在一定阶段,随着年龄的增长,其智力发育及社会适应能力明显低于同龄人的水平。

2. 痴呆　痴呆(dementia)是一种综合征,指大脑发育已基本成熟,智力发育达到正常水平之后,由于各种有害因素引起大脑器质性损害或大脑机能抑制,导致智力、记忆和人格的全面受损,但没有意识障碍。常是慢性或进行性的,可见定向、记忆、理解、计算、学习等能力以及判断力的障碍,甚至生活不能自理,并伴有精神行为症状,如情感淡漠、行为幼稚及本能意向亢进等。

根据痴呆的性质和涉及范围,痴呆可分为以下几种。

(1)全面性痴呆:大脑的病变主要呈现为弥漫性器质性损害,智力活动的各个方面均受到损害,从而影响患者全部精神活动,常出现人格的改变、定向障碍及自知力缺乏。见于阿尔茨海默病和麻痹性痴呆等。

(2)部分痴呆:大脑的病变只限于某些区域,如侵犯大脑血管的周围组织。患者只出现记忆力和理解力减退、分析综合困难等,但其人格一般仍保持良好,定向力基本完整,有一定的自知力。见于脑外伤及血管性痴呆的早期。

(3)假性痴呆:个体在强烈的精神创伤后产生的一种功能性的、可逆的、暂时的类似痴呆的表现,而大脑组织结构无任何器质性损害。常突然发生,突然消失,通过适当的治疗和处理,在短期内可以完全恢复正常。见于癔症、应激相关障碍等。主要有以下两类表现。

①刚塞综合征(Ganser syndrome):患者对简单问题做近似而错误的回答,给人以故意开玩笑的感觉,可伴有幻觉、定向障碍、意识模糊。例如,问一位大学生患者"一只手有几根手指",患者答:"4根。"问其"2+3等于几",答:"6。"说明患者能理解问题的意思,而回答内容不正确。行为方面也有类似表现,如将钥匙倒过来开门,把裤子当上衣穿。但患者对某些复杂问题反而能正确解决,如能下棋、打牌及解决日常生活问题等。

②童样痴呆(puerilism):患者的精神活动似乎回到童年,行为言语带有稚气,并模拟幼儿的语言和行为。例如,成年患者表现类似儿童稚气的样子,咿呀学语,吸吮手指,以幼童的声调说话,逢人就叫"叔叔""阿姨"。

(六)定向力及其障碍

定向力(orientation)又称定向能力,是指个体对自身所处的周围环境(如时间、地点、人物等)和自身状态(姓名、性别、年龄、职业等)的认识能力。狭义的定向力是指对周围环境的认识能力。定向障碍常常是意识障碍的标志,但也可能与意识障碍无关,如精神分裂症、深睡初醒、新迁地址或旅游途中等都可有短暂的定向障碍,但并无意识障碍。定向障碍多见于意识障碍、智力障碍和脑器质性精神障碍。

案例应用
2-16

1. 周围环境的定向障碍

（1）时间定向障碍：患者分不清所处的具体时间，包括对年月、昼夜、上下午等分辨不清。

（2）地点定向障碍：患者分不清所在的具体地点，包括街道、楼层、医院和家里。

（3）人物定向障碍：患者分不清周围人的身份以及与自己的关系。如把丈夫认成儿子。

2. 自我定向障碍　患者弄不清自己的姓名、性别、年龄、职业等。如某位76岁的患者，认为自己20岁；某位农民患者认为自己是医生。双重定向是精神分裂症的特征性表现之一，患者认为自己同时处于两个不同的地点。例如，患者声称自己在医院，同时又说是在监狱内。这两种不同的判断，其中之一是正确的，另一个则是带有妄想性质的。

（七）自知力及其障碍

自知力（insight）又称内省力或领悟力，指患者对自身精神障碍或精神症状的认识和判断能力，包括三方面：对疾病的认识，即承认有病；对症状的认识，即对病变的行为表现以及各种不正常体验能正确分辨和描述，认识到它们是疾病的表现；对治疗的认识，即存在治疗依从性，有主动接受治疗的愿望或者服从治疗。精神障碍患者一般均有不同程度的自知力缺陷，在疾病的不同阶段，自知力的完整程度也随之变化，且常有一定的规律性。例如，疾病初期，患者可能会觉察到自己的精神状态变化；随着病情的发展，患者对自己的精神症状丧失了判断力，否认自己的不正常表现或拒绝治疗；随着病情的好转，患者的自知力逐渐恢复。临床上自知力障碍多见于精神分裂症、双相情感障碍患者。神经症患者的自知力多数存在。临床上自知力完整程度及其变化，往往作为判断精神障碍恶化、好转或者治愈的重要标准。自知力完全恢复是精神障碍痊愈的重要指标之一。

三、情感障碍

情感（affection）是指个体对现实环境和客观事物所产生的内心体验和采取的态度，如喜悦、悲哀、恐惧、愤怒等。日常生活中情感、情绪（emotion）和心境（mood）常是通用的。心理学一般把与机体的生物性、欲望满足等相关联的，伴有明显自主神经系统反应的较初级的内心体验称为情绪，如喜、怒、忧、思、悲、恐、惊；而把与社会心理活动相联系的高级内心体验称为情感，如荣誉感、道德感、审美感；一段时间内持续性保持的某些情绪状态称心境（mood）；而短暂的、暴风骤雨式的、非常强烈的情绪体验称为激情（affect）。

（一）情感性质的改变

1. 情感高涨（elation）　患者的情绪持续增高一周甚至更长时间，增高的程度从轻度愉快、高兴到极乐、狂喜或销魂状态，往往伴有思维奔逸、言语增多。表现为欢欣喜悦、轻松愉快、兴高采烈、洋洋得意、讲话时眉飞色舞、喜笑颜开、表情丰富生动，因其自身的情感、思维和行为之间以及与周围环境之间有密切联系，故易引起周围人的共鸣。此为躁狂症的典型症状之一。

2. 情感低落（depression）　患者的负性情绪增强，与所处境遇不相称的持续情绪低落，以历时数周、数月甚至更长时间为特征，从高兴不起来、无愉快感、闷闷不乐到悲痛欲绝，甚至出现木僵状态。患者整天忧心忡忡、愁眉不展、唉声叹气，认为自己"一无是处"，有"度日如年""生不如死"的感觉，常自责自罪，甚至出现自杀观念和行为。情绪低落常伴有思维缓慢，言语及动作减少，意志要求减退，反应迟钝，但整个精神活动与周围环境仍有密切联系。此为抑郁症的典型症状之一。

3. 焦虑（anxiety）　患者在缺乏明确客观因素或充分依据的情况下，出现内心极度不安的期待状态，伴有大祸临头的恐惧感。表现为惶恐不安、坐立不宁、精神紧张，常伴有心悸、气急、出汗、四肢发冷、震颤等自主神经功能失调的表现和运动性坐立不安。严重的急性焦虑发作，称为惊恐发作（panic attack），患者突然感到危机或威胁即将来临或死亡迫在眉睫，体验到强烈的恐惧，并产生立即逃离的冲动，伴各种躯体症状和认知症状，如心悸、出汗、震颤或摇晃、呼吸困难或窒息感、堵塞感、胸痛或不适、恶心或胃不适、头晕或感到头重脚轻、害怕失去控制、濒死感等。一般持续数分钟至十几分钟。多见于焦虑症、恐惧症及更年期综合征。

4. 恐惧（phobia）　个体在面临某种不利或危险的情境时企图逃避、摆脱而又无能为力的情绪体验。

轻者担心、害怕、提心吊胆,重者极度害怕、呼喊狂奔、精神极度紧张,同时伴有明显的自主神经功能失调症状,如心悸、气急、出汗、发抖,甚至大小便失禁等。恐惧由明确、具体的刺激物引起,常导致抵抗或逃避行为,随着刺激物的消失而结束。恐惧作为一个症状,有以下特点。

(1) 对一定的、容易识别的、目前并无危险的情况或物体感到恐惧。

(2) 恐惧对象存在于个体之外,并非对自身的恐惧。

(3) 患者自觉痛苦,并出现回避行为,以致影响社会功能。

(4) 患者明知这种恐惧感不正常,但无法摆脱。对特定事物的恐惧是恐惧症的主要症状,也见于儿童情感障碍、幻觉、错觉、妄想状态。

知识链接

病理性焦虑的特点

让我们从一个最简单的实际问题出发。对焦虑症患者进行治疗,目标当然是消除焦虑,这似乎是无需说明的。但是仔细一想,德国精神病学家 Gebsattel 的话的确很有道理:没有焦虑的生活和没有恐惧的生活一样,并不是我们真正需要的。这就是说,一定程度的焦虑是有用和可取的,甚至是必要的。确实,焦虑是对生活持冷漠态度的对抗剂,是自我满足而停步不前的预防针,它促使个人的社会化和对文化的认同,推动着人格的发展。

病理性焦虑有以下几个特点。

(1) 焦虑是一种情绪状态,患者的基本内心体验是害怕,如提心吊胆、忐忑不安,甚至极端惊恐或恐惧。

(2) 这种情绪是不快和痛苦的,有一种死亡迫在眉睫或马上就要虚脱晕倒的感觉。

(3) 这种情绪指向未来,它意味着某种威胁或危险即将到来或马上就要发生。

(4) 实际上并没有任何危险或威胁,或者用合理的标准来衡量时,诱发焦虑的事件与焦虑的严重程度不符。

(5) 焦虑体验的同时伴有躯体不适感、精神运动性不安和自主神经功能紊乱。

(二) 情感波动性的改变

1. 情感不稳(emotional instability) 患者的情感稳定性差,易波动起伏,喜怒哀乐极易变化,常从一个极端波动到另一个极端,且不一定有外界诱因。与外界环境有关的轻度情感不稳可以是一种性格表现,与外界环境无关的情感不稳则是精神障碍的表现。见于脑器质性精神障碍、酒精所致精神障碍。

2. 情感迟钝(emotional blunting) 患者对平时能引起鲜明情感反应的刺激表现平淡,缺乏相应的内心体验。多是细微情感逐渐丧失,如对亲属变得不体贴,对同志不关心,对工作不认真,情感反应不鲜明、不生动。多见于精神分裂症和某些脑器质性精神障碍的早期。

3. 情感淡漠(apathy) 患者对外界任何刺激均缺乏相应情感反应,即使能引起极大悲伤或高度愉快的事件,如目睹惊险、生离死别、久别重逢等均无动于衷,对周围事物和自身状况漠不关心,内心体验极为贫乏或缺如。见于精神分裂症晚期和严重痴呆患者。

4. 情感麻木 功能性的情感反应抑制。一般为强烈刺激引起暂时而深度的情感抑制状态。患者虽处于极度悲痛或惊恐的境遇中,但缺乏相应的情感体验和表情反应。见于急性应激障碍、癔症。

5. 易激惹(irritability) 患者的情感极易诱发,轻微刺激即可引起强烈的情感反应,表现为易怒、易悲、易喜,持续时间较短。常见于疲劳状态、人格障碍、躁狂症、脑器质性精神障碍。

6. 情感脆弱(emotional fragility) 在细微的刺激甚至无明显的外因影响下,患者的情感容易发生波动,反应迅速,有时也强烈,无法克制,常因无关紧要的事而伤感流泪,或兴奋激动,无法克制。见于癔症、神经症、脑器质性精神障碍。

7. 病理性激情(pathological effect) 一类突然发作、强烈而短暂的情感暴发状态,常伴有冲动和破坏行为,事后不能完全回忆。开始为紧张、兴奋和不满情绪,随后暴发十分猛烈的情绪冲动,患者极难自控,不能意识到冲动的后果,数分钟至数小时后自行恢复。多见于癫痫、脑器质性精神障碍,也见于精神分裂症。

8. 病理性心境恶劣(dysphoria) 无任何外界原因而突然出现的低沉、紧张、不满情绪的发作。一般持续1~2天。患者表现为易激动,无故恐惧,提出各种要求,诉说各种不满,处处不顺心。常见于癫痫。

9. 强制性哭笑(spontaneous crying and laughter) 一种情绪表达的障碍,指没有外界诱因而突然暴发的、不能自控的、带有强制的哭笑。患者面部表情奇特,既缺乏内心体验,也与客观环境不相适应。多见于脑器质性精神障碍。

(三)情感协调性障碍

1. 情感倒错(parathymia) 患者的认识过程和情感反应不一致,思维内容与情感反应不协调。例如,听到一般人都感到悲痛的事件时,患者却表现得非常高兴,遇到高兴的事情却痛哭流涕,或面带笑容地诉说自己的不幸遭遇。多见于精神分裂症。

2. 表情倒错(paramimia) 患者的情感体验与表情之间不协调、不配合或出现相反的表现。例如,患者在外表上痛哭流涕,显得非常伤心,但内心并无相应的悲伤体验或反而感到很高兴。多见于精神分裂症。

3. 情感幼稚(emotional infantility) 患者的情感反应犹如小儿,变得幼稚,缺乏理性控制,反应迅速而强烈,缺乏节制和遮掩。多见于癔症和痴呆患者。

4. 矛盾情感(ambivalent feeling) 患者在同一时间内体验到两种完全相反的情感,但患者不感到两种情感互相矛盾和对立,也不苦恼和不安。例如,患者对亲人既爱又恨,对某事物既喜欢又讨厌,两种情感同时显露,并付诸行动,使旁人难以理解。多见于精神分裂症。

四、意志行为障碍

(一)意志及其障碍

意志(will)是人们自觉地确定目标,并根据目标调节支配自身的行动,克服困难,实现预定目标的心理过程。意志是人的意识能动性的集中表现,是人类特有的心理现象,并对行为(包括外部动作和内部心理状态)有发动、坚持和制止、改变等控制调节作用。例如,当人们规划前途或未来时,就会向着既定目标采取自觉的积极行动。反之,就会消极行动。意向(intention)是对与本能(如食欲、性欲、防御等)有关的活动而言的。

1. 意志增强(hyperbulia) 患者病态的自信和固执的行为。患者在病态情感或妄想的支配下,持续坚持某些行为,表现出极大的顽固性。例如,被害妄想的患者反复诉讼上告;嫉妒妄想的患者坚信配偶有外遇而进行跟踪、监视、检查;疑病妄想的患者到处求医等。常见于精神分裂症偏执型。

2. 意志减退(hypobulia) 患者缺乏主动性和进取心,对周围事物无兴趣,生活懒散,意志消沉,不愿和他人交往,常独坐一旁,或整日卧床,闭门独居,不愿上班,不愿参加以往喜欢的活动和业余爱好,疏远亲友,回避社交。常见于抑郁症,并与情感低落和思维迟缓构成抑郁症的三主症。

3. 意志缺乏(abulia) 患者对任何活动都缺乏明显的动机,对生活无所要求,对前途无打算,不关心工作与学习,对外界事物失去兴趣,懒于料理,行为被动,处处需要别人的监督和管理。但患者并未意识到这是不正常的。多见于精神分裂症衰退期,并与情感淡漠和思维贫乏构成该病的三主症,也见于痴呆状态。

4. 矛盾意向(ambivalence) 患者对同一事物同时产生完全对立的、相互矛盾的意向和情感,但患者并未意识到不妥或矛盾,因而从不主动地加以纠正。例如,见到朋友时,想去握手,却又马上把手缩回来。见于精神分裂症。

5. 易暗示性(sympathism) 患者缺乏主观意向,其思想和行为易受别人言行的影响,对别人的暗示和支配不加思考,盲目服从。例如,患者听说这种药会产生某种不良反应,马上就出现相应的症状;听别人说这种药很有效,则服后立即见效。常见于癔症、催眠状态,也可见于正常人。

6. 意向倒错（parabulia）　患者的意向要求与常情相悖，正常人难以理解和接受。包括自伤自残、吃正常人不能吃、不敢吃或厌恶的东西，如泥土、肥皂、虫粪、痰盂水、大便等（异食症），且往往对此做出荒谬的解释。多见于精神分裂症。

（二）动作行为及其障碍

动作（action）是指简单的随意和不随意运动，如点头、弯腰等。行为（behavior）是指为达到一定目的而进行的复杂随意运动，它是一系列动作的有机组合。动作行为障碍又称为精神运动性障碍。

1. 精神运动性兴奋（psychomotor excitement）　患者的整个精神活动增强，涉及认知、情感和意志行为各个方面。表现为动作行为和言语活动的增加。可分为协调性和不协调性兴奋。

（1）协调性兴奋（coherent excitement）：患者的动作和行为增加与思维、情感活动协调一致，并与周围环境密切相关，有一定的目的性和意义，易被人理解。这类兴奋状态中，常包括情感高涨、思维奔逸和意志行为增强三大主症，其中情感高涨最为突出，并影响和支配其他方面的精神活动。例如，躁狂症患者在情感高涨的基础上，伴有感觉良好、自我评价过高、思维奔逸、夸大妄想、意志行为增强等，因其自身的知、情、意相协调，并且与周围环境相一致，故易引起旁人的共鸣。多见于躁狂症。

（2）不协调性兴奋（incoherent excitement）：患者的动作和行为增加与思维、情感活动不一致。表现为动作单调杂乱、无动机、无目的，令人难以理解，与外界环境也不相协调。例如，精神分裂症紧张型患者有时表现单调而刻板的紧张性行为，有时又突然发生兴奋躁动，无端攻击他人或毁物行为，这种紧张与兴奋交替出现的症状称为紧张性兴奋（catatonic excitement）。精神分裂症青春型患者常表现出一种特殊的幼稚、装相、冲动、荒谬和离奇的动作行为，因其精神活动不协调，不能引起周围人的共鸣，称为青春性兴奋（hebephrenic excitement）。

2. 精神运动性抑制（psychomotor inhibition）　患者整个精神活动减少，言语动作减少、思维迟缓、精神活动感到困难，力不从心。多见于精神分裂症、抑郁症。

（1）木僵（stupor）：木僵是一种以缄默、随意运动明显减少或丧失、精神活动缺乏反应为特征的状态。典型表现为运动完全抑制，肌张力增高，保持一个姿势僵住不动，沉默不语，不吃不喝，对体内外的任何刺激均无反应，口涎外流，大小便潴留，面部表情呆滞，但意识清楚，事后能回忆。轻度的木僵称为亚木僵，表现为问之不答、唤之不动、表情呆滞，但在无人时能自动进食或解大小便。精神分裂症紧张型患者的木僵称为紧张性木僵（catatonic stupor）；严重抑郁症患者也可出现木僵状态，但程度一般较轻，向其讲不愉快的事情可引起患者情绪变化，称为抑郁性木僵（depressive stupor）；突然或重大的心理刺激可引起心因性木僵（psychogenic stupor），持续时间较短，事后对木僵过程不能回忆；脑器质性病变，尤其是第三脑室及丘脑病变也可产生木僵状态，称器质性木僵（organic stupor）。上述四种情况虽都表现为木僵状态（表2-2），但病因、治疗、预后各不相同，应加以重视和鉴别。

表 2-2　木僵的种类和症状表现

木僵类型	症状表现
紧张性木僵	意识清、表情呆板，可有违拗、蜡样屈曲
抑郁性木僵	谈及能触动患者内心变化的事物时可引起相应的情感反应，多表现为亚木僵，表情抑郁
心因性木僵	一般呈亚木僵，持续时间短暂，可有轻度意识障碍。其中癔症性木僵用暗示治疗有效
器质性木僵	可有意识障碍、大小便失禁、神经系统损害的阳性体征及实验室检查结果异常

（2）蜡样屈曲（waxy flexibility）和空气枕头（air pillow）：患者在木僵的基础上，其躯体和各个部位可被人任意摆布成一种很不舒服的位置，维持很长时间才慢慢恢复原状，如同泥塑蜡铸一样，称为蜡样屈曲。躺卧时，若把患者的头部抬高，撤去枕头，患者的头部可持续保持悬空状，像仍然枕着枕头似的，很长时间也不会自动纠正，称为空气枕头。此时，患者意识清楚，对外界变化仍能感知，完全知道别人对他的摆弄，但却不能加以抗拒，恢复后能回忆病时的情景。多见于精神分裂症紧张型。

（3）缄默症（mutism）：患者的言语活动受到抑制，缄默不语，主动和被动的言语活动均消失，既不回答问题，也不提问，但可以用手示意。见于精神分裂症和癔症。

3. 违拗症(negativism) 患者对于别人提出的要求不仅没有相应的行为反应，甚至加以抗拒或做出相反的行为，是一种无意的、不由自主的对抗。若患者对别人的要求做出全然相反的动作，称为主动性违拗(active negativism)。例如，要求患者张口检查时，患者反而将嘴紧闭，当要求其闭嘴时却将嘴张大。若患者对别人的要求一概加以拒绝，不履行别人要求其做的任何事情，或仅产生消极反应，称为被动性违拗(passive negativism)。例如，要求患者站立，则其坐着不动，要求患者伸手，则其纹丝不动，若强加以力，则其对抗力量相当于所施加的力量。见于精神分裂症紧张型。

4. 其他特殊症状

(1) 刻板动作(stereotyped act)：患者无休止地重复某一毫无意义的简单动作，常与刻板言语同时存在。多见于精神分裂症。

(2) 模仿动作(echopraxia)：患者毫无目的、毫无意义地模仿周围人的动作。常与模仿言语同时存在。多见于精神分裂症。

(3) 持续动作(perseveration)：当别人向患者提出另外的要求后，患者仍然重复地做其刚才所做的动作，常与持续言语同时存在。

(4) 强迫动作(compulsive act)：患者不由自主、非意志所能控制的某种固定的行为或仪式性动作，患者明知不必要，却难以克服，否则会产生严重的焦虑不安，非常痛苦。例如，有的患者长时间反复洗手，甚至把皮肤洗破出血了仍无法控制(强迫洗手)；有的患者离家前要反复检查门、水、电是否关闭，甚至几个小时都无法出门(强迫检查)；还有的患者不断地计数(强迫计数)或进行某种仪式动作(强迫性仪式和强迫性动作)等。常见于强迫症，也见于精神分裂症和抑郁症。

(5) 强制性动作(forced act)：患者出现不符合其本人意愿又不受自己支配而带有强制性的动作，但患者往往无强烈摆脱的意愿，也无痛苦的内心体验。见于精神分裂症。

(6) 冲动行为(impulsive behavior)：患者突然产生的、常引起不良后果的行为。典型的冲动行为有四个特点：冲动行为突然发生；冲动行为发生前，患者无任何有关行为的思考，也没有任何有意识的抵抗或选择；患者的行为与所处的环境和心理社会因素不符；冲动行为与患者当时的心理活动的内容无任何联系，行为令人费解。常见于精神分裂症等。

(7) 被动服从(passive obedience)：患者被动地服从别人的要求和命令，甚至是极不愉快、毫无意义并难受的动作，患者也绝对服从。

(8) 作态(mannerism)：又称装相，指患者做出古怪、幼稚和做作的动作、姿势、步态与表情，但不离奇，使人感到好像是故意装出来的。例如，扮鬼脸、噘嘴、尖声说话、用脚尖走路等。见于精神分裂症青春型和脑器质性精神障碍。

(9) 离奇古怪动作(eccentric behavior)：患者的行为动作离奇古怪，不可理解，常常无缘无故地挤眉弄眼、装怪相、做鬼脸，突然满地滚爬，钻到桌子下，学动物叫等。多见于精神分裂症。

5. 本能行为障碍 人类的本能归纳为保持生命的本能和保持种族延续的本能两大类。具体表现为安全、饮食、睡眠、性需要的本能等。本能行为障碍主要包括以下几种。

(1) 自杀(suicide)：保持生命本能的障碍。常见的自杀原因：各种精神障碍，尤其是抑郁症最常见；遭受重大应激事件或压力；一时感情冲动；为达到某种目的，弄假成真等。

(2) 自伤：也属于本能行为障碍，指没有死亡动机或没有造成死亡后果的自我伤害的行为。多见于精神分裂症、抑郁症、应激相关障碍、精神发育迟滞、癔症。

(3) 饮食障碍(dietary disorder)：维持生命所需物质摄入行为的障碍。包括食欲减退、食欲亢进、拒食、异食症等。患者往往对此做出荒谬的解释，多见于精神分裂症。痴呆患者因丧失判断力而乱吃东西不属于异食症。

(4) 睡眠障碍(sleep disorder)：睡眠觉醒周期性变化的障碍。常见的睡眠障碍包括失眠、嗜睡、睡眠与觉醒节律障碍、睡眠中的异常活动和行为等。

(5) 性功能障碍(sexual dysfunctional disorder)：由多种原因引起，分为器质性和功能性。前者多由性器官或脊髓疾病引起，后者多由心理因素、人格障碍、神经症、躁狂症、抑郁症等各种精神障碍引起。

Note

包括性欲亢进、性欲减退(阳痿、早泄)、性欲倒错(恋物、露阴、施虐与受虐)。

(三) 意识及其障碍

意识(consciousness)指个体对周围客观环境及自身的认识和反应能力。对客观事物的辨认能力称周围环境意识或环境意识,对主观自身及其活动的辨认能力称自我意识或人格意识。意识是人脑反映客观现实的最高形式,涉及觉醒水平、注意、感知、思维、情感、记忆、定向、行为等心理活动,是人类智慧活动、随意运动和意志行为的基础。意识障碍(disorders of consciousness)是指个体对周围环境以及自身状态的识别和觉察能力出现障碍。严重程度与致病因素的性质、程度、持续时间等有关。意识障碍时各种心理过程同时受累,不是某种单一的心理功能障碍,故不能根据某个单一的心理过程障碍来判断意识障碍。

1. 对周围环境的意识障碍 当意识障碍时精神活动普遍抑制,主要为意识清晰度降低,意识范围缩小及意识内容改变。表现为感觉阈值升高,感知清晰度下降或完全不能感知;理解困难,判断能力降低;思维迟钝、不连贯,难以形成新的概念;情感反应迟钝、茫然;动作行为迟钝,缺乏目的性和指向性;定向障碍,对时间、地点、人物定向不清等。

(1) 以意识清晰度降低为主的意识障碍。

①嗜睡(somnolence):程度最浅的一种意识障碍,指患者的意识清晰度水平轻微降低,在安静状态下经常处于睡眠状态,呼叫或推醒后能做简单应答或完成简单动作,但刺激一旦停止患者又进入睡眠状态。

②意识模糊(clouding of consciousness):属轻度意识障碍,主要表现为觉醒与认识功能障碍,眼球活动及眨眼减少,注意不集中,思维迟钝且不清晰。患者对外界刺激的阈值明显增高,反应迟钝,思维缓慢,注意、记忆、理解都有困难,强烈刺激才能引起反应。能回答简单问题但容易出错,对复杂问题则感到茫然不知所措。吞咽、角膜、对光反射尚存在,可出现一些原始动作,如舔唇、伸舌、吸吮等。

③昏睡(sopor):患者的觉醒水平、意识内容和随意运动均明显降低。呼唤或推动已不能引起反应,较强的痛觉刺激可引起防御反射。可见深反射亢进、震颤及不自主运动,角膜、睫毛等反射减弱,但对光反射仍存在。

④昏迷(coma):患者的意识完全丧失,以痛觉反应和随意运动消失为特征。患者对任何刺激都不产生反应,吞咽、角膜、咳嗽、括约肌、腱反射,甚至对光反射均消失,可引出病理性反射。见于严重的脑部疾病和躯体疾病的垂危期。

(2) 以意识的范围改变为主的意识障碍。

①朦胧状态(twilight state):其临床特点是意识范围的缩小或狭窄,同时伴有意识清晰度降低。患者的意识活动集中于较狭窄而孤立的范围内,对这范围以外的事物感知判断有困难,可出现定向障碍,片断的幻觉、错觉、妄想,并可在幻觉妄想的支配下产生攻击行为。意识朦胧状态一般是发作性的,发作后多陷入深度睡眠,意识恢复后常伴有完全性遗忘,少数患者可部分回忆。

②漫游性自动症(ambulatory automatism):这是意识朦胧状态的一种特殊形式,以不具有幻觉妄想和情绪改变为临床特点。患者在意识障碍状态下可执行某种无目的、与当时情景不相适宜的、没有意义的动作。例如,毫无意义的走动,做简单的家务等。常突然发生,突然终止,清醒后不能回忆。临床上较多见的是梦游症和神游症。

a. 梦游症(somnambulism):又称睡行症,患者多在入睡后1~2 h突然起床(但并未觉醒),刻板地做某些简单而无目的的动作,持续数分钟至数十分钟后重新回床入睡,次晨醒后对夜间发生的情况茫无所知,完全遗忘。多见于癫痫或癔症,也可见于儿童。

b. 神游症(fugue):又称昼游症。多发生于白天或晨起时,突然发作,患者无目的地外出漫游或旅行,或把衣物、钱财送人,或进入陌生人的住处或闯入禁区,一般持续数小时或数天,常突然清醒,对发作过程多不能回忆。多见于癫痫,也见于癔症、应激相关障碍、颅脑创伤所致的精神障碍。

(3) 以意识内容改变为主的意识障碍。

①谵妄状态(delirium):一种病因学上非特异性的脑器质性综合征。患者不仅有意识障碍,且有动

作增多,定向力全部或部分丧失,思维零乱,对周围环境不能正确辨认。常伴大量的错觉和幻觉,以幻视为多。幻觉内容多生动而逼真,如见到猛兽、鬼神、战争场面等,出现紧张、恐惧等情绪反应和兴奋不安、冲动行为。有时呼之能做简单应答,但言语不连贯、不切题,且维持时间很短。睡眠节律也有障碍,骚动不安多在晚间加重,日间则表现为嗜睡。常伴出汗、心跳加快、面色潮红、粗大震颤等躯体症状。持续时间可数小时至数日不等。意识恢复后,患者对其病中经过可有部分回忆,也可完全遗忘。

②精神错乱状态(amentia state):与谵妄状态相似,但较严重。患者言语、思维极不连贯,偶见幻觉和妄想。患者的运动性兴奋通常是局限在病床范围内,多表现为无规则的伸展、抖动或翻转身体,动作单调。一般持续时间较长,可延续数周至数月。

③梦样状态(oneiroid state):一种伴有意识清晰度降低的梦境样体验。患者完全沉浸在梦境样体验之中,与周围环境脱离联系,对外界刺激反应迟钝或无反应,但外表好像清醒。常出现假性幻视和幻听,可有喃喃自语,偶可出现兴奋不安。持续数天到数周,清醒后对幻觉内容可部分回忆。见于癫痫、感染中毒性精神障碍。

2. 自我意识障碍 自我意识(self consciousness)又称自我体验,指个体对自身精神状况和躯体状况的认识。正常人都能意识到自我的存在,是独立的单一个体,自己的精神活动完全由自己控制,并为自己所认识。自我意识障碍(disturbance of self-consciousness)是指自我意识的某个或几个方面受到不同程度的影响,以致患者对自身当前主观状态不能正确认识,包括不能感知自身的存在,不能意识到自己是一个独立的个体,不能正确认识现在的"我"和既往的"我"的区别,以及失去精神活动的自我支配和控制等。自我意识障碍在临床上的表现多种多样,常见的有以下几种。

(1)人格解体(depersonalization):患者对自己的精神活动和躯体存在产生不正确认识或丧失真实感和现实感。多突然产生,并伴有昏厥感和面临灾难的紧张惶恐感。例如,患者觉得自己正在发生改变,已不是原来的自己;觉得自己是空虚的、没有生气的、不真实的或不存在了;或认为自己的灵魂脱离躯体而存在;或觉得自己是受异己的力量操纵的或成为自动的机体;或体验到自己丧失了与他人的情感共鸣,不能产生正常的情绪或感受。多见于精神分裂症。神经症、抑郁症的人格解体一般是单一和局限的。

(2)交替人格(alternating personality):同一性意识障碍的表现,患者在不同时间内表现为两种完全不同的个性特征和内心体验,即两种不同的人格在不同的时间内可交替出现。多见于癔症,也见于精神分裂症。

(3)双重人格(double personality):患者在同一时间内表现为完全不同的两种人格或两种以上的人格,称双重人格或多重人格。例如,某患者在同一时间,一方面以甲的身份、人格、思想和言行出现,另一方面又以乙的身份出现。见于癔症和精神分裂症。

(4)人格转换(transformation of personality):患者否认原来的自我,而自称是另一个人或是某种动物、鬼神,但未有相应的行为和言语转变。例如,称自己是单位领导,或者自己变成了国家保护动物等。见于癔症和精神分裂症。

小 结

精神障碍的病因分为生物学因素、心理因素、社会因素三大类,其中生物学因素包括遗传因素、感染因素、躯体因素等。心理社会因素包括精神应激因素、社会因素、个性因素。生物学因素和心理社会因素在精神障碍的发生中共同起着决定性的作用,但两者的作用并非等同,在不同的精神障碍中不同的致病因素起的作用大小不同;而且,许多精神障碍的发生是多种因素共同作用的结果。

人的正常精神活动分为认知过程、情感过程和意志行为过程,精神障碍的常见症状也按各个心理过程分为认知障碍、情感障碍和意志行为障碍。其中认知障碍包括感知觉障碍、思维障碍、注意障碍、记忆障碍、智力障碍、定向障碍和自知力障碍。情感障碍包括情感高涨、情感低落、焦虑、情感淡漠、情感倒错、易激惹和病理性激情等。意志行为障碍包括意志增强、意志减退或缺乏、精神运动性障碍。

参考文献

［1］ 吴建红,梅红彬,张春娇.现代精神障碍护理学［M］.北京:科学技术文献出版社,2010.

［2］ 刘哲宁.精神科护理学［M］.3 版.北京:人民卫生出版社,2012.

［3］ 冯怡.精神障碍护理学［M］.杭州:浙江大学出版社,2013.

［4］ 施忠英,陶凤瑛.新编精神科护理学［M］.上海:复旦大学出版社,2015.

(张义婷)

直通护考
在线答题

Note

第三章 精神科护理技能

扫码看 PPT

学习目标

1. 知识目标

（1）说出建立治疗性护患关系的过程和技巧，精神科的护理评估、基础护理、基本技能，暴力、自杀、出走行为的处理。

（2）阐述建立治疗性护患关系的要求，精神障碍患者的管理，噎食、吞食异物、木僵的处理。

（3）解释影响护患关系的因素，精神科护理记录书写要求，精神障碍患者的组织，暴力、自杀、出走、噎食、吞食异物行为的防范。

2. 能力目标

在护患沟通过程中能运用适当的沟通技巧，建立良好的护患关系；能与患者进行有效的接触和沟通；能根据患者的临床表现进行有效的基础护理；能对暴力、自杀、出走等行为进行有效的防范和处理。

3. 素质目标

（1）具有良好的职业道德与慎独精神。

（2）具有同情心、同理心，能接纳和尊重患者。

（3）具有良好的专业素质、较强的社会适应能力和自我调整能力。

第一节 治疗性护患（家属）关系的建立

案例引导3-1

　　患者，王某，女，57岁，退休工人。半年前患者丈夫因涉嫌贪污被拘捕，两周前被判刑，同时女儿高考落榜。1周前患者出现夜间不眠，常掀开窗帘向外窥视，讲话低声细语，称不能让公安局监视的人抓住把柄。逐渐不讲话，以写纸条、打手势表达意见。近3天来不进饮食，不断开、关门，大声对楼道叫喊，声称在回击。有时大声哭泣，流露出轻生念头；有时化妆，穿新衣服，说不能让人看笑话。入院后有时卧床不语，有时围着床铺转圈，口中念念有词。

　　请思考：

　　1. 上述案例中，护士应如何与患者建立治疗性护患关系？

　　2. 护士在护理中应注意什么？

　　治疗性护患（家属）关系是护理人员在临床护理工作中，与患者接触、沟通时形成的有目的、有计划且具有工作性、专业性和帮助性的一种特殊的人际关系。治疗性护患（家属）关系从患者入院的时候开始，直到患者出院后结束，贯穿于整个医疗护理工作中的各个环节。精神障碍患者由于疾病的原因，其思维、情感、意志活动偏离正常，自知力缺乏，不能正确认识和评价自己，社会功能退化。在精神障碍的临床工作当中,与患者接触最多的是护理人员,因此建立良好的护患关系对患者能产生独特且重要的影响,同时,也有利于护理人员开展临床护理工作。良好的护患关系有利于维持患者的基本生理需求,减轻其焦虑,增强其自信与自尊,促进其与他人沟通,以及学习适应社会的行为模式等。

一、建立治疗性护患(家属)关系的要求

(一)尊重患者,态度真诚

治疗性护患(家属)关系,应建立在平等尊重的基础上,护理人员要平等对待每一位患者,多关怀、多尊重,耐心听取患者的意见,使患者感到被重视。只有尊重患者才能获得患者的尊重,在彼此尊重的基础上,双方才能建立良好的护患关系。在与患者接触的过程中,护理人员要真心诚意地关心护理对象,对患者的需要及时给予满足,如确实无条件解决,应耐心向患者解释,以求患者理解。对患者的病史、隐私要注意保密。对患者的进步及时肯定,相信患者是一个有价值、有潜能的人,协助患者发掘自己的长处及优点,可帮助其建立自信,同时也能推动护患关系良性发展。

(二)具有同理心和接纳的态度

护理人员应站在患者的角度考虑问题,设身处地为患者着想,理解和体会患者的痛苦,护理人员要对患者的思想、感觉、心态、处境与要求等进行观察,准确地判断,有针对性地为患者提供帮助,解除患者的忧虑和恐惧。护理人员一样要尊重患者做人的权利和尊严,要理解关爱患者,能接受患者所表现的疾病言行,即使患者出言不逊,甚至是不堪入耳的谩骂或伤人毁物的行为。护理人员应调适自己,控制自己。具有同理心和接纳的态度是建立并发展良好护患关系的基础。

(三)具有良好的专业素质

治疗性护患(家属)关系是建立在治疗性的共同目标基础之上的。护理人员必须具备一定的专业能力,要有高度的预见性和敏锐的观察力,能及时发现问题,做好相应的护理。同时,护理人员还必须具备成熟的人格、较强的社会适应能力和自我调整能力,避免患者的不良情绪给自己造成负面影响。患者对护理人员的仪表、言行、处事态度和能力均会形成自己的感受,对治疗性护患(家属)关系产生直接的影响。护理人员要努力完善自己,树立良好形象,做到精神饱满、服装整洁、仪表大方、谈吐文雅,使患者感到亲切安全,可信任。护理人员具有良好的专业素质,在患者心目中威信高、影响力大,这将有利于治疗性护患(家属)关系的建立和发展。

(四)正确认识精神障碍

精神障碍患者怪异离奇的表现是大脑功能紊乱所导致,是疾病的结果,本身无好坏之分,与人品道德无关,不能用是非对错来衡量精神障碍患者,也不能嘲笑、歧视患者,更不能和患者争辩,甚至产生冲突。由于疾病本身的影响,患者没有自知力,不会主动求助,使得他们的疾病难以被发现和治疗,要更加关爱、体谅和帮助他们。

(五)遵守法律法规,恪守医疗道德

治疗性护患(家属)关系是一种法律关系,《中华人民共和国精神卫生法》《中华人民共和国侵权责任法》等法律的颁布,使这种关系有法可依。护理人员在维护治疗性护患(家属)关系过程中,要严格遵守法律法规,切实恪守医疗道德。

(六)加强自身的保护

护理人员在与患者接触过程中要注意保护好自身的安全。与异性患者的接触要自然、稳重,注意交往要有度,避免患者产生非分之想。与有冲动、攻击行为的患者接触时,注意保持安全距离,不要站于患者的正面,态度要平和,不要使用激惹性的语言,不能与患者争辩,要做好自身的保护。

二、建立治疗性护患(家属)关系的过程

治疗性护患(家属)关系的建立从患者入院开始,持续到患者出院时结束,一般分为初期、工作期和

结束期三个阶段,三个阶段贯穿于患者住院的全过程,既独立又相互重叠。

(一)初期

此期是护理人员与患者接触的最初阶段,是建立互相信任的基础,是建立良好护患关系的关键时期。此阶段护理人员要对患者的一般情况(如姓名、性别、年龄、民族、籍贯、宗教信仰、文化程度、职业、兴趣爱好、个性特征、生活习惯、婚姻情况、经济情况等)、既往史、现病史有深入的了解,明确患者寻求医疗帮助的原因及对医院的期望,做好入院评估,制订护理计划。患者刚入院后,容易出现不同程度的紧张、焦虑、痛苦等情绪反应,因此护理人员接诊患者时应把消除患者紧张情绪、解除其痛苦、给予其精神上的安慰放在首位。护理人员接诊时应先自我介绍,注意态度和蔼,语言亲切,使患者感到你是可以信赖的。此外,还要讲解医院的规章制度、日程安排,介绍其他的医务人员和同室病友,消除患者的陌生感,使其尽快适应住院环境。部分患者由于疾病影响,出现违拗、缄默等行为表现,要采取合适的沟通方式,多次反复交流。如遇小儿,可以先嬉戏一会儿,取得小儿的合作;而对于危重患者则需要边询问,边检查,边抢救,以免延误病情。

(二)工作期

当患者经过一段时间的治疗后,与护理人员之间的人际关系处于稳定期。此阶段护理人员的任务是确认患者的主要问题,尽量满足其身心需求,和患者共同制订目标,签订协议,并严格执行。这一时期在与患者接触交往中,要特别注意尊重患者,平等待人,增强患者的自信心。可以通过个别交谈或座谈会的方式征求患者的意见,及时改进,使患者感到被重视。对患者的需求给予及时满足,若确实无条件解决,应耐心给予解释,以求患者理解。对于患者的进步要及时给予肯定和表扬,对于患者的不足要诚恳地指出,一起讨论,学习新的行为方法,共同克服行为上的偏差。此期护理人员表现出的态度、责任心、工作能力等,是获得患者信任的关键。

(三)结束期

患者经过一段时间的住院治疗,病情好转或治愈时,可以出院,此时护患关系进入了结束期,此阶段护理人员的主要任务是建立分离现实,共同探讨分离的感受,减轻分离焦虑,以及制订出院计划,做好健康教育。大部分精神障碍患者需要随访以及继续服药,有后遗症者还要进行功能锻炼以及面对出院后回归社会等问题,护理人员都应向患者及家属一一说明。精神障碍有复发的可能,要嘱其避免诱发因素,注意密切观察有无复发先兆,发现可疑先兆,应及早就诊,以免延误治疗。此外,要教会患者管理不良情绪和不良的应对方式,使其出院后尽快融入社会。

三、建立治疗性护患(家属)关系的技巧

建立治疗性护患(家属)关系的基础是治疗性沟通,也是治疗和护理顺利进行的重要手段。治疗性沟通可以完成资料的收集,确立护理问题。护理人员在向精神障碍患者提供专业护理的过程中,运用护理和心理学的理论技术,与护理对象达成互动性交流,给予患者以心理支持或帮助,也是心理治疗的一部分。运用一定的治疗性沟通的技巧,能够增进护患之间的沟通,促进良好治疗性护患(家属)关系的建立。

(一)语言沟通技巧

1. 倾听 倾听是最重要也是最基本的一项技巧,护理人员必须尽可能花时间耐心、专心和关切地倾听患者的诉说。护理人员在沟通中可以点头或用表示赞同或懂得的一些词或句子来做一些应答,如"嗯""我明白""我知道了"等,让患者知道护理人员是在认真地听他讲述,也可以适时给予适当的安慰。在倾听的过程中,还要同时进行分析思考,掌握患者的真实想法,以获取护理所需的资料。但切忌边听边记录,这会让患者不敢说出真实的感受。不要随意打断患者的谈话,或者对患者的谈话加以评论和争论,这会使患者丧失对护理人员的信任。也不要做一些无意义的小动作(如反复看表等),这会分散患者的注意,且会让患者认为护理人员没有用心地听自己讲述。

2. 善于诱导,启发患者谈话 兴趣是沟通的重要激励因素,因此护理人员与患者交谈时要注意选

择彼此都感兴趣的话题。可以从一般性交谈开始,选择护患双方都感兴趣的话题引导对方诚实、完全地回答,如"今天你的衣服很整洁,看起来很精神,心情一定不错吧?"使患者觉得护理人员很关心自己,从而感到放松,愿意接受交谈。也可以从患者最关心、最重视的问题开展交流,如"你看起来好像挺想念你的家人,是不是不想和家人分开?"随后自然地转入深入交谈。在引导那些缄默不语的患者说话时,一方面要注意发掘其感兴趣的事件,另一方面在谈话开始时要表现出与患者交谈的意愿,从而以启发、诱导等方式解除患者的顾虑,如对患者说"可以跟我说一下吗?""最近你感到最难解决的问题是什么?"

对患者提问的时候多用开放式提问,少用封闭式提问。封闭式提问只允许回答"是"或"不是",或两种答案选其一,如"你是否喜欢打乒乓球?""你今年几岁?"等,被问者处于被动角色,不能发挥主动性,也容易使对方感到紧张和有威胁感。开放式提问的主要特点是可以让患者主动、不受限制地回答,有助于患者敞开心扉,进行心理疏泄,也可以让护理人员真正了解患者的需要,如护理人员提问"你昨天感觉怎么样?""你最喜欢的运动是什么?""你来住院是因为哪儿不舒服?"等。

提问时应注意一次只问一个问题;尽量少问为什么,避免产生质问感觉;尽量清楚明白,用患者能明白的语言提问,少用医学术语;提问过程中减少使用暗示性词语。

3. 澄清和重述　护理人员在与患者沟通的过程中,要随时证实听到的内容是否与患者本人想要真正表达的想法一致,有时候说话的内容和目的是不一致的,如患者说"我今天不想吃食堂的饭菜",但实际情况是患者想妈妈了,因为妈妈做的饭菜很好吃。精神障碍患者说话时有时会有他的言外之意,如果护理人员不完全明白其意思,应及时向患者澄清疑问,因为当患者发现护理人员并不完全明白自己所要谈的问题和所要表达的意思时,有的患者会终止谈话或保持沉默,不愿意同护理人员继续交谈。

在交谈中,护理人员理解患者所说的话后采用不同的词语复述患者谈话的意思,即为复述。复述有两个方面的作用,一方面表示护理人员已经了解到患者所想表达的意思,并且有引导沟通继续进行的功能;另一方面,护理人员在复述重点时,可让患者有机会重新整理自己的思路,当患者感受到说的话被人理解时,将会从中获得启发和鼓舞,这样患者会更加愿意继续交谈,进一步使沟通往更深层次推进。

(二)非语言沟通技巧

1. 仪表姿态　护理人员的表情、姿势、眼神、手势等,在沟通中起着重要的作用。和蔼可亲、平易近人是人际交往的先决条件。护理人员在与患者接触时表情要自然,距离要适宜,目光要亲切。如诚恳友善地向患者点头微笑,患者的温暖和安全感就会油然而生;患者悲伤哭泣时抚触患者的手臂,可使患者感到同情和关心,但对异性患者应慎用抚触。

2. 适当沉默　沉默本身也是一种信息交流,是超越语言力量的一种沟通方式。在交谈中适时恰到好处地运用沉默,可以促进护患之间的沟通。沉默可以让护患双方调整思维,化解紧张气氛,同时也可让患者感到护理人员对自己的理解和接纳。如当患者因悲伤而哭泣的时候,护理人员应默默地陪伴,让患者有表达内心想法的机会。如果护理人员过早打破沉默气氛,会使得患者的情感受到压抑,而以不健康的方式宣泄出来。但长时间沉默会被患者理解为拒绝,令其产生困惑和距离感,使用沉默的原则是根据护理对象的感觉而定。打破沉默的最简单方法是适时发问,如对抑郁状态的患者,护理人员可默默地陪伴他一会,然后轻声地告诉他:"我看到你一个人坐在这里很久了,好像心情很沉重的样子,你愿意告诉我你在想什么吗?"这样可以引导护理对象说出自己的病情,便于护理人员采取有效的护理措施。

(三)特殊患者的沟通技巧

1. 对有攻击行为的患者　护理人员在工作中尽量不单独行动,避免和患者单独相处。与患者沟通时,态度应沉着冷静,语言温和亲切,不用过激的语言,不与患者争论。对患者攻击行为的容忍是无条件的。如发现患者有攻击行为的先兆,应大胆、镇静、有效地转移患者的注意,及时控制局面,以不伤害患者为原则,也要避免工作人员受到伤害。

2. 对妄想的患者　沟通时避免提及其妄想的内容,如患者诉说其妄想相关的人和事时,以倾听为主,不要因为其荒谬的想法而随便打断患者谈话或取笑患者,对所述的内容不肯定、不否定、不争辩,待病情好转时再帮助其分析。对罪恶妄想、嫉妒妄想的患者应加强心理疏导,防止意外;对钟情妄想的患者须注意举止稳重,防止被患者视为钟情对象;对被害妄想的患者,应给予其安全感。

3. 对有抑郁情绪的患者 护理人员应鼓励患者说出内心的痛苦,同时安慰患者,要给患者新鲜而带积极意义的语言刺激,鼓励其回忆快乐的往事,及时表扬和肯定患者的进步,帮助患者树立信心。

4. 对缄默不语的患者 应多陪伴,关切地坐在其身边,这样患者会感到被安慰和重视。

5. 对木僵的患者 由于患者的意识清楚,容易受暗示,护理人员应避免在患者面前随意谈论病情或者窃窃私语。木僵患者由于不吃、不喝、不动,护理人员应更加关心、体贴、同情和照顾患者。

6. 对兴奋状态的患者 护理人员态度应冷静,表情宜祥和、镇静,语言应温和,避免用言语激惹患者。要善于引导,将患者的注意转移到有益于心身健康的方面。

四、影响治疗性护患(家属)关系的因素

在临床工作中,影响护患关系的因素很多,有护理人员自身的因素,也有患者及其家属的因素等,具体表现有以下几种。

（一）护理人员因素

（1）护理人员缺乏同理心,不能换位思考,没有从患者的角度和立场了解和思考问题。如护理人员在与患者交谈时,不断地打断对方讲话,或患者谈及伤心事并痛哭流涕时,护理人员没有适当的反应或让患者不要哭,说哭是不能解决问题的,这使患者认为护理人员不能理解自己,其也就不愿与护理人员交流。

（2）护理人员本身人格不成熟,没有良好的心理素质,心理调适能力不佳,情绪不稳定,容易把生活中的个人情绪带入工作中,或将与某个患者交往过程中不愉快的情绪扩大化并泛化至其他患者。这不仅影响护患关系的建立,还会对患者造成负面影响。

（3）护理人员缺乏沟通技巧,使用不良的交流方式,而不能做到有效沟通。护理人员的表情冷淡、语言粗暴,使患者感到未给予其同情和关切时,患者将会保留其想法。护理人员在与患者交谈时,不能听出患者的言外之意,而以自己的主观想象解释患者的感受;或者对患者某些病态言行表现出不应有的反应;或使用指责性语言与患者争辩不休;给患者不实的保证或不恰当的劝告等,这些都容易使患者感到不被尊重,容易反感或增加自卑心理,使护患沟通受阻,导致护理人员不能发挥治疗性的主导作用。

（4）护理人员不了解患者的情况,交谈前未做好充分准备,使护患双方在价值观、处事态度等方面有较大差异,无法达成共识,使交谈难以持续;或交谈前未对交谈的主题、目的、内容做出计划,使交谈零散,没有重点,甚至损害已建立的护患关系。护理人员选择在环境嘈杂、喧闹或有其他患者、工作人员在场的地点进行交谈,一方面容易分散患者的注意,另一方面患者有可能不愿意将个人隐私公开,从而影响交谈效果。

（二）患者及其家属因素

（1）患者的生理因素:如疲倦、语言障碍、耳聋、疼痛等。

（2）患者由于疾病原因导致自知力缺乏,对自己的疾病缺乏认识,如被迫住院的患者往往对护理人员有抵触或敌对心理。精神症状支配下患者注意不集中,过于内向,思维障碍等均可使双方沟通发生障碍。

（3）患者和家属的过度维权,不了解医疗服务的特殊性,不懂医疗相关知识,将自己作为消费者对待,导致过度维权。

（4）患者和家属不尊重客观事实,不遵守医院规章制度,过度强调自身利益。

第二节　精神障碍患者的评估与记录

精神障碍患者,由于疾病的原因,并不能正确客观地反映自己的症状或将自己的不适归为错误的认知,因此护理人员一定要主动地有意识地观察患者,运用专业知识进行判断,才能及时掌握患者病情的

变化,采取有效的护理措施。护理记录是医疗文件的重要组成部分,也是护理工作的一项基本功,它能真实反映病情,便于医务工作者对患者病情的掌握,同时它有利于积累资料,作为护理质量管理和工作效果评价的依据,作为临床护理科研教学的数据来源,也是医疗纠纷判定的法律依据。全面准确的护理评估及书写护理记录是护理工作的重要内容。

一、精神障碍患者的评估

(一) 评估的原则

为了使护理评估所得的资料完整、有科学性,应遵循以下原则。

1. 目的性 护理人员进行评估时,应有计划地安排评估的时间、评估的对象和评估的内容,有针对性地评估,并根据病情轻重缓急拟定评估计划。

2. 整体性 评估应包括患者的生理、心理、家庭及社会各方面的情况,进行动态连续性评估。此外,对病区内所有患者进行全面观察,对于重点的特殊患者做到心中有数,防止意外发生。

3. 客观性 护理人员应保持中立、客观的态度,避免因个人的偏好及情绪等,使评估带有主观片面的观点。

4. 准确性 评估中如遇到一些一时难以确定的问题,应进一步核实,以便获得准确的资料。

5. 持续性 护理评估是一个持续的过程,从与患者建立治疗性关系开始到治疗性关系结束为止。

(二) 评估的内容

1. 一般情况 患者的仪容、仪表、个人卫生情况、营养、步态、生活自理程度、睡眠、饮食、排泄、月经情况等;与周围人接触交往的态度,主动还是被动、热情还是冷淡、合群还是孤僻;参加集体活动的情况,有无兴趣、主动性、持久性等;对医务人员和对住院治疗的态度等。

2. 精神症状 患者的意识,有无自知力,有无感知觉障碍(如错觉、幻觉、感知综合障碍等),有无思维形式和内容的障碍(如思维散漫、思维奔逸、思维贫乏及妄想等),情感的稳定性、协调性如何,意志行为有无目的性,有无病态行为(如伤人毁物,强迫、刻板、模仿、离奇等动作),症状有无周期性变化等。

3. 躯体情况 患者的生命体征,有无躯体疾病,有无外伤等。

4. 心理情况 患者目前的心理问题和心理需求,心理护理的效果等。

5. 治疗情况 患者对治疗的态度(如是否合作,有无藏药或拒绝服药等),治疗效果如何,有无药物过敏和不良反应。

6. 环境情况 病区环境是否整洁、安静、舒适,病区有无安全隐患,患者有无私藏危险品(如剪刀、绳子、玻璃瓶、打火机等),患者床单位是否干净、整齐、安全,门窗有无损坏。确保患者在住院期间的安全,是精神科护理人员最重要的职责之一。

7. 家庭情况 与家庭成员的关系,家庭的气氛,家属精神卫生的知识水平,对护理对象的态度,对医院治疗护理的配合,患者对待家庭的内心体验。

8. 社会功能 患者日常生活的自理能力,学习、工作情况,参加工娱活动的情况,人际关系如何(如与人相处是否存有戒心、怀疑或不信任等情况),在请假外出期间的社会适应能力。

(三) 评估方法

评估方法有直接观察法和间接观察法两种。

1. 直接观察法 护理人员与患者直接接触,面对面进行交谈,或者通过护理体检和护理查房等来了解患者的精神症状、心理状态和躯体症状,也可以从旁观察患者独处时、与人交往时、参加集体活动时的精神活动表现。直接观察法所得的资料客观、真实、可靠,多适用于意识清楚、交谈合作的患者,是护理工作中最重要、最常用的观察方法。

护理人员应根据患者疾病的特点有重点地观察,如新入院患者重点观察一般情况、精神症状及其对治疗的态度;治疗初期观察患者治疗效果和有无药物过敏反应及不良反应;急性期要观察精神障碍症状发作周期,了解患者的内心体验等;缓解期观察病情缓解情况,患者对疾病的认识程度和心理状态;恢复期要观察患者症状消失的情况,自知力恢复程度及对出院的态度。住院患者病情突然反复,或用药量较大,但无任何不良反应,应观察有无藏药现象;如发现患者常在门口徘徊,或跟随工作人员,则有伺机出走的可能,应认真交班,提高警惕;如患者表情紧张、恐惧或是侧身倾听、自言自语,表示患者有幻听,注意防止幻听支配下的意外事件发生;如患者拒食,注意是否有被害妄想,怀疑食物有毒;若抑郁症患者一反常态,病情突然好转,情绪豁然开朗,往往有意外发生的可能。

护理人员的观察要在患者不知不觉中进行,不能让患者觉得自己正被人观察,更不要在患者面前做记录,这样患者的表现比较真实。如有自杀意念的患者上厕所时,护理人员要入内查看,此时护理人员可以关切地询问患者"要纸吗?"让患者感受到关怀而不是监视。

2. 间接观察法 通过与患者的亲朋好友、同事、病友的交谈了解患者的情况,或者从患者所写的书面资料(如书信、日记、绘画、手工作品等),了解患者的思维活动及有关情况。间接观察法是直接观察法的重要补充,对于那些不肯暴露内心活动、不合作、情绪激动、言行紊乱的患者,间接观察法是十分重要的手段。

二、护理记录

(一)记录的方式和内容

护理记录采用何种记录方式与所在的医疗机构的相关规定有关,主要有以下几种。

1. 入院护理评估单 要求在入院后24 h内完成。记录的方式有叙述性记录、表格性记录。记录内容包括一般资料、简要病史、精神症状、心理社会情况、护理体检、主要护理诊断和入院诊断等。

2. 入院后护理记录 也叫交班报告,按照整体护理的要求,记录内容包括主诉、入院方式、入院时间、主要病情、躯体情况以及治疗护理情况等,由当班护理人员记录,向下一班交班。

3. 住院护理评估单 多以表格的方式按护理程序来记录,包括护理评估、护理诊断、护理计划、护理评价等。护理人员根据患者的病情变化,对患者每班、每日或每周进行阶段性护理评估,制订护理计划和护理措施,然后组织实施,定期评价,与医生的治疗计划同步进行。

4. 护理记录单 分一般护理记录单和特护记录单。一般护理记录单是针对病情尚稳定的二级护理患者和无危重医嘱的一级护理患者,在住院期间护理过程的客观记录,内容包括患者的精神症状、躯体症状、生活自理情况、特殊情况、健康教育和护理措施及效果等;特护记录单多针对特别护理和一级护理的患者。针对不同的类别使用不同的表格,随时评估和记录患者的生命体征、意识状态、病情变化情况、用药疗效、抢救情况等。

5. 护理观察量表 精神科特有的、以量表的方式观察、评定病情的一种记录方法,把精神障碍常见的情绪、思维、言行或精神症状列项制成表格,对各个项目制订评分标准,按照0、1、2、3、4等级划分,护理人员根据患者的具体情况定期评估,填写相关分数,进行分析,这是对精神科护理记录的发展和补充。目前医院常用的量表有护士用住院患者观察量表(NOSIE)、护士用简明精神病评定量表(N-BPRS)等。

6. 出院护理记录单 一般采用表格填写和叙述相结合的方法,包括健康教育评估和出院指导。健康教育评估是评估患者接受健康教育后,对疾病知识、精神卫生知识和自身疾病的认知情况及个人生活自理情况是否好转,良好生活习惯是否养成等。出院指导是对患者出院后服药、饮食、休息、社会适应、定期复查等情况的具体指导。

7. 其他 如疑难病历的讨论记录、护理查房记录、阶段护理记录、请假出院记录、出院记录、死亡记录、转院记录等。

(二)记录的要求

护理记录的要求是客观、真实、及时、完整、规范。

1. 客观、真实 如对于患者的身体评估、精神症状、护理措施等,根据患者的实际情况,尽可能地记录患者的原话,准确使用医学术语。

2. 及时 医护人员在诊疗过程中应按照法律法规要求的时限完成护理记录,如因抢救不能及时记录的,应在抢救完毕后6 h之内补记。

3. 完整 医护人员要全面了解患者的病史,除了直接向患者了解外,还应向其亲属或朋友了解有关情况。

4. 规范 护理记录必须按照书写规范进行,语句通顺,表述准确,字迹工整、清楚,使用统一的文字符号,禁止涂改,记录后签名和时间,书写项目齐全,用词恰当。

第三节 精神障碍患者的基础护理

精神障碍患者由于受精神症状(如幻觉、妄想等)的支配,常常造成冲动、毁物、伤人、自伤、自杀等危机事件,使患者及他人的安全受到威胁,还影响了患者的疾病恢复。另外,还有相当一部分患者意志缺乏,生活懒散,睡眠、饮食障碍等。因此,日常生活护理、饮食护理、睡眠护理、安全护理对于精神障碍患者的护理来说,具有非常重要的地位。

一、日常生活护理

(一)概述

精神障碍患者由于病情影响,意志活动减弱,生活懒散,生活自理能力下降,身体抵抗力低下,容易并发各种躯体疾病。因此,护理人员应鼓励、督促和帮助患者做好日常生活护理,建立规律的作息时间,培养患者生活自理能力。

(二)护理措施

1. 入院卫生处置 对于新入院的患者,先评估,然后根据患者的实际情况,做好一般的卫生处置,如洗头、洗澡、更衣等,检查有无外伤、皮肤病等。对于传染病患者,应隔离治疗;有头虱、体虱等给予灭虱处理。

2. 做好卫生宣教 经常向患者宣传个人卫生和防病知识,并进行卫生指导,开展个人卫生评比活动,帮助其养成良好的卫生习惯。

3. 制订日常生活护理计划 根据患者的情况制订日常生活护理计划,督促其按计划做好卫生护理,帮助患者建立良好的卫生习惯,达到自理目的。

4. 个人卫生护理的内容

(1)口腔和皮肤护理:督促和协助患者每日早晚刷牙、漱口、洗脸、梳头。督促患者饭前、便后洗手,定期洗澡、洗头,女患者清洗会阴,做好经期卫生。定期给患者理发、刮胡子、修剪指甲,定期检查皮肤情况,有破损的给予换药。对危重、木僵、残疾等生活不能自理的患者全程帮助料理个人卫生,给予口腔护理、床上擦浴、洗头,定时翻身,必要时适当按摩,帮助肢体活动,保持床单位整洁、干燥,预防压疮的形成。

(2)排泄护理:精神障碍患者由于服用抗精神病药,容易出现便秘、排尿困难等副作用。护理人员应每天观察患者的排泄情况,鼓励患者多喝水,多吃蔬菜水果,多运动,保持大便通畅,养成定时排便的习惯。对于3日无大便者,遵医嘱予缓泻剂或清洁灌肠。排尿困难或尿潴留的患者,可予诱导排尿,如下腹部放热水袋、按摩膀胱、听流水声等,无效则遵医嘱导尿。对大小便不能自理的患者,如慢性痴呆和精神衰退的患者,观察患者大小便规律,定时协助如厕或给予便器,并进行耐心训练。

(3)衣着卫生:督促和协助患者随季节的变化增减衣物,定期更换衣服,衣物弄脏后及时更换,鼓励患者修饰自己的仪容仪表。

二、饮食护理

精神障碍患者由于精神症状的影响容易出现各种异常进食的情况,如认为食物有毒或自己有罪而拒食,因食欲增强而抢食、暴饮暴食等,甚至因行为紊乱吞食异物等。因此,做好精神障碍患者的饮食护理非常重要。

（一）餐前准备

创造整洁、宽敞、明亮、舒适的就餐环境，有条件可播放轻音乐，调节气氛，增进食欲。安排固定座位，做到不遗漏。食物应干净卫生、色香味美、易于消化、营养丰富，避免提供带刺带骨头的食物，较长的菜叶应切短。餐具清洁消毒、一人一套，避免使用玻璃、陶瓷等易碎餐具或刀叉等尖锐锋利的餐具。督促患者餐前洗手。

（二）餐时管理

精神障碍患者多采用集体进餐方式，这有助于消除患者对饭菜的疑虑，也有利于护理人员全面观察患者进食情况。有序发放患者进餐份额，特殊患者专人照顾，有特殊宗教信仰和躯体疾病的患者，按医嘱提供食物。进餐过程中护理人员全程陪护，密切观察患者的进餐情况，如遇患者暴饮暴食、噎食、拒食、抢食、捡拾垃圾桶内食物或用餐具伤人、自伤等突发情况，及时处理。

（三）特殊患者的饮食护理

（1）对怀疑饭菜有毒、有被害妄想而拒食的患者，可以采取让其自选饭菜，让他人先尝食饭菜或与他人交换饭菜，或让其参与分发饭菜等方法，适当满足患者的要求，解除其疑虑，让其放心进食。

（2）对有自罪妄想的患者，其自认为罪大恶极、低人一等，不配吃好的而拒食，可以将饭和菜汁搅拌，使患者误以为是残羹剩饭而促进其进食。

（3）对于抢食、暴饮暴食的患者，安排其单独进餐，限制进食的量和速度，时刻提醒其细嚼慢咽，防止噎食。

（4）对疑病妄想、消极自杀、否认有病而拒食的患者应耐心劝导，鼓励患者进食，必要时让其他病友和家属一起劝说。

（5）对于由于紧张综合征而出现木僵的患者，耐心喂食或将饭菜放置在床头柜上，让患者在无人时自行进食，必要时行鼻饲或静脉输液补充营养。

（6）对伴发热、疼痛等躯体疾病影响进食的患者，鼓励患者进食，联系食堂准备患者喜爱吃的食物，也可允许家属送饭。

（7）行为紊乱、躁动不安的患者应单独进食，不受进餐时间的限制，视具体情况待其合作后，劝说进食或者喂食。

（8）年老体弱或由于药物副作用产生锥体外系反应，造成吞咽困难无法进食的患者，重点照顾，给予充足的就餐时间，给予软食或半流质饮食，并遵医嘱给药消除药物副作用。

（9）对于吞食异物、捡拾垃圾的患者，重点观察，专人陪护，一旦发现患者异常情况，立即制止。

三、睡眠护理

大部分精神障碍患者存在睡眠障碍的问题，如早醒、入睡困难、睡眠时间缩短、睡眠浅等；还有患者伪装入睡，乘人不备寻机自杀或出走。睡眠的正常与否常提示患者病情的好坏、波动，良好的睡眠可促进病情恢复，严重的失眠可导致病情加重，甚至发生意外事件。因此，做好睡眠护理，保证患者的睡眠，是非常重要的。

（一）创造良好的睡眠环境

保持环境的安静、整洁、空气清新、光线及温湿度适宜，床褥干净、干燥、柔软、平整、舒适，被褥轻重冷暖合适。及时处理兴奋躁动的患者并安置于隔离室，治疗护理活动尽量不要安排在夜间，护理人员操作时做到"四轻"（关门轻、说话轻、走路轻、操作轻），以免影响患者的睡眠。

（二）制定合理的作息制度

督促患者按时作息，对日夜颠倒的患者，要调整和纠正患者的生活规律，白天组织和督促患者参加集体活动，根据患者实际情况合理增加活动量，午休可休息 1～2 h，减少卧床时间，晚上按时就寝。

（三）睡眠护理的注意事项

避免睡前兴奋,不能饮用咖啡、浓茶等容易兴奋的饮料,避免睡前会客或参加令人激动兴奋的娱乐活动,不看情节紧张刺激的小说、电影、电视,不听激动紧张的音乐,晚餐不宜过饱或餐后饮水过多。睡前要排尿,保持心情平静,可以听轻柔舒缓的音乐,放松心情;喝热牛奶或泡脚可促进睡眠。

（四）加强巡视、严防意外

护理人员要勤巡视,采取定时和不定时相结合、循序巡视与返回重复巡视相结合的方式深入床边观察,注意患者是否入睡、睡姿、呼吸音等,要善于发现佯装入睡的患者并做好记录。如发现患者蒙头睡觉,要轻轻将其被子揭开,防止患者佯装入睡,且蒙头睡觉不利于观察患者的面色、呼吸,不易及时发现病情变化。在单独当班、交接班和深夜等时间更要注意多巡视,发现异常情况要及时处理。对患者白天的睡眠情况也要注意观察,对患者的睡眠状况做出准确的判断,尤其对有危险的患者做到心中有数,及时报告医生,做好安眠处理,防止意外发生。对未入眠患者,护理人员要体谅其因失眠而痛苦与焦躁不安的心情,容忍由此引起的情绪波动和激惹,耐心听其所述,给予精神安慰,稳定患者情绪。失眠者可按医嘱给予药物帮助入睡,注意观察患者服药后的入睡时间、睡眠程度等。

四、安全护理

精神障碍患者由于受到精神症状的支配,常出现自杀、自伤、毁物、伤人、出走等行为,造成患者或他人受伤,甚至危及生命。因此,安全护理是精神科护理中的重要环节,是精神科护理质量的重要内容之一。精神科护理人员要有高度的安全意识,谨防意外事件发生。

（一）环境的安全管理

保证病区的环境安全,病房内陈设应简单、方便、舒适,四周墙壁光滑,墙上无钉子、铁丝、拉绳等危险物品。电路应安装在墙内,插座及开关设在高处或集中在护理人员办公室。各种管道(如水管、暖气管、下水道等)不宜暴露在外面或较低处,应尽量安设在较高位置或墙壁内,窗户上安装铁栏杆,防止患者越窗发生意外,病房内饭桌、椅子、床、床头柜等均应以患者不能举起为宜,如饭桌和椅子连在一起。病床加固,床栏圆平。防止患者拆毁及撞头。病房的门要设有观察窗,便于观察患者的活动情况及病情变化。护士应定期检查病区门窗锁、床护栏、家具、电线、水龙头、电源、灯管以及病房内抢救物品等,发现损坏时及时修理,做好安全登记。进入病区随手关门,妥善保管钥匙。

应严格管理危险物品,避免患者在精神症状支配下用来伤人、自伤或自杀。如药品、玻璃制品、约束带、剪刀、针线、打火机、橡皮筋、塑料袋、布袋、腰带、衣服上的金属装饰以及其他锐利物品等,要严防带入病区,定点放置,加锁保管,班班清点并交班,如有遗失,及时追查。患者借用指甲刀、缝针等物品时,务必在护理人员的看护下使用,用完立即回收。使用约束带对患者进行约束时,要进行床边交接清点约束带,发现数量不对,及时进行查找。在患者入院后、探视前后、外出返院后做好危险品检查,防止危险品带入病区。每日晨、晚间护理时进行常规危险品检查,特别是患者的床铺、鞋袜内部,防止患者私藏危险品。封闭式病房,每周一次大检查,同时交代家属探视时不可私下给患者危险物品,以免引发意外。

（二）患者的安全管理

1. 掌握病情,重点防范 护理人员要熟悉精神障碍患者的病史、症状,对患者进行风险评估,根据评估结果确定安全管理重点对象,密切观察,班班交接,使每位护理人员对重点对象做到心中有数。使有自杀、自伤、伤人、毁物、出走倾向的患者,24 h 都要在护理人员的观察范围内,以便随时观察其动态。

2. 加强巡视,严防意外 根据病区的具体情况,安排护理人员定期巡查病房,每 10～15 min 一次,重点患者不离视线。特别在夜间、凌晨、午睡、交接班、节假日、集体活动等特殊时段,病房工作人员较少的情况下,更要加强巡视,不留死角。对于被约束、生活不能自理、木僵、拒食、抑郁、伴严重躯体疾病的患者要注意保护,防止被其他患者伤害。一旦发现患者自杀、自伤、伤人、毁物、出走等,立即采取有效措施,必要时给予保护性约束。

3. 保护性约束 为了防止患者的兴奋冲动行为导致自身或他人的伤害,可用约束带暂时控制患的过激行为,但必须在我国《精神卫生法》指导下使用约束带:"精神障碍患者在医疗机构内发生或者将要发生伤害自身、危害他人安全、扰乱医疗秩序的行为,医疗机构及其医务人员在没有其他可替代措施的情况下,可以实施约束、隔离等保护性医疗措施。实施保护性医疗措施应当遵循诊断标准和治疗规范,并在实施后告知患者的监护人。"

保护性约束适用于随时可能发生严重的自伤、自杀、伤人、冲动、毁物、外走行为等的患者,也适用于极度兴奋、对周围环境构成威胁的患者以及意识障碍引起的躁动不安、有坠床摔伤危险的患者。被实施保护性约束的患者生活无法自理,护理人员要关心患者,满足患者的生理需求,做好生活、饮食、睡眠的护理。约束期间注意观察四肢末梢的血液循环和皮肤情况,定时活动肢体,有异常情况及时处理。适时与患者进行语言交流,了解患者不能自控的原因,正确对待患者的异常行为,做好疏导工作,缓解患者情绪。被约束患者处于无防御、无自卫能力状态,必须把患者安置在不脱离护理人员视线的病房,以防受到其他患者的侵害。护理人员要密切观察患者约束带的使用情况,有无脱套,防止其他患者偷偷解开约束带,更要防止该患者或其他患者利用约束带作为自杀的工具。患者安静后及时解除约束,约束带应及时收好。

> **知识链接**
>
> **精神科病房安全管理中"五常法"**
>
> "五常法"是日本"5S"法的中文解释,即常组织、常整顿、常清洁、常规范和常自律5个方面。
>
> (1)常组织:将物品分类为必需与非必需物品,把非必需物品清理掉,使必需物品的数量降到最低程度。
>
> (2)常整顿:医护办公室物品按分类和规定位置放好,所有物品有明确分类及清楚名称,加上标识,以便于领取。
>
> (3)常清洁:全体护理人员参与建立清洁责任区,每人负责对自己的责任范围进行清洁、整顿、检查。
>
> (4)常规范:每天进行"五常法"活动一次,每周定期检查急救物品和抢救设备,要求物品齐全,功能良好,人人会使用。
>
> (5)常自律:要求人人依规定行事,养成遵守规章制度的好习惯。

(三)强化安全管理制度

严格执行护理常规和相关工作制度,精神科专科护理有自身特有的护理工作制度及护理常规,如安全检查,交接班、探视、给药及药物管理,危险品管理制度,冲动、出走、自杀、自伤患者护理常规等,一定要严格遵守,切不可因工作人员的疏忽酿成悲剧。护理人员应具备良好的职业道德,严谨的工作态度,慎独的工作作风,定岗定责完成工作,防止意外事件发生。对重症及高风险的患者要加强管理,做好"四防"(防伤人毁物、自杀、出走、跌倒)。要加强患者和家属的安全意识教育,利用宣传手册、宣传栏、宣传视频等对患者和家属进行安全知识教育,增强家属和患者的安全意识,引导其主动配合安全管理,遵守医院的规章制度。

第四节 精神障碍患者的组织与管理

精神障碍患者由于症状的特殊性和行为表现的多样性,要求病房的设备、结构与病房的管理,除具备一般内、外科病房条件外,还应该有适应精神障碍患者特殊需要的环境和管理办法。加强对精神障碍患者的组织与管理,不仅能维持病房的良好秩序,而且有利于医疗护理工作的开展和患者的康复。

一、患者的组织

精神障碍患者的组织是由专职护理人员从恢复期的患者中挑选病情稳定、有责任心、有能力、有一定影响力的患者,建立患者的组织,成立管理委员会,调动患者的主观能动性,协助护理人员开展各项活动(如患者的学习、宣传、文体、娱乐活动和日常生活),并定期开会讨论活动效果,听取患者的意见,及时表扬好人好事。为了保证管理委员会的工作持续进行,应及时补充管理委员会成员。通过患者的各项活动和评优比赛调动患者的积极性,培养患者的自我管理能力,学会关心集体及其他患者,最终促进患者康复,早日回归社会。

二、病区的管理

(一)制定病区管理制度

制定病区的管理制度和守则,通过宣传教育让患者了解其内容和意义,使患者自觉遵守,如患者作息制度、住院休养规则(包括进餐、睡眠、服药、测体温、工娱治疗、外出活动等)、会客制度、患者管理委员会会议制度等。

(二)丰富患者的住院生活

有计划地为患者安排丰富多彩的文娱、体育、作业与学习等活动,定期召开患者管理委员会会议,开展各种评优活动,表扬和宣传患者中的好人好事,提倡病友相互帮助,友好相处,使患者管理好自己,并能关心集体及其他患者。患者在良好的集体氛围中,可转移病态思维,安定情绪,获得信心和希望,促进疾病的康复和回归社会。

(三)病区的管理模式

根据患者的病情和医院的条件,病区实行开放式管理和封闭式管理。

1. 封闭式管理　封闭式管理的患者不能自由出入病房,穿统一病号服,由工作人员统一管理,患者的所有外出检查和治疗活动均由工作人员陪同,患者限制携带物品入院,饮食由医院食堂统一配送。封闭式管理便于组织管理患者和观察照顾患者,可有效防止意外事件的发生,主要适用于急性期行为紊乱、有较大危险性(如冲动、伤人、毁物、自杀、自伤等)以及病情波动无自知力、家人没有条件陪伴的患者。

2. 开放式管理　开放式管理包括半开放式管理和全开放式管理。半开放式管理是封闭式病区的患者在病情允许的情况下,由医生开具医嘱,每天在规定的时间内可由家属陪伴自行参加医院内的各种康复训练、治疗、检查、散步等活动,周末可由家属陪伴回家探亲或外出购物等。全开放式管理类似于综合性医院的普通病房,患者可以自由出入病区,不强制患者穿医院统一服装,可穿戴自己喜爱的衣物,不限定所带物品,患者可自行支配钱物。这种管理方法促进了患者与外界的接触和情感交流,有利于锻炼和培养患者的社会适应能力,满足患者的心理需要,调动患者的积极性和主动性,帮助患者逐步实现生活自理,适应正常社会环境,有利于患者早日回归社会。开放式管理主要适用于一些神经症、病情稳定、康复期、待出院、配合治疗的患者。

三、分级护理

根据病情轻重和对自身、他人及周围环境安全的影响程度,对精神科的患者实行分级护理。由于疾病是一个动态的过程,患者的护理级别应随着病情的变化而做出相应的调整。精神障碍患者的分级护理按病情程度可分为特级护理、一级护理、二级护理和三级护理。

(一)特级护理

1. 适用对象

(1)精神障碍患者伴有严重躯体疾病,病情危重,随时有生命危险,如心衰、高血压危象或严重外伤等患者。

（2）因精神药物引起严重不良反应，如急性粒细胞缺乏、剥脱性皮炎等，出现危象，危及生命的患者。

（3）有严重自杀、自伤危险的患者。

（4）被迫入院，极端兴奋躁动，有严重的冲动、伤人、外走等行为的患者。

2. 护理要点

（1）24 h专人看护，评估病情，制订详细护理计划，严密观察病情变化，如生命体征及水、电解质平衡等，严格记录出入量，加强导管护理，并做好护理记录。

（2）实行封闭式管理。

（3）做好基础护理，认真落实各项治疗和护理常规，严防并发症，确保患者的需求。

（4）备好抢救物品，随时做好抢救准备。

（5）对于进行约束的患者，严格遵守约束制度，执行约束护理常规，保证患者的需求和安全。

（二）一级护理

1. 适用对象

（1）有极度兴奋、躁动、行为紊乱、自伤、自杀、伤人、毁物、出走等行为或企图的患者。

（2）木僵、拒食伴有严重躯体疾病的患者。

（3）不需特护的重症患者，如中毒、脱水、癫痫发作、谵妄、瘫痪、脏器衰竭或身体极度虚弱、生活不能自理的患者。

（4）新入院的患者。

（5）司法鉴定的患者。

（6）特殊检查和治疗需严密评估病情和加强监护的患者，如无抽搐电休克治疗以及用大剂量抗精神病药治疗或有明显不良反应的患者。

2. 护理要点

（1）安置于重点病房，实施封闭式管理，设专人护理，外出检查必须由工作人员陪同。

（2）24 h均要在护理人员的视线范围内，认真观察病情和药物的副作用，严密监护，重点交班。

（3）做好安全护理，生活物品由工作人员保管，执行危险品管理制度，定期检查危险物品，杜绝安全隐患，严防自伤、自杀、伤人等暴力事件的发生。有伤人、毁物、自伤、自杀、出走、冲动等行为的患者，视病情需要给予保护性约束，并做相应护理。

（4）做好饮食护理，保证患者的营养和水分，根据需要可以实行鼻饲或通过静脉补充营养。

（5）做好生活护理和睡眠护理，保证皮肤、口腔、头发、床单位的清洁干燥。长期卧床者协助翻身和改变体位，防止压疮形成。指导患者有效咳嗽，预防肺部感染。

（6）正确执行医嘱，保证治疗和各项护理措施到位。护理记录每 3 天记一次，若病情变化，随时记录，并报告医生及时处理。

（7）酌情进行心理辅导。

（三）二级护理

1. 适用对象

（1）一级护理患者好转且病情稳定，有精神症状但不危害自己或他人，可有一般的躯体疾病。

（2）生活只能部分自理的患者。

（3）服用抗精神病药后引起轻度药物不良反应的患者。

（4）年老体弱或儿童患者。

（5）有轻度自杀、出走念头，但无具体行为且能听劝说者。

2. 护理要点

（1）安置一般病房，以半开放式管理为主。患者在病区内可自由活动，在工作人员陪护下参加各种户外活动。经医生同意在家属陪护下可返家休假，但须在规定时间内返回医院。

(2) 白天在护理人员视野之内活动,入睡后不定时巡视,一般每隔 15～30 min 巡视一次,密切评估病情和治疗反应。

(3) 安全护理到位,生活物品可由患者自行管理。

(4) 遵医嘱指导患者饮食,保证治疗效果。

(5) 协助或指导患者做好生活护理和睡眠护理,告知患者相关制度,并且有针对性地进行功能训练。

(6) 正确执行医嘱,保证各项医疗和护理常规落实到位,指导患者正确服药,观察药效和副作用。每周填写护理记录 1～2 次,若病情变化,随时记录,并报告医生做好相应处理。

(7) 加强心理护理,进行健康教育。有计划地安排患者参加病区的治疗性工娱活动等。

(四) 三级护理

1. 适用对象

(1) 经治疗精神症状基本消失,病情稳定,等待出院的康复期患者。

(2) 无自伤、自杀、出走、冲动等危险的患者。

(3) 躯体疾病缓解,生活能自理的患者。

(4) 神经症患者。

2. 护理要点

(1) 安置一般病房,可实施开放式管理。用物自行管理,衣着可随意,在规定的时间内允许患者自行外出。周末可回家或探友。

(2) 充分调动患者的积极性,鼓励患者参加患者的组织,参与病区管理,参加院内工娱和体育活动,培养和锻炼患者回归社会的能力。

(3) 指导患者饮食和进行睡眠护理,督促患者完成生活护理。

(4) 完成各项治疗和常规护理,协助患者完成康复训练计划。每周填写护理记录 1～2 次,若病情变化,及时记录,并报告医生做好相应处理。

(5) 做好患者的心理护理,对患者和家属进行疾病相关知识、防复发和社会适应等方面的健康教育。

第五节　精神科专科监护技能

精神障碍患者由于精神症状的影响或严重的精神刺激等,容易出现个体无法自控的、可能危及自身或他人安全的一种状态,即危机状态,如自杀行为、暴力行为、出走行为、噎食行为、吞食异物行为及木僵等。各种危机事件的发生不仅严重影响了患者自身的健康和安全,也会威胁他人的安全和社会秩序,因此,对精神障碍患者危机状态的防范和处理是精神科护理中非常重要的内容,也是精神科护理人员必须掌握的专科监护技能。

一、暴力行为的防范与处理

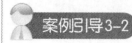
案例引导3-2

　　患者,男,24 岁,由母亲陪同到医院门诊就诊,患者母亲介绍,患者 16 岁就患有精神障碍,至今仍在接受治疗,此次来医院要求医生给其开具精神障碍的司法鉴定,医生告诉患者,医院不具备开具司法鉴定的资质,建议其到上级医院开具鉴定书,随后患者在其母亲的陪护下离开

Note

诊室。可是大约在下午五点左右,该患者再次单独进入该医生的诊室,并将诊室门反锁,拿出随身携带的水果刀行凶伤人,医生被该患者抓住,用水果刀刺伤了背部、腹部等多个部位,在此过程中患者精神状态有些异样。

请思考:

1. 本病例中患者属于哪种危机状态?

2. 针对该患者存在的问题应如何防范?

（一）概述

暴力(violence)行为是精神科最为常见的危机事件,它是指精神障碍患者在精神症状影响下突然发生的自杀、自伤、伤人、毁物等冲动行为,具有极强的暴发性和破坏性,可对患者、他人及周围环境造成不同程度的伤害或毁坏,甚至威胁生命。精神科的暴力行为,多见于精神分裂症、情感精神障碍、病态人格、药物依赖以及酒精中毒、脑器质性精神障碍等。暴力行为发生的原因与幻觉、妄想、易激惹、精神运动性兴奋、自知力缺乏及某些不良刺激有关。

（二）暴力行为的征兆

1. 语言 声音大,语速快,内容具有威胁性或有侮辱性,提无理要求等。

2. 行为 不能静坐,来回踱步,紧握双拳,敲击或捶打物品等。

3. 情感 异常焦虑,易激惹,愤怒,敌意,异常兴奋,激动和情感不稳定等。

4. 意识状态 思维混乱,定向力缺乏,记忆力损害等。

（三）暴力行为的防范

（1）将患者安置在安静、舒适的环境中,保持室内通风良好,光线柔和,温度适宜,无多余杂物,避免不良噪声,减少环境的刺激,并与其他兴奋躁动的患者分开安置。必要时将患者安置在隔离病房,视情况遵医嘱予保护性约束。

（2）护理人员要细心观察病情变化,在患者出现暴力行为症状之前及时发现并处理。护理人员与患者沟通时,态度要和蔼,语气要温和,应表示出对患者的关心和理解,避免使用命令性语言和刺激性语言,满足患者的合理要求,提供治疗及护理前告知患者,取得同意,尊重患者,不与其发生争执。对于不合理的要求要善于因势利导,婉言拒绝,不宜正面冲突和一口回绝。

（3）提高患者自控能力,鼓励患者以适当方式表达和宣泄情绪,如用语言、文字、图画表达,无法自控时,寻求医护人员的帮助,同时明确告知患者暴力行为的后果,鼓励患者主动控制自己的冲动行为,在实施保护性约束期间,要告知患者这样做的目的是协助他控制不适当的行为,有利于他的康复。

（4）及时将患者的暴力倾向告知医生,以便做出及时有效的治疗,如给予镇静药及无抽搐电休克治疗等。

（5）护理有暴力倾向的患者时,应最少由两名护理人员同时进行,并保持足够的安全距离,既要保证患者的安全,也要保证其他人员的安全。

（四）暴力行为的处理

当患者出现暴力行为时,护理人员要保持沉着冷静,一方面通过温和、镇定的语言稳住患者,另一方面要设法取得其他工作人员的支援,以求尽快控制场面。保持与患者的安全距离,约1m,疏散周围患者,转移被攻击对象。可由一组工作人员转移患者的注意,另一组工作人员乘其不备从背后或侧面制止患者的行为,以适当的方式制服患者并予以约束,切忌迎面阻拦,切忌强硬夺取患者手中的器械,以保护患者及自身安全。在对患者实施约束时还要防止患者遭到其他患者的报复伤害。

暴力行为控制后,要一如既往地关心患者,诚恳、友善地与患者交流,倾听患者感受,了解患者的动态心理变化。当患者病情控制后,可以与其共同协商以后的应对方法,提供求助的技巧或适当地发泄情绪的途径,如打沙包等。鼓励患者按照可自我控制、别人能接受的方式宣泄不良情绪,避免暴力行为的再次发生。

二、自杀行为的防范与处理

 案例引导3-3

　　患者,女,65岁,退休工人,半年来出现精神反常,睡眠差,无法料理家务,整天言语唠叨诉说自身坎坷经历及一辈子没有享受过好日子,整日诉说胸闷、心悸、全身肌肉酸痛,担心自己患心脏病、风湿病、癌症,焦虑不安,呻吟叹息,怨恨自己命长不死,说活着没有意思,多次发生自杀、自伤行为,因及时发现被制止,每日坐卧不安,失眠,消瘦明显。女儿带其住院治疗,并经反复咨询,斟酌后与医院签订《精神科住院合同》一份,同意住院期间家人不得陪同和干预的住院制度,患者由医院进行观察和治疗以及连续24 h不间断的整体护理,医院根据患者的病情,专门编制了相应诊疗计划。其女儿对诊疗计划无异议。一个月后的某天清晨,医院值班护士巡房时,突然发现患者悬于其独住病房的窗栏上,立即冲上前解下其颈部的衣服布条并呼叫值班医生。经紧急抢救45 min后,患者呼吸心跳未能恢复,经法医检验和公安部门确认,系自缢身亡。

　　请思考:

　　1. 结合病例说出精神科患者自杀的常见原因。

　　2. 根据该案例,如何防范患者的自杀行为?

(一) 概述

　　世界卫生组织对自杀(suicide)的定义为"一个人有意识地企图伤害自己的身体,以达到结束自己生命的行为"。按其结果不同,可将自杀分为自杀死亡、自杀未遂、自杀意念。据世界卫生组织提供的数据,世界范围内每40 s就有一个人自杀,每年有1000万~2000万人有自杀企图。自杀是精神科较为常见的危机事件之一,也是精神障碍患者死亡最常见的原因。精神障碍患者的自杀率显著高于普通人群。因此,采用适当的措施防止精神障碍患者自杀是精神科护理的一项重要任务。精神障碍患者自杀行为的发生与多方面的因素有关,既有本身疾病状态的影响,如受幻觉、妄想的支配或情绪低落等,也受到患者患病前的不良人格、家族史、既往史和患病后经受创伤性事件、认知改变等多方面因素的影响。自杀行为多见于抑郁症、精神分裂症、酒精和药物依赖、人格障碍、适应障碍、创伤后应激障碍等患者。

(二) 自杀行为的征兆

　　多数患者在实施自杀行为时都会比较隐蔽,但大部分自杀的患者在实施自杀前都有过一定的征兆,患者会自觉或不自觉地发出语言或非语言信息。

　　1. 言语　在言谈中涉及与自杀、死亡相关的内容,谈论自杀的手段、方法,如"从多少楼跳下去才能死?""这种药吃多少会死?"甚至公开表达"不想活了""活着没意思"等,或者刻意回避有关自杀的讨论。

　　2. 行为　收集锐器、积存药物、写遗书、立遗嘱、嘱托未尽事宜、清点个人物品、将银行卡密码告诉亲人、对亲人过分关心、将多年珍藏赠予他人等,原本配合治疗的患者突然拒绝治疗或原本被动接受治疗的患者突然过分合作等一反常态的行为。

　　3. 情感　绝望、无助、悲观厌世、情绪低落、哭泣及对人冷淡、疏远,因为强烈的内心冲突而紧张、焦虑、易激惹,或者为了掩饰内心的痛苦而故作轻松愉悦,或者情感方面出现突然的、难以解释的变化。

　　4. 其他　失眠、拒食、卧床不起、木僵等。

(三) 自杀行为的防范

　　(1) 严格执行病区安全管理与检查制度,有自杀倾向的患者予一级护理,必须在护理人员视线范围内活动。护理人员要有高度的责任感,对有危险倾向的患者要做到心中有数,重点巡视,在夜间、凌晨、午休、节假日等病房医护人员少的情况下更要注意防范,要加强对病房设施安全检查,有问题及时维修,严格做物品的保管工作,杜绝不安全因素。发药时应仔细检查口腔,严防患者藏药或积蓄药物。密切观察患者的睡眠情况,对于入睡困难和早醒者,护理人员应了解原因,设法诱导患者入睡,无效的要报告医生处理,避免在夜深人静时发生意外。

(2)多与患者交流沟通,倾听患者诉说内心痛苦,鼓励患者表达真实想法,甚至是一些涉及自杀意念的内容,一方面有利于患者情绪的宣泄,另一方面有利于建立信任的治疗性关系,有助于护理人员及时开导患者,给予心理上的正向支持,促使患者放弃自杀的企图,勇敢地面对生活。及时减轻患者的心理压力,帮助患者掌握解决问题的方法,与患者探讨如何应对挫折,设法提高患者的自信心和自尊感。尽量让患者多与家属及朋友接触,减少患者与他人隔离的感觉,指导家属共同参与对患者的心理护理。严密观察患者情绪及病情变化,随时进行心理护理,但在实施监护时要注意充分尊重患者的人格,不要使患者有"被监视"的感觉。

(3)加强治疗、及时控制症状是最积极的措施。护理人员要做好给药的护理,确保患者遵医嘱服药,对于一些有强烈自杀企图的患者可在排除禁忌证后配合医生实施无抽搐电休克治疗,并做好相应的护理。鼓励患者参加一些有积极意义的工娱活动,从而使患者兴奋精神、释放紧张,如浇花、散步、手工制作等,以增强其价值感、成就感和归属感。

(四)自杀行为的处理

发现患者自杀,应立即使患者脱离危险的情境并实施抢救,如对自缢患者,护理人员应托起患者身体再松解或剪断绳索,防止坠地受伤。对心搏骤停的患者立即实施心肺复苏术;对服毒者应立即评估患者生命体征,了解所服毒物的种类、性质、服药时间,通过催吐、洗胃、灌肠、导泻、应用解毒药物等措施,抢救患者生命;对有外伤出血的患者应迅速清创止血包扎,维持生命体征的平稳。自杀的患者应安置在重症监护室,专人看护。

做好患者自杀后的心理疏导,对其自杀行为不要断然评价和批评指责,要了解其心理的动态变化,以制订针对性的护理措施,防止其再次自杀。

三、出走行为的防范与处理

案例引导3-4

患者,女,30岁,在某医院住院,其丈夫因有事外出向护士请假,在此期间患者出走,医护人员毫无察觉,等其丈夫返回时,已不知患者去向,于是报告医院,医院却未采取任何寻找措施。数日后,患者家属接到公安机关通知,患者因溺水死亡。

请思考:

1. 结合病例说明如何防范患者的出走行为。

2. 结合病例说明患者出现出走行为后该如何处理。

(一)概述

精神障碍患者在住院期间由于疾病因素的影响,未经医生批准擅自离开医院的行为,称为出走(flee)行为。患者一旦离院出走,会使治疗中断,原有病情加重,而且由于患者自我保护能力差,可能遭受意外伤害,也可能肇事肇祸,危及社会安全。因此,精神科护理人员必须掌握患者出走行为的防范和处理。精神障碍患者多为被动就医,而导致患者出走行为的因素可有多种,如患者缺乏自知力,否认有精神障碍,不愿意接受治疗而出走;患者受妄想、幻觉支配,认为住院是对其迫害而设法离开医院;嫉妒妄想的患者,怀疑配偶对自己不忠,其住院则无法监视配偶而脱离医院;有严重自杀观念的患者,由于医院防护严密,无法实施自杀计划,伺机离开医院实施自杀;病区的封闭式管理使患者感到生活单调、苦闷,受约束和限制,处处不自由,想尽办法脱离此环境;活性物质滥用的患者,因戒断症状难受而出走;病情好转的患者,因思念亲人想早日回家或急于完成某项工作而离开医院;患者对治疗和住院存在恐惧心理,如害怕被约束,对电休克等治疗存在误解等;医务工作人员态度生硬,对患者不耐心,使患者产生不满情绪而离开;意识朦胧状态及智力障碍的患者会漫无目的地出走。

(二)出走的征兆

1. 言语 特别关心工作人员的作息规律,打探交通线路,对疾病诊断与治疗有质疑,不信任,过度询问家人的情况等。

2. 行为 坐立不安,东张西望,经常在病房出入口处徘徊,窥探情况,四处寻找可以出走的地方,如不结实的门窗、围墙等,过分地配合或热心助人,骗取医护人员的信任,出现睡眠障碍等。

3. 情感 焦虑,烦躁,不安心住院,对护理人员过分热情。

4. 意识状态 意识朦胧等。

（三）出走行为的防范

（1）严格执行病房的安全管理制度,随时清点患者人数,对有出走企图的患者必须重点监护,患者的活动范围应控制在工作人员视线范围内,重点交接班,限制其活动范围,患者外出活动或做检查要专人陪护,禁止单独外出,避免患者趁机出走。对损坏的门窗要及时修理,病区钥匙要妥善保管,严防出走事件发生。

（2）与患者建立良好的治疗性关系,主动关心体贴患者,了解其出走的原因和想法,耐心细致地做好疏导工作,消除患者出走的念头。鼓励和组织患者多参加工娱活动,消除其恐惧和疑虑,增强患者对治疗的依从性。对思念家人的患者鼓励其家属增加探视次数,减少患者的孤独感。

（3）加强治疗、积极控制症状是最有效的措施。对有出走企图的患者要尽快控制其症状,降低出走的发生率。

（四）出走行为的处理

一旦发现患者出走,马上告知其他工作人员和门卫,关好大门,防止患者走出院外,并迅速组织人力寻找,对患者可能去的地方要重点搜寻,同时报告病区的护士长及负责医生。若判断患者已经离院,应立即通知家属及亲戚朋友,请他们协助寻找,必要时可请公安部门予以协助,最大限度地降低意外的发生率。在寻找出走患者的同时也要管理好病区的其他患者,避免顾此失彼,出现新的状况。对出走后返院的患者,不要批评指责,要加强心理护理,了解其出走的原因,解决促使患者出走的问题,对病区及院内的安全隐患及时改进,以便做好下一步的监护工作,防止患者再次出走。

四、噎食与吞食异物的防范与处理

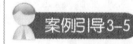案例引导3-5

患者,男,38岁,精神障碍史3年,一直住院治疗。去年年初因病情加重转入重症病房,患者喜欢到处乱逛,乱拿病友东西,吃饭时抢病友的饭,吃东西的动作幅度很大,易噎食。一次,患者吃饭时因抢食馒头出现噎食,及时处理后恢复,为了防止患者再次出现噎食等紧急情况,按照医院的建议,家属专门给患者请了护工加强照顾。一天晚上,护工陪着患者去卫生间如厕,她突然停下,顺手拿起垃圾桶内的一个馒头就吃,并逃离卫生间,护工在后面追赶到病房,患者随即出现呼吸困难的症状,脸色发紫。医护人员立即给予腹部冲击,将患者倒置拍背,并从其口中掏出一小块馒头,随后给予心肺复苏术、电除颤术及注射肾上腺素……值班医生和护士进行了一系列抢救措施,麻醉医生赶到现场,给患者气管插管,最终患者的生命得以抢救成功。

请思考:

1. 结合病例说出噎食的原因及危险因素评估内容。

2. 根据该案例说出应如何护理有噎食危险的患者。

（一）概述

噎食(food choke)又称急性食管堵塞,指食物堵塞喉咙部或卡在食管的狭窄处,甚至误入气管,引起窒息,严重者可危及生命。吞食异物(swallow eyewink)是指患者吞下除食物以外的其他物品。吞食异物在精神障碍患者中并不少见,吞食的异物种类很多,如戒指、玻璃片、铁钉、发夹、别针、牙刷、体温计、筷子、棉絮等。若吞食的异物为锋利的金属或玻璃片,可损伤组织器官引起出血;若吞食异物的体积较大,也可引起食管堵塞;吞食较多的纤维织物可引起肠梗阻;吞食有毒的异物可引起中毒,误入气管亦可引起窒息。噎食和吞食异物可引起十分严重的后果,需严加防范,及时发现,及时处理。

导致患者噎食的主要原因有服用抗精神病药出现锥体外系反应而导致吞咽肌肉运动不协调,在意识模糊状态下进食,脑器质性疾病患者出现吞咽反应迟钝,抢食或急骤进食,癫痫患者在进食时突然抽搐发作等。吞食异物多见于受幻觉妄想支配的患者、痴呆及精神发育迟滞的患者、有自杀自伤行为的患者、异食症患者等。

噎食和吞食异物患者最严重的后果是出现窒息,患者的主要表现为进食时突然发生呛咳,不能发音,呼吸困难,呼吸急促,严重者喘鸣,面色苍白或青紫,口唇发绀,双手乱抓,重者四肢抽搐,全身瘫痪,四肢发凉,意识丧失,大小便失禁,呼吸停止,如抢救不及时或抢救措施不当,死亡率极高。吞食异物损伤消化道黏膜还可引起疼痛、呕血等。

(二)噎食和吞食异物的防范

(1)加强饮食护理,精神障碍患者应集体用餐,严密观察病情及药物的副作用,强调细嚼慢咽的重要性,禁止将食物带回病房。对抗精神病药锥体外系反应较明显的患者,可遵医嘱酌情给予拮抗剂,或酌情降低抗精神病药剂量或换药,并为患者选用半流质饮食,必要时专人护理;脑器质性精神障碍患者吞咽反射迟钝,应给予软食或半流质饮食;躁狂症患者出现抢食或暴饮暴食者,应单独进食,控制食量或专人喂食,逐步改进其不良的进食习惯;电休克治疗后,应等患者完全清醒2 h后方可进流质饮食;对于吞咽困难的患者,不能强行进食,应给予鼻饲。

(2)对有吞食异物倾向的患者,不能简单粗暴地指责患者,护理人员应耐心地向其说明吞食异物的不良后果,同时要了解原因,逐步帮助患者改变不良的行为习惯。经常检查病房环境及危险物品,消除安全隐患,营造安全舒适的住院环境。家属探视及患者请假出院返院后要做好安全检查。同时加强对危险品的管理,如患者使用剪刀、针线等物品时,应在护理人员的视线范围内。护理人员为患者测量体温时要专人护理,为患者治疗时要保管好安瓿和消毒剂等。

(三)噎食和吞食异物的处理

1. 噎食的急救护理 发生噎食时应就地抢救,争分夺秒清除口咽部食物,保持呼吸道通畅。患者采用侧卧位或俯卧位,护理人员迅速解开患者领口,用手指将食物掏出,如患者牙关紧闭,可用筷子或开口器等撬开患者口腔,掏取食物,必要时可采用海姆立克急救法抢救患者。如噎食部位较深或已窒息,应采用环甲膜穿刺术,暂时缓解呼吸道梗阻,然后尽快行气管插管术。心搏骤停者立即做胸外心脏按压。如自主呼吸恢复,应立即给予氧气吸入,专人监护。呼吸道梗阻解除后还应防止吸入性肺炎的发生。

知识链接

海姆立克急救法(Heimlich maneuver)

1974年美国学者海姆立克发明了一套呼吸道阻塞的急救方法,称为海姆立克急救法,也叫海姆里克腹部冲击法。该法在全世界被广泛应用,拯救了无数患者,其中包括美国前总统里根、纽约前任市长埃德、著名女演员伊丽莎白·泰勒等。因此该法被人们称为"生命的拥抱"。

海姆立克急救法的原理是利用肺部残留气体,形成气流冲出异物。具体操作如下。

(1)立位腹部冲击法:适用于意识清楚的受害者,救护者站在受害者身后,从背后抱住其腹部,双臂环绕其腰腹部,一手握拳,拳心向内按压于受害者的肚脐和肋骨之间的部位,另一手成掌捂按在拳头之上,双手急速用力向内向上挤压,挤压后随即放松,反复实施,受害者配合抢救,低头张口,直至阻塞物吐出为止。

(2)仰卧位腹部冲击法:适用于意识不清的受害者,受害者置于仰卧位,急救者骑跨在受害者髋部两侧,双手两掌根部重叠置于受害者肚脐上方,用掌根向内向上突然施压,反复进行,然后检查受害者口腔有无异物被冲出,如有,迅速用手将异物取出。

---

2. 吞食异物后的处理 一旦发现患者吞食异物,要沉着冷静,报告医生,根据异物的种类进行处

理。如吞食较小异物多可自行从肠道排出,注意观察粪便中异物排出情况。若异物为刀片或尖锐物品,应让患者卧床休息,进食含纤维素较多的食物,如韭菜、芹菜等,给予缓泻剂,以便异物排出,同时进行严密观察,注意患者腹部情况和血压,当患者出现急腹症或内出血症状时,应立即手术取出异物。如吞食的异物为牙刷、体温表等长形异物(长度超过 12 cm),应到外科诊治,通过内镜取出,切忌进食含粗纤维的食物,如韭菜等,因为长异物不容易通过十二指肠或回盲部,经韭菜等包裹后更难通过,容易造成肠梗阻。如吞食液体异物,应遵医嘱立即洗胃,防止异物吸收。如患者咬碎了体温计并吞食了水银,应立即清除口腔内的玻璃碎屑,漱口并予催吐以减少水银的摄入,然后让患者进食蛋清或牛奶,延缓水银的吸收,注意不要剧烈运动,因为水银比重较大,沉积在体内有可能造成肠穿孔。如不能确定患者是否吞食异物,应及时行 X 线或超声检查,以判断异物的种类及所在位置,密切观察患者的生命体征和病情变化,指导患者继续日常饮食,注意观察粪便中异物排出情况。

五、木僵患者的护理

(一)概述

木僵状态的患者动作行为和言语活动完全抑制和减少,并经常保持一种固定姿势。严重的木僵称为僵住,患者不言、不动、不食、面部表情固定,大小便潴留,对刺激缺乏反应。轻度木僵称亚木僵状态,患者问之不答,唤之不动,表情呆滞,但在无人时能自动进食,能自动大小便。但需注意的是木僵与昏迷不同,木僵患者一般无意识障碍,各种反射存在,木僵解除后,患者多可回忆起木僵期间发生的事情。严重的木僵见于精神分裂症,称为紧张性木僵;较轻的木僵可见于严重抑郁症、反应性精神障碍及脑器质性精神障碍。木僵的患者,如不予治疗,可以维持很长时间,容易引起多种躯体并发症。因此对木僵的患者应加强护理。

(二)安全护理

木僵的患者不能活动,没有自卫能力,要防止其他患者的干扰和伤害,应将患者安置于单人病房,保持病房安静舒适、光线柔和、温湿度适宜,室内陈设简洁,无危险品。木僵患者会突然转入兴奋状态,行为暴力,护理人员应严密观察病情,防止患者冲动伤人、伤己。轻度木僵患者在无人的时候会起床活动,此时护理人员不要惊扰患者,注意观察患者的表现并做好记录。抑郁性木僵的患者自杀成功率极高,形式隐蔽,手段残忍,务必做到 24 h 不离视线,防止意外发生。

(三)基础护理

对于轻度木僵患者可耐心喂食,严重者给予鼻饲或静脉营养,保证足够营养供给,维持水、电解质平衡。保持患者口腔清洁,做好口腔护理,及时清除口腔分泌物,避免发生吸入性肺炎。定时给予便盆,训练患者规律排便,对于大小便潴留的患者要做好排泄的护理,必要时予导尿及清洁灌肠,防止发生自体中毒。患者长期卧床不动易出现压疮,应定时翻身以预防压疮,定时按摩、活动关节,防止肌肉萎缩,保持肢体的功能位置。对于长时间木僵的患者,还要密切观察患者的生命体征和有无并发症发生。

(四)心理护理

大部分木僵患者意识清楚,木僵解除后患者可回忆起木僵期间发生的事情。应实行保护性医疗制度,避免在患者面前谈论病情及其他不利于患者的事情,不要取笑患者,以免对患者造成不良刺激。正确对待患者的病态行为,尊重和理解患者,应定时探望,态度和蔼,语言亲切,耐心地做好心理疏导。对实施无抽搐电休克治疗的患者,在治疗过程中也要向患者做好相关解释工作,减轻患者的恐惧与疑虑。

小　结

治疗性护患(家属)关系是指在护理实践活动中,护理人员与患者(家属)之间产生和发展的一种工作性、专业性和帮助性的人际关系。护理人员在日常护理工作中只有接纳尊重护理对象,正确使用沟通技巧,建立良好的治疗性护患(家属)关系,培养自身良好的专业素质,才能为患者提供优质的护理服务,提高患者的满意度。精神障碍患者的病情评估和护理记录是精神科护理工作的重要内容。生活护理、饮食护理、睡眠护理和安全护理是精神科护理不可缺少的组成部分。精神科病房应有适应精神障碍患者特殊需要的环境和管理办法,加强对精神障碍患者的组织和管理是精神科护理人员工作的重点和难点。精神障碍患者由于其疾病的特殊性,可能发生一些危机事件,如暴力行为、自杀行为、出走行为、噎食和吞食异物、木僵等,这些危机状态往往可导致物品受损、患者或他人受伤甚至死亡的严重后果,护理人员应与患者建立良好的护患关系,熟练掌握早期识别危机状态的征兆,防范危机事件的发生,熟练运用心理护理及防控危险局面的技巧对危机事件进行处理,以确保患者平稳度过治疗期。

直通护考
在线答题

参考文献

[1] 曹新妹.精神科护理学[M].北京:人民卫生出版社,2009.

[2] 覃远生.精神疾病护理学[M].北京:人民卫生出版社,2013.

[3] 袁爱娣,黄弋冰.精神卫生护理[M].北京:高等教育出版社,2015.

(杨宇华)

Note

第四章 精神分裂症患者的护理

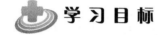

学习目标

1. 知识目标

(1) 陈述精神分裂症的基本概念、治疗原则。

(2) 识别不同类型精神分裂症的主要临床表现。

(3) 解释精神分裂症的主要病因。

2. 能力目标

评估患者的整体情况,对患者在受症状支配的情况下可能出现的危险行为可以做出一定的预见和防范。

3. 素质目标

(1) 具有良好的职业道德与慎独精神。

(2) 具有专业的基础知识及基本技能。

(3) 具有同情心、同理心,能接纳和尊重患者。

第一节 概　　述

 案例引导4-1

　　患者,女,30岁,无业。近几个月来,患者怀疑自己不是父母亲生的,要害自己,大声呼叫: "你们就这样害我吧!没有天理。"不吃家里人做的饭,不喝家里的水。曾经因为父母劝食而大打出手,并自言自语说:"你们要我死也不用这么着急吧!"患者经常能听见有声音对她说:"打他!打他!"偶有看到外表变形的人在窗户外。

　　请思考:

　　1. 患者出现了哪些精神症状?

　　2. 如何对患者进行护理评估?

　　3. 针对该患者主要的护理措施有哪些?

一、概念

　　精神分裂症(schizophrenia)是一组病因尚未完全阐明的精神障碍,多起病于青壮年,具有感知觉、思维、情感和行为等方面的障碍,以精神活动与环境不协调为特征,一般无意识障碍及明显的功能障碍,常缓慢起病,病程多迁延。住院的精神障碍患者中有50%是精神分裂症患者,多数患者发病后病情恶化,部分最终导致精神衰退,反复发作或恶化者可能出现人格改变,社会功能下降,临床上呈现出不同程

扫码看PPT

Note

度的残疾状态。

精神分裂症概念的由来

19世纪中叶以来,欧洲精神病学家将本病的不同症状分别看成独立的疾病。1857年,法国的 Morel 首次提出早发性痴呆(dementia praecox)。1870年,E. Hecker 命名了青春型痴呆(hebephrenia)。1874年,德国的 Kahlbaum 命名为紧张症(catatonia)。1896年,德国的克雷丕林合并上述类型命名为"早发性痴呆",首次将其作为一个疾病单元来描述。1911年,瑞士精神病学家 E. Bleuler 指出情感、联想和意志障碍是本病的原发症状,而本病的临床特点是精神分裂,故建议命名为精神分裂症(schizophrenia)。

二、流行病学特点

精神分裂症可见于各种社会文化和各种地理区域中,不同地区患病率的差异可以很大,导致差异的原因除了地域、种族、文化等因素之外,诊断标准不一致也是相当重要的原因。总体来看,精神分裂症患病率男女大致相等,性别差异主要体现在初发年龄和病程特征上。90%的精神分裂症起病于15~55岁,发病的高峰年龄段男性为10~25岁,女性为25~35岁。与男性不同,中年是女性的第二个发病高峰年龄段,3%~10%的女性患者起病于40岁以后,多项随访研究支持女性患者整体预后好于男性。此外,精神分裂症患者遭受躯体疾病(尤其是糖尿病、高血压及心脏疾病)和意外伤害的概率也高于常人,平均寿命缩短8~16年。

我国1993年的全国流行病学调查资料显示精神分裂症的终生患病率为6.55‰,与1982年的流行病学调查结果5.69‰相比差别不大。国内的大多数流行病学调查资料提示女性患病率略高于男性,城市患病率高于农村。同时发现,无论城乡,精神分裂症的患病率均与家庭经济水平呈负相关。

世界卫生组织(WHO)联合世界银行和哈佛大学陈曾熙公共卫生学院采用伤残调整生命年(DALY)来估算,在15~44岁年龄组人群常见的135种疾病或健康状况中,精神分裂症位列总疾病负担的第八位,占总疾病负担的2.6%,如果以因残疾而丧失的生命年计算,精神分裂症位列第三,占总疾病负担的4.9%,在发达国家,因精神分裂症导致的直接花费占全部卫生资源花费的1.4%~2.8%,约占所有精神障碍花费的1/5。据估算,我国有近700万人罹患精神分裂症,由此每年会产生巨额的医疗费用支出,以及造成患者及其家属的劳动生产力的大量损失。目前该病仍然是导致精神残疾的最主要疾病。

三、病因与发病机制

精神分裂症的病因与发病机制目前还不十分清楚。然而,可以肯定的是生物、心理、社会因素对精神分裂症的发病都起着重要作用。

1. 遗传因素 近期的研究结果显示,通过精神分裂症的家系调查发现本病患者亲属中的患病率要比一般人群高数倍,一级亲属本病患病率为1.4%~16.2%,父母单方患病,子女发病风险为12%~15%;父母双方患病,子女发病风险为40%。双生子研究发现单卵双生比异卵双生的患病率高3~6倍。寄养子研究发现精神分裂症母亲所生子女从小寄养于正常家庭环境中,成年后仍有较高的患病率。大规模的基因研究发现罕见的、重复的拷贝数变异是精神分裂症的高危因素。以上研究均提示遗传因素在本病发病中起主要作用。

2. 环境危险因素 妊娠期经历精神创伤等应激事件可引起子代中枢神经系统发育障碍,孕妇在妊娠期吸烟、饮酒、接触毒物等可能影响胎儿神经系统发育,增加子女成年后患精神分裂症的可能性。

3. 大脑结构异常 随着医学影像的应用和发展,如计算机断层成像(CT)、磁共振成像(MRI),尤其是功能性磁共振(FMRI)和正电子发射断层成像(PET)等技术提供了在活体身上研究大脑功能异常的手段,肯定了精神分裂症患者脑结构的损害中,最为确切的是侧脑室扩大、皮层与皮层下的功能连接异常。

4. 神经生化异常

(1) 多巴胺(DA)假说:20世纪60年代提出了精神分裂症的多巴胺假说,即认为精神分裂患者中枢DA功能亢进。该假说有不少支持的证据,如长期使用可卡因或苯丙胺,会使一个没有任何精神障碍遗传背景的人产生幻觉和妄想。苯丙胺和可卡因的主要神经药理学作用是可以升高大脑神经突触间DA的水平,而阻断DA_2受体的药物,可用来治疗精神分裂症的阳性症状。经典抗精神病药均是通过阻断DA受体发挥治疗作用的。

(2) 5-羟色胺(5-HT)假说:1954年Wolly等提出了精神分裂症可能与5-HT代谢障碍有关的假说。近年来非典型(新型)抗精神病药(如奥氮平、利培酮等)在临床的广泛应用,使5-HT在精神分裂症病理生理机制中的作用再次受到重视。$5-HT_{2A}$受体可能与情感、行为控制及DA调节释放有关。

(3) 氨基酸类神经递质假说:谷氨酸是皮层神经元的一种主要的兴奋性递质。该假说认为,中枢谷氨酸功能不足可能是精神分裂症的病因之一。使用放射配基结合法及磁共振波谱技术发现,与正常人群相比,精神分裂症患者大脑某些区域谷氨酸受体亚型的结合力有显著变化,非典型抗精神病药的作用机制就是增强中枢谷氨酸的功能。

5. 神经发育异常　D. Weinberger和R. Murray提出了精神分裂症的神经发育假说,该假说认为由于遗传的因素以及在母孕期或围生期受到损伤,大脑在胚胎期发育过程就出现了某种神经病理改变,主要是新皮质形成期神经细胞从大脑深部向皮层迁移过程中出现了紊乱,导致心理整合功能异常,其即刻效应并不显著,但进入青春期或成年早期后,在外界环境因素的不良刺激下,会不可避免地出现精神分裂症的症状。

6. 社会和心理因素　精神分裂症与社会经济背景及生活事件密切相关已被证实。临床上发现,大多数精神分裂症患者的病前性格多表现为内向、孤僻、敏感多疑,很多患者病前6个月可追溯到相应的生活事件。目前的观点是,社会心理因素对精神分裂症的复发有重要的诱导作用。

四、临床表现

大多数精神分裂症患者初次发病的年龄在青春期至30岁,起病多隐匿,急性起病者较少。精神分裂症临床症状错综复杂,不同类型、不同阶段的临床表现可能有很大的差异,除意识障碍、智力障碍不常见外,可出现各种精神症状。

(一) 前驱症状

精神分裂症前驱症状多种多样,与起病类型有关,最常见的前驱症状可以概括为以下几个方面。

1. 个性改变　原本性格开朗、热情好客的人,变得沉默寡言,不与人交流;一向注重仪表的人,变得不修边幅,生活懒散;原本循规蹈矩的人,变得不守纪律;原本勤俭节约的人,变得挥霍浪费。

2. 类神经症症状　可表现为不明原因的抑郁、焦虑、不典型强迫、失眠、头痛、易疲劳、注意不集中、工作缺乏热情以及学习和工作能力下降等症状。

3. 言行古怪

(1) 有的患者可出现不可理解的言行。例如:有位女性患者,病前职业为护士,精神分裂症典型症状出现前6个月,她将科室内的体温表全部编上号,发体温表时必须床号与编号相对应。

(2) 有的患者可能突然做出一些出人意料、不可理解的决定。例如:患者有一份令人羡慕的工作,但是在没有任何原因,也没有和任何人商量的情况下,突然决定辞职,当亲属问其原因时,患者回答说是很累,想休息休息,可是当其再次找到工作后,没过多长时间又没有原因地辞职了。

(3) 有的患者可表现为对自身某个部位的不合理关注。例如:一名女性患者,在主要症状出现前3个月,感到自己胃部不适,跑遍了本市所有医院求治,检查的结果均是胃部正常,不需要治疗,但患者依然认为自己胃部有问题,终日表情痛苦。

4. 多疑、敌对及困惑感　有的患者可出现对周围环境的恐惧、害怕,虽然从理智上自己也觉得没有什么不妥,但就是感到对于周围环境的恐惧和对某些人的不放心。患者往往相信日常生活中具有专门针对自己的、特殊（通常为凶险的）意义的处境,因此患者在日常生活中表现多疑、对家人及朋友有敌对情绪,并与他们疏远。

由于患者的前驱症状不具有特异性,并且出现的频率较低,进展缓慢,可能持续数周、数月甚至数年,一般常易被误解为患者思想或性格发生了问题,而不易被人理解为病态的变化,故处于前驱期的患者常不为他人所重视,易错过最佳治疗时期,影响预后。所以普及精神分裂症前驱症状的识别知识,对于精神分裂症的早期诊断及治疗具有非常重要的意义。

（二）精神症状

1. 感知觉障碍 精神分裂症最突出的感知觉障碍是幻觉,以言语性幻听最为常见。幻听通常被体验为不同于他（她）自己想法的声音,不管这个声音是否熟悉。幻觉必须出现在清醒的知觉状态下,那些在临睡前或觉醒前出现的幻觉,有可能是正常体验。精神分裂症的幻听内容可能是争论性幻听,如两个或几个声音在争论,争论的内容往往与患者有关;也可能是评论性幻听,声音对患者评头论足,如一位退休老教师,听到有个声音说"你培养了许多人才,是国家的功臣,政府会为你提供良好的退休待遇的",患者听后面带笑容,沾沾自喜,如果声音说"你是个老废物,没什么用处了",患者听后常大发雷霆;也可能是命令性幻听,声音命令患者把衣服脱掉,尽管是寒冬腊月,患者也会把衣服脱掉;声音说"你去死吧,你去死吧",有些患者可能会去自杀。幻听有时以思维鸣响的方式表现出来。患者行为常受幻听支配,如与声音长时间对话,或因声音而发怒大骂、大笑、恐惧,或喃喃自语,或做侧耳倾听或沉湎于幻听中自语自笑。也可见到其他类型的幻觉,如某患者拒绝进食,因为她凭空看见盘子里装有碎玻璃（幻视）;某患者凭空感觉有人拿手术刀切割自己的身体,并有电流烧灼伤口的感觉（幻触）等。嗅幻觉和味幻觉常常同时存在,患者闻到或尝到腐尸的味道,幻嗅、幻味常与被害妄想交织在一起。

精神分裂症患者的幻觉体验可以是真性幻觉,幻觉形象非常具体生动、鲜明,来自客观空间,通过感官获得;也可以是假性幻觉,幻觉形象模糊,不鲜明,不生动,来自主观空间,往往不通过感官感知,如声音不是用耳朵听到的,而是"感到"脑海里有声音说话。精神分裂症的幻觉体验不管是具体形象的还是朦胧模糊的,都会给患者的思维、情绪和行动带来不同程度的影响,患者会在幻觉的支配下做出违背本性、不合常理的行为。

2. 思维障碍 精神分裂症的众多症状中,思维障碍是最主要、最本质的症状,临床表现往往多种多样,因此导致患者认知、情感、意志和行为等精神活动的不协调与脱离现实。

（1）思维形式障碍:又称联想障碍。主要表现为思维联想过程缺乏连贯性和逻辑性,这是精神分裂症最具有特征性的症状之一。与精神分裂症患者的交谈多有难以理解和无法深入的感觉,阅读患者书写的文字资料,也常不知所云。

①思维散漫:在交谈时,患者说话毫无意义地绕圈子,经常游移于主题之外,尤其是在回答医生的问题时,句句说不到点子上,但句句似乎又都沾点儿边,令听者抓不到要点。

②思维破裂:病情严重者,言语支离破碎,根本无法交谈。

③逻辑倒错性思维:患者推理过程十分荒谬离奇,既无前提,又缺乏逻辑依据,有的甚至因果倒置,不可理解。如一位女性患者说:"我脑子里乱哄哄的,都是因为我太聪明了。我的血液里全是聪明,又浓又稠。我必须生个孩子,把我的聪明分给他一半,我才能好。要不然我就得喝美年达汽水,把我的聪明冲淡一点,我想喝美年达汽水。"有时患者会对事物做一些不必要的、过度具体化的描述,或是不恰当地运用词句。

④病理性象征性思维:有的患者使用普通的词句、符号甚至动作来表达某些特殊的、只有患者本人才能理解的意义。

⑤词语新作:有时患者创造新词或符号,赋予特殊的意义,如一位女性患者写"♂♀"表示男女平等,"%"表示离婚。

⑥内向性思维:患者终日沉湎于毫无现实意义的幻想、宏伟计划或理论探讨,不与外界接触,沉浸在自我的世界中。

⑦思维中断或被夺:有的患者可在无外界因素影响下思维突然出现停顿、空白或同时感到思维被抽

走(思维被夺)。

⑧思维云集或强制性思维：有的患者可涌现大量思维并伴有明显的不自主感、强制感。

⑨思维插入：有时患者会感到某种不属于自己的，别人或外界强行塞入的思想。

⑩思维贫乏：慢性患者可表现为概念和词汇贫乏，自觉脑子里空空的，没什么可想的，也没什么可说的，主动言语少，或虽然语量不少，但内容空洞，对问话多以"不知道""没什么"等简单的词语回答，对问题只能在表面上产生反应，缺乏进一步的联想。

（2）思维内容障碍：主要是指妄想。妄想是固定不变的信念，即使存在与信念相冲突的证据。妄想的内容可能包括各种主题（例如被害的、关系的、躯体的、宗教的、夸大的）。精神分裂症的妄想往往荒谬离奇（明显是不真实的或不能被相同文化中的个体理解，也并非来源于日常生活经验）、易于泛化。在疾病的初期，患者对自己的某些明显不合理的想法可能持将信将疑的态度，但随着疾病的进展，患者逐渐与病态的信念融为一体。妄想的发生可以突然出现，与患者的既往经历、现实处境以及当时的心理活动无关（原发性妄想）；也可以逐渐形成，或是继发于幻觉、内感性不适和被动体验。

最多见的妄想：①被害妄想：例如坚信自己正在或将要被某个组织或其他群体伤害、羞辱等。②关系妄想：例如认为别人的姿势、评论或其他环境因素是直接针对他的。妄想有时表现为被动体验，这往往是精神分裂症的典型症状。患者丧失了支配感，感到自己的躯体运动、思维活动、情感活动、冲动都是受他人或外界控制。如受到电脑、无线电波、超声波、激光或特殊的先进仪器的控制而不能自主，自己几乎成了傀儡或木偶。有的患者感到自己刚一想什么事就被别人知道了，至于别人是通过什么方式知道的，患者不一定说得清楚（被洞悉感）。被动体验常常会与被害妄想联系起来。其他多见的妄想还有嫉妒或钟情妄想、非血统妄想、特殊意义妄想等。

3. 情感障碍　情感淡漠或情感不协调是精神分裂症的重要症状。最早受损的是较细腻的情感，如对同事、朋友的关怀、同情，对亲人的体贴。如一位住院的女性精神分裂症患者，每到探视日，只关心七旬老母亲给自己带来什么零食。一次老母亲在来院途中跌了一跤，待老母亲到后，患者接过零食便大吃起来，对母亲脸上、身上的伤痕不闻不问。随着疾病的发展，患者的情感体验日益贫乏，对一切无动于衷，甚至对那些使一般人产生莫大悲哀和痛苦的事件，患者都表现得冷漠无情，无动于衷，丧失了对周围环境的情感联系。情感不协调是精神分裂症情感障碍的主要特点之一，情感反应与其思维内容、其他精神活动或周围环境不协调。少数患者有情感倒错，如一位患者在接到父亲意外死亡的电话时却哈哈大笑。抑郁与焦虑情绪在精神分裂症患者中也并不少见。

4. 意志与行为障碍

（1）意志减退或缺乏：患者在工作、完成学业、料理家务方面有很大困难，对学业、生活缺乏应有的要求，做事缺乏积极主动性，或虽有计划但不实施。患者活动减少，缺乏主动性，可以连坐几个小时而没有任何自发活动，或表现为忽视自己的仪表，不知料理个人卫生。有的患者吃一些不能吃的东西，如吃粪便、昆虫、草木（意向倒错），或伤害自己的身体。有时可出现幼稚的作态行为，或突然的、无目的冲动行为，甚至感到行为不受自己意愿支配。

（2）紧张综合征：以患者全身肌张力增高而得名，包括紧张性木僵和紧张性兴奋两种状态，两者可交替出现，是精神分裂症紧张型的典型表现。木僵时以缄默、随意运动减少或缺失以及精神运动无反应为特征。严重时患者保持一个固定姿势，不语不动、不进饮食、不自动排便，对任何刺激均不起反应。木僵患者有时可以突然出现冲动行为，即紧张性兴奋。

5. 其他精神症状

（1）自知力障碍：精神分裂症患者往往自知力不完整或缺失。他们不认为自己有精神障碍，对精神症状坚信不移，认为幻觉、妄想等都是真实的，因而拒绝治疗。自知力缺乏是影响治疗依从性的重要因素。

（2）人格缺陷：约1/4的患者在发病前就具有特殊的性格基础，表现为孤僻、懒散、不善与人交往、好幻想、喜欢钻牛角尖等。病前适应不良与发病早、阴性症状、认知缺陷、社会功能不良、预后差等有关。但很多患者的病前性格与一般人并无明显差别，而在发病后出现人格改变。

（3）强迫症状：有相当一部分精神分裂症患者有强迫症状或在治疗过程中出现强迫症状，有些可能与氯氮平等抗精神病药的使用有关。伴有强迫症状的精神分裂症患者往往预后较差。精神分裂症患者往往对强迫症状自知力较差，缺少反强迫意识。

（4）生物学症状：部分精神分裂症患者可出现睡眠障碍、性功能障碍或其他身体功能障碍。睡眠障碍较常见，表现形式多样。

（三）认知功能受损症状

精神分裂症的认知功能受损涉及多个认知领域。

1. 注意障碍 如听觉注意及视觉注意障碍、注意分散、注意专注与转移障碍、选择性注意障碍及觉醒度降低等。

2. 记忆障碍 包括即时记忆、短时记忆及长时记忆损害等。

3. 工作记忆损害 如言语性工作记忆及视空间工作记忆损害。

4. 抽象思维障碍 如概念分类和概括障碍、联想（判断、推理）障碍、解决问题的决策能力障碍，特别是执行功能障碍。

5. 信息整合功能障碍 不能充分利用已有的知识去缩短信息加工过程，如视觉-听觉综合障碍、视觉-运动综合障碍等。

6. 其他 如运动协调性障碍等。

认知功能障碍是精神分裂症独立的核心症状和持久症状，独立于阳性症状及阴性症状，同时又与之存在密切关系。

五、临床分型

精神分裂症是特征各不相同的表现的异质性集合，这对精神分裂症病因学研究是一个很大的挑战，为了改善这一情况，精神病学专家们提出了精神分裂症亚型的分类方案。各亚型依据主要的临床症状而划分开来，但应该承认特殊亚型可能同时存在或者在疾病过程中相互转化，另外，各亚型的划分并非绝对的，缺乏精确的分类标准。众所周知，近年来经典的类型如单纯型、紧张型、青春型比较少见，但并不是没有这种类型了，可能的主要原因是精神症状得到不同程度的早期干预，使得部分患者的精神症状不能按照自身的规律发生和发展。下面对临床经典分型逐一介绍。

（一）偏执型

偏执型是精神分裂症最常见的类型，多在青壮年、中年或更晚些年龄起病。临床表现以妄想为主，常伴有幻觉，以幻听较多见。妄想内容以关系妄想、被害妄想、影响妄想和夸大妄想最多见，绝大多数患者有数种妄想同时存在。幻觉以言语性幻听最常见，内容多使人不愉快。命令性幻听常常使得患者可能出现伤害他人或者自己的行为，这种症状视为精神科的危急症状，需给予积极的控制和治疗。评论性幻听往往使患者不停地自语自笑、对空谩骂或用手紧捂双耳。幻觉和妄想的内容多较离奇、抽象、脱离现实，而情感、行为则常受幻觉、妄想的支配。部分患者发病数年后，部分工作能力尚能保存，往往不容易早期发现。病情发展较其他类型缓慢，如治疗彻底，预后较好。

（二）青春型

发病年龄早，常在青春期起病，起病多较急，以思维、情感、行为障碍或紊乱等症状为主要表现。言语增多、凌乱，内容荒诞离奇，思维松弛甚至破裂；情感喜怒无常，表情做作，好扮鬼脸；行为幼稚、怪异，常有兴奋冲动。患者本能活动（性欲、食欲）亢进，也可有意向倒错，如吃脏东西、大小便等。此型病程发展较快，对抗精神病药反应尚好，但易复发。预后欠佳。

（三）单纯型

较少见，常在青少年期起病。起病隐匿，缓慢发展，病程至少2年。本型常以不知不觉发展起来的离奇行为、社会退缩和工作能力下降等为临床特征。常以思维贫乏、情感淡漠或意志减退等阴性症状为主，无明显的阳性症状；早期似"神经衰弱"症状，如易疲劳、失眠、工作效率下降等，逐渐出现日益加重的

案例应用
4-1

案例应用
4-2

案例应用
4-3

Note

孤僻、被动、生活懒散、感情淡漠、社交活动贫乏、生活毫无目的。早期常不被重视,较严重时才被发现,患者的社会功能往往严重受损,趋向精神衰退,预后较差。

（四）紧张型

多起病于青年或中年,急性起病多见。临床表现为紧张性木僵与紧张性兴奋交替或单独出现。紧张性木僵的患者肌张力增高,缄默不语,不食不动,呈木僵状态,在木僵患者中,可出现蜡样屈曲,特征是患者的肢体可任人摆布,即使被摆成不舒服的姿势,也可以较长时间似蜡塑一样维持不变。如将患者的头部抬高,好像枕着枕头,患者也能保持这样的姿势一段时间,称之为"空气枕头"。紧张性兴奋的患者行为冲动,不可理解,言语内容单调刻板,如患者突然起床,砸东西,伤人毁物,无目的地在室内徘徊,可持续数日或数周,转入木僵状态。此型目前在临床上有减少的趋势,预后较好。

（五）未分型

此型患者符合精神分裂症诊断标准,但不符合上述任何一种亚型的标准,或表现出一种以上亚型的特点但没有一组明显占优势的诊断特征,有明显精神障碍性阳性症状,如妄想、幻觉、言行紊乱,但又不宜归入偏执型、青春型或紧张型,此时往往存在不止一个类型的精神症状,但又难以判断何种为主要临床相。

（六）精神分裂症后抑郁

患者在最近1年内曾被诊断为精神分裂症,目前病情好转时出现抑郁症状,并且抑郁症状持续时间长达2周以上,此时残留的精神症状以阴性症状为主。抑郁症状可能是疾病本身的组成部分,也可能是患者对疾病认识产生的心理反应,也有可能是药物副作用所致。因存在自杀的危险,应予以重视。

（七）精神分裂症残留期

精神分裂症残留期是指符合精神分裂症诊断标准,目前主要表现为阴性症状而无阳性症状的波动,病期1年以上的慢性精神分裂症。

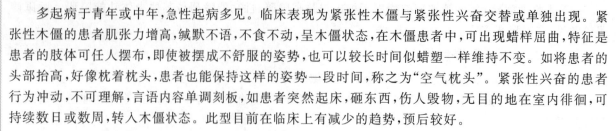

知识链接

精神分裂症阳性、阴性症状分型

20世纪80年代初,Crow根据前人与自己的研究,提出精神分裂症异质性观点,将精神分裂症按阳性、阴性症状群进行分型。阳性症状主要包括幻觉、妄想、明显的思维形式障碍、行为紊乱等。阴性症状主要包括情感平淡、言语贫乏、意志减退。Ⅰ型精神分裂症以阳性症状为主,Ⅱ型精神分裂症则以阴性症状为主。

六、诊断标准

关于精神疾病的诊断分类前文已有论述,此处主要介绍我国常用的两种精神分裂症诊断标准ICD-10与CCMD-3。

（一）ICD-10对精神分裂症的诊断标准

1. 症状标准　具备下述(1)～(4)中的任何一组(如不甚明确,常需要两个或多个症状),或(5)～(9)至少两组症状群中的十分明确的症状。

(1) 思维鸣响、思维插入、思维被撤走及思维广播。

(2) 明确涉及躯体或四肢运动,或特殊思维、行动,或感觉的被影响、被控制,或被动妄想、妄想性知觉。

(3) 对患者的行为进行跟踪性评论,或彼此对患者加以讨论的幻听,或来源于身体某部分的其他类型的幻听。

(4) 与文化不相称且根本不可能的其他类型的持续性妄想,如具有某种宗教或政治身份,或超人的力量和能力(如能控制天气,或与另一世界的外来者进行交流)。

（5）伴转瞬即逝或未充分形成的无明显情感内容的妄想，或伴有持久的超价观念，或连续数周或数月每日均出现的任何感官的幻觉。

（6）思潮断裂或无关的插入语，导致言语不连贯，或不中肯或语词新作。

（7）紧张性行为，如兴奋、摆姿势，或蜡样屈曲、违拗、缄默及木僵。

（8）阴性症状，如显著情感淡漠、言语贫乏、情感迟钝或不协调，常导致社会退缩及社会功能下降，但须澄清此症状并非由抑郁症或神经阻滞剂治疗所致。

（9）个人行为的某些方面发生显著而持久的总体性质的改变，表现为丧失兴趣、缺乏目的、懒散、自我专注及社会退缩。

2. 严重程度标准　无。

3. 病程标准　特征性症状在至少 1 个月以上的大部分时间内肯定存在。

4. 排除标准

（1）存在广泛情感症状时，就不应做出精神分裂症的诊断，除非分裂症的症状早于情感症状出现。

（2）分裂症的症状和情感症状两者一起出现，程度均衡，应诊断分裂情感性障碍。

（3）严重脑病、癫痫、药物中毒或药物戒断状态应排除。

（二）CCMD-3 对精神分裂症的诊断标准

2001 年 4 月正式使用的 CCMD-3 参照 ICD-10 病程标准，确定精神分裂症的病程标准为"符合症状标准和严重标准至少已持续 1 个月，单纯型另有规定"。

20　精神分裂症（分裂症）［F20］

本症是一组病因未明的精神病，多起病于青壮年，常缓慢起病，具有思维、情感、行为等多方面障碍，及精神活动不协调。通常意识清晰，智能尚好，有的患者在疾病过程中可出现认知功能损害，自然病程多迁延，呈现反复加重或恶化，但部分患者可保持痊愈或基本痊愈状态。

【症状标准】　至少有下列 2 项，并非继发于意识障碍、智能障碍、情感高涨或低落，单纯型精神分裂症另有规定。

（1）反复出现的言语性幻听。

（2）明显的思维松弛、思维破裂、言语不连贯，或思维贫乏或思维内容贫乏。

（3）思想被插入、被撤走、被播散、思维中断，或强制性思维。

（4）被动、被控制，或被洞悉体验。

（5）原发性妄想（包括妄想知觉，妄想心境）或其他荒谬的妄想。

（6）思维逻辑倒错，病理性象征性思维，或语词新作。

（7）情感倒错，或明显的情感淡漠。

（8）紧张综合征、怪异行为，或愚蠢行为。

（9）明显的意志减退或缺乏。

【严重标准】　自知力障碍，并有社会功能严重受损或无法进行有效交谈。

【病程标准】

（1）符合症状标准和严重标准至少已持续 1 个月，单纯型另有规定。

（2）若同时符合精神分裂症和情感性精神障碍的症状标准，当情感症状减轻到不能满足情感性精神障碍症状标准时，精神分裂症状需继续满足精神分裂症的症状标准至少 2 周，方可诊断为精神分裂症。

【排除标准】　排除器质性精神障碍，及精神活性物质和非成瘾物质所致精神障碍。尚未缓解的精神分裂症患者，若又罹患本项中前述两类疾病，应并列诊断。

20.1　偏执型精神分裂症

符合精神分裂症诊断标准，以妄想为主，常伴有幻觉，以听幻觉较多见。

20.2　青春型（瓦解型）精神分裂症

符合精神分裂症诊断标准，常在青年期起病，以思维、情感、行为障碍或紊乱为主。例如明显的思维松弛、思维破裂、情感倒错、行为怪异。

20.3 紧张型精神分裂症

符合精神分裂症诊断标准,以紧张综合征为主,其中以紧张性木僵较常见。

20.4 单纯型精神分裂症

【诊断标准】

(1)以思维贫乏、情感淡漠,或意志减退等阴性症状为主,从无明显的阳性症状。

(2)社会功能严重受损,趋向精神衰退。

(3)起病隐袭,缓慢发展,病程至少2年,常在青少年期起病。

20.5 未定型精神分裂症

【诊断标准】

(1)符合精神分裂症诊断标准,有明显阳性症状。

(2)不符合上述亚型的诊断标准,或为偏执型、青春型,或紧张型的混合形式。

【说明】 本型又名混合型或未分型。

20.9 其他型或待分类的精神分裂症

符合精神分裂症诊断标准,不符合上述各型的诊断标准,如20.91儿童精神分裂症、20.92晚发性精神分裂症等。

20.x1 精神分裂症后抑郁

【诊断标准】

(1)最近1年内确诊为精神分裂症,精神分裂症病情好转而未痊愈时出现抑郁症。

(2)此时以持续至少2周的抑郁为主要症状,虽然遗留有精神病性症状,但已非主要临床相。

(3)排除抑郁症、分裂情感性精神病。

20.x2 精神分裂症缓解期

曾确诊为精神分裂症,现临床症状消失,自知力和社会功能恢复至少已2个月。

20.x3 精神分裂症残留期

【诊断标准】

(1)过去符合精神分裂症诊断标准,且至少2年一直未完全缓解。

(2)病情好转,但至少残留下列1项:①个别阳性症状;②个别阴性症状,如思维贫乏、情感淡漠、意志减退,或社会性退缩;③人格改变。

(3)社会功能和自知力缺陷不严重。

(4)最近1年症状相对稳定,无明显好转或恶化。

20.x4 慢性

【诊断标准】

(1)符合精神分裂症诊断标准。

(2)病程至少持续2年。

20.x5 精神分裂症衰退期

【诊断标准】

(1)符合精神分裂症诊断标准。

(2)最近1年以精神衰退为主,社会功能严重受损,成为精神残疾。

七、治疗与预后

(一)治疗

精神分裂症是一种异质性疾病,在临床症状病程和预后上个体差异很大。有些患者经过系统治疗能获得临床康复,而另一些患者的病程为慢性持续状态,经常急性加重,需要终生治疗。在精神分裂症的全病程治疗中,既需要快速控制阳性症状,又需要兼顾长期疗效和预防策略,防止疾病慢性化。因此精神分裂症的治疗目标包括控制急性发作、缩短发作时间、降低发作程度,减少复发次数,减低总体危害,提高社会功能、独立性和生活质量。精神分裂症的治疗中,抗精神病药起着重要的作用,但是支持性心理治疗、认知心理治疗、心理社会康复措施也在预防复发和提高患者的社会适应能力中起到举足轻重的作用。

1. 药物治疗

(1)治疗原则:早发现、早诊断、早治疗、降低未治率;个体化、足量、足疗程,提高治疗依从性;尽量单一用药,提高用药安全性;以促进患者回归社会为治疗最终目标。

(2)精神分裂症的治疗分期:分为急性期、巩固期和维持期三个阶段。

①急性期治疗目标为快速控制精神病性症状和相关症状,减少不良反应发生,并为长期治疗做准备,一般持续 8~12 周。

②巩固期是在急性期治疗后,为进一步缓解症状、促进恢复而进行的治疗,继续使用急性期所有的有效药物治疗至少 6 个月,同时应减少应激、监测不良反应并做相应干预,以提高治疗依从性,提供支持以便减少复发的可能性。

③维持期治疗目标为维持症状持续缓解,促进患者社会功能和生活质量的持续改善,预防复发。整个过程中抗精神病药治疗贯穿始终,巩固期和维持期应加强社会心理干预。

(3)抗精神病药种类。

①经典抗精神病药:常用的有氯丙嗪、奋乃静、氟哌啶醇、舒必利等。此类药物在临床上治疗幻觉、妄想、思维障碍、行为紊乱、兴奋、激越、紧张综合征等阳性症状具有明显疗效。此类药物能够有效地控制急性症状,减少精神分裂症复发或恶化,60%~70%有效。但是此类药物也存在一定的局限性:a. 不能改善认知功能;b. 对阴性症状及伴发抑郁症状疗效不确切;c. 引发锥体外系反应和迟发性运动障碍的比例高,常导致患者服药依从性差。

> **知识链接**
>
> ### 难治性精神分裂症的治疗——氯氮平治疗
>
> 氯氮平治疗是目前公认的治疗难治性精神分裂症的最有效药物。常规治疗剂量为 200~400 mg/d,疗程一般在 3 个月以上。如果单一使用氯氮平不能获得满意疗效或者出现明显的无法耐受的副作用时,应合并用药或换药。氯氮平治疗需重视的问题是白细胞计数,治疗中应每周复查白细胞,4 周后可适当延长复查时间间隔。

②非典型抗精神病药:常用的有氯氮平、利培酮、奥氮平和喹硫平等。此类药物不但对阳性症状疗效较好,而且对阴性症状、认知症状和情感症状有效。此外,该类药物中绝大多数药物的不良反应相对较少,特别是所产生的锥体外系不良反应、过度的镇静作用等均明显轻于经典抗精神病药,因此增加了患者对药物的依从性,提高了患者的生活质量,这对于减少精神分裂症的复发,降低再入院率有重要帮助。

2. 物理治疗

(1)电休克治疗:可用于治疗精神分裂症患者中极度兴奋躁动、冲动伤人者,拒食、违拗和紧张性木僵者,精神药物治疗无效或对药物治疗不能耐受者。在药物治疗的基础上合并电休克治疗,可以快速缓解症状,缩短患者的住院时间,有利患者康复。电休克治疗能缓解 5%~10%难治性精神分裂症的症状,但要注意的是电休克治疗会引起短暂的记忆损害。

(2)重复经颅磁刺激(repetitive transcranial magnetic stimulation,rTMS):rTMS 产生的磁场能够引起神经组织中产生电流和神经元去极化,从而产生治疗效果。目前 rTMS 治疗精神分裂症的证据有限,系统综述发现低频 rTMS 作用于颞叶皮质对阳性症状有一定治疗作用,尤其左颞叶皮质低频 rTMS(1 Hz)对药物无效的幻听有疗效,左背外侧前额叶高频 rTMS(10 Hz)对阴性症状可能有效。相比电休克来说,rTMS 无须全身麻醉和诱发癫痫发作,但其疗效明显不及电休克,在临床实践中,可以作为辅助治疗的一种手段。

3. 心理社会干预　心理社会干预是治疗精神分裂症的另一种重要手段。药物结合心理社会干预可以降低复发率,促进功能恢复,提高生活质量,改善疾病结局。精神分裂症的心理社会干预方法主要包括家庭干预、社会技能训练、职业康复训练、认知行为治疗等。同时,家庭成员对患者的不正确态度、生活中的不良心理应激均可影响患者的病情、预后或导致复发。通过对患者家庭成员的心理教育或对患者进行社交技能训练等干预措施,可减少来自家庭社会中的不良刺激,降低复发率。当前,精神障碍的防治工作正逐渐从医院转向社区,以及促使慢性精神障碍患者及早重返社会,以利于精神障碍患者的心理社会能力康复。

（二）预后

经过早期诊断、系统的药物治疗、心理治疗、康复治疗及家庭治疗,大部分患者是可以痊愈的,大约1/5的患者发作一次,缓解后终生不再发作。

首次发作的精神分裂症患者中,75％可以达到临床治愈,但以后反复发作或不断恶化的发生率较高,而抗精神病药治疗是预防复发的关键因素。近年来关于复发和服药依从性的研究发现,精神分裂症患者出院1年内的复发比例高达33.5％,1年内再住院率18.9％,其中最主要的复发原因是中断治疗或自行减药。研究表明,首次发作的精神分裂症患者,5年内的复发率超过80％,中断药物治疗者的复发风险是持续药物治疗者的5倍,所以坚持服药是维持病情稳定的主要措施。总体来讲,由于现代医学的不断进步,大约60％的患者可以达到社会性缓解,即具备一定的社会功能。

大多数研究认为女性,文化程度高,已婚,发病年龄晚,急性或亚急性起病,病前性格开朗、人际关系好,病前社会功能良好,以阳性症状为主要临床相,家庭社会支持良好,治疗及时、系统,依从性高等常是提示结局良好的因素;反之,视为结局不良的指征。

第二节　精神分裂症患者的护理

一、护理评估

随着整体护理的深入开展以及"以患者为中心"服务理念的不断渗透,患者对护理工作提出了更高的要求。护理人员要对患者实行针对性的、个性化的护理,就要对患者进行全面的评估。精神分裂症的护理评估重点包括健康史、生理功能、心理功能、精神症状、社会功能等方面。护理人员可以从患者的语言、表情、行为中获得直接的资料,或者可以从患者的书信、日记、绘画作品中了解,也可以通过患者的家属、同事或朋友来获得信息。但是,不管通过哪一种途径获得信息,在评估患者时要注意以下几点:①注意评估者的感受及需求,如:通过与患者交谈发现患者存在幻听,那么护理人员不能仅仅停留在幻听症状表面,要评估幻听对患者有何影响,患者是如何看待幻听的,对幻听有什么样的感受,患者有了上述感受后会有什么反应等;②由于精神分裂症患者对自身所患疾病缺乏自知力,很难正确反映病史,所以要想全面地评估患者,全方位地收集患者资料,可以通过患者家属、朋友或同事收集资料,也可以借助一些心理、社会功能评估量表来获取相关资料。

（一）健康史

1. 现病史　此次发病有无明显诱因,发病的时间、就诊原因（主诉）、具体表现、对学习工作的影响程度、就医经过、现在身体状况（饮食、睡眠、生活能否自理、大小便、活动情况、心理状况）、已服药物等。

2. 既往史　评估患者既往健康状况如何,既往精神障碍情况（包括过去是否有过发病、发病的情形、治疗经过、是否坚持服药等）,既往躯体疾病等。

3. 个人史　评估患者生长发育过程如何,包括母亲妊娠期健康状况、成长及智力情况、学习成绩、就业情况、婚姻状况、有无烟酒及其他嗜好等,女性患者应评估月经史和生育史。

4. 家族史　家族成员中是否有精神障碍患者。

（二）生理功能方面

评估患者的生命体征是否正常；患者意识是否清楚；患者个人卫生、衣着是否合适；患者有无躯体外伤；患者的饮食、营养状况，有无营养失调；患者睡眠情况，有无入睡困难、早醒、多梦等情况，睡醒后患者的感受如何；患者的大小便情况，有无便秘、尿潴留等情况；有无药物不良反应；日常生活能否自理，是否有生活懒散、疲倦等情况。

（三）心理功能方面

1. 病前生活事件　近期个人、家庭及社会关系有无重大生活事件，如离异、失业、亲人突然去世、经济拮据等。

2. 应对方式　评估患者入院前应对悲伤和压力的方式方法。

3. 评估患者病前性格特征　是内向还是外向？兴趣爱好有哪些？

4. 住院方式　自愿住院、非自愿住院（协助、强迫）。

5. 治疗依从性　即对住院治疗的合作程度，主动还是被动合作。

（四）社会功能

1. 人际关系　评估患者和亲属、朋友、同事、同学或其他人员相处情况等。

2. 社会交往能力　评估患者病前的社会交往能力如何，病前对于社会活动是否积极、退缩、回避等；学习、工作、生活能力如何。

3. 支持系统　家庭成员对患者的关心程度、照顾方式；婚姻状况有无改变；家属对患者治疗的态度如何，是积极寻求治疗还是顺其自然，是过度关注还是无人问津；患病后同事、同学、亲属与患者的关系有无改变等。

4. 经济状况　评估患者经济收入、对医疗费用支出的态度等。

（五）精神症状

1. 感知觉障碍　评估患者感知觉，重点评估患者有无幻觉，尤其是命令性幻听。评估幻听出现的时间、频率、内容如何，患者对幻听内容的感受如何，将如何应对。

2. 思维　评估患者有无思维形式障碍，如思维破裂、思维散漫、思维贫乏、语词新作、逻辑倒错性思维等；有无思维内容障碍，如妄想等。如果患者存在妄想，需要评估妄想的种类、内容、性质、出现时间、涉及范围是否固定、有无泛化的趋势、对患者行为的影响。

3. 情感　可通过患者的客观表现（如面部表情、姿势、动作、音调、面色等自主神经反应）来判断，也可以通过患者诉说主观体验来判定患者的情感反应，评估患者有无情感淡漠、情感迟钝，情感反应与周围环境是否相符；是否存在抑郁、焦虑情绪，有无自杀的想法等。

4. 意志行为　评估患者意志行为是否减退、被动、退缩；有无异常行为；有无木僵、违拗等现象；有无攻击、自杀、伤人等行为；患者对未来打算如何。

5. 自知力　自知力完整程度，是否对自己的疾病有正确认识。

（六）风险评估

需要动态评估有无自杀、自伤、冲动、外走、藏药观念及行为；有无跌倒、压疮、噎食的风险及其他高危因素。

二、常见护理诊断/问题

1. 有暴力行为的危险（对自己或对他人）　与幻觉、妄想、精神运动性兴奋、意向倒错及自知力缺乏等因素有关。

2. 有自杀（自伤）的危险　与命令性幻所、自罪妄想、意向倒错及由于焦虑抑郁状态而产生的病耻感有关。

3. 有外走的危险　与幻觉、妄想及无自知力有关。

4. 不依从行为　与幻觉妄想状态、自知力缺乏、木僵、违拗、担心药物耐受性及不适应新环境有关。

5. 思维过程改变　与思维联想障碍、思维逻辑障碍、妄想等因素有关。

6. 营养失调:低于机体需要量　与幻觉、妄想、极度兴奋、躁动,消耗量明显增加,紧张性木僵而致摄入不足及违拗不合作有关。

7. 睡眠形态紊乱　与幻觉、妄想、兴奋、环境不适应、警惕性高及睡眠规律紊乱有关。

8. 生活自理能力下降　与丰富的精神症状、紧张性木僵状态、极度焦虑紧张状态、由于自伤或他伤导致行动不便及精神衰退有关。

9. 个人应对无效　与无法应对妄想内容、对现实问题无奈、难以耐受药物不良反应有关。

10. 便秘　与木僵、蜡样屈曲、意志行为衰退及服用抗精神病药所致的不良反应有关。

11. 社会交往障碍　与妄想、情感障碍、思维过程改变有关。

12. 知识缺乏　与自知力缺乏有关。

三、护理目标

(1) 患者在住院期间不发生冲动伤人、毁物行为,能合理控制情绪。

(2) 患者在病情不稳定时,24 h专人看护,不得离开工作人员视线范围,不发生自杀、自伤行为。

(3) 患者在急性期住院期间,不要单独外出,由工作人员陪同外出。

(4) 患者尽快熟悉环境,愿意配合治疗及护理,主动服药,并可以说出自身服药后的反应。

(5) 患者学会控制情绪的方法,能用恰当的方法发泄愤怒。

(6) 患者能够自行进食,保证躯体需要量,对不能自行进食者,在协助下进食,必要时给予补液治疗。

(7) 患者睡眠得到改善,能按时入睡,保证睡眠 6～8 h/d,并学会一些应对失眠的方法。

(8) 患者保持衣物整洁,无异味,在一定程度上可生活自理或在协助下完成。

(9) 患者能够区分现实与症状的差距,并能适应现实,耐受药物不良反应。

(10) 患者掌握预防便秘的方法,能定时如厕排便。

(11) 患者能表达内心感受,并愿意参与社交活动,能主动与医务人员交谈。

(12) 患者能够了解及叙述所患疾病,以及所用药物对治疗的重要作用。

四、护理措施

(一) 安全护理

由于精神分裂症患者认知、情感、行为、意志等精神活动具有明显障碍,患者的思维常常脱离现实,不能正确理解和处理客观事物,从而出现冲动、伤人、自杀、自伤、外走、毁物等异常行为。这些行为的发生,严重影响了患者及其周围人的正常生活,带来了严重的后果。因此,安全护理是精神科护理中最重要的组成部分,是保障患者安全的基础。

1. 严格执行病房的安全管理制度,保证患者安全

(1) 禁止将危险物品带入病房,危险物品包括玻璃制品、绳索物品(鞋带、腰带、购物袋等)、刀具(水果刀、削皮刀、指甲剪等)、打火机等。对于危险物品,应在患者入院、外出活动返回、探视结束后进行检查,并在此前向患者家属做好宣教工作。

(2) 在每日晨间护理时,检查床头桌、床下、床垫下、衣物内有无危险物品。病房门窗、锁、桌椅等物品损坏时,及时进行维修。

(3) 对于护理人员办公室、患者活动室等地方,人走锁门,防止医疗器械成为危险物品。

(4) 认真执行药品管理和服药检查制度,防止患者藏药,以免其一次服下大量药物,导致自伤,及保证药物治疗效果。

2. 严密观察,掌握病情

(1) 护理人员要掌握每位患者的病情、诊断、护理要点,对于高护理风险的患者做到全面、准确的评估。

（2）严格执行分级护理制度，加强重点患者、关键环节、薄弱环节、特殊时段的护理，如对于自杀、冲动、外走、藏药等高风险患者，密切观察患者的言语、动作和行为表现及非语言的情感反应，对重点患者要做到心中有数，24 h 不离视线。

（3）对极度兴奋冲动毁物的患者要隔离，必要时可采取保护性约束措施。对严重自杀行为的患者，遵医嘱给予特/一级护理，监测病情变化。对不合作患者要适当限制其活动范围，防止患者出现逃离医院的行为。

（二）生活护理

卫生、饮食、睡眠、排泄是精神分裂症患者最基本的生理需要，是影响患者健康的重要因素。在护理评估中，应确定重点护理问题，制订针对性护理措施，使患者生理需求得到满足，积极配合治疗。因此，做好精神分裂症患者的基础护理是非常必要的，同时也是治疗疾病的前提条件。

1. 卫生护理 精神分裂症患者由于疾病原因，注意集中在病态体验之中，常常生活不能自理，严重影响了患者的生活质量。

（1）生活能自理的患者，在护理人员督促或协助下料理个人卫生。①督促患者每日晨起洗漱、饭前便后洗手、晚间洗漱。每周为患者剪指甲，更换床单、衣服，定时剪发。②洗澡时要有专人看护，洗澡过程中要注意防止意外，将水温调节好，分批进行。在浴室内要注意地面的环境安全，有无积水，以防摔倒。

（2）生活不能自理的患者，应有专人做好相应护理。①口腔护理：牙齿清洁，口腔无异味，无污垢，避免影响食欲以及口腔疾病并发症的发生。②皮肤护理：对于不能行动的患者，应保证床单元清洁平整、干燥，定时为其翻身，避免压疮的发生。对于大小便失禁的患者，及时更换床单、衣物等，保持皮肤的清洁干燥。③做好女性患者经期卫生护理。

2. 饮食护理

（1）评估进食情况，分析原因。患者在症状的支配下，会出现拒食的行为，具体如下。

①幻嗅、被害妄想的患者，认为饭菜不能吃，是毒害他的，因而拒绝进食。

②虚无妄想的患者，认为自己的胃或肠子不存在了，因而不进食或是只吃些流食。

③罪恶妄想的患者，认为自己是罪人，不应该吃饭，因而拒绝进食。

④患者受命令性幻听内容的影响，认为有人说他"不能吃饭"，因而拒绝进食。

⑤精神分裂症衰退期或者服药后有不良反应的患者，由于吞咽功能下降，导致进食困难，入量不足。

⑥木僵患者，无法自行进食。

对于这些进食障碍的患者，如果护理上不加以注意及预防，必然会导致入量不足，机体抵抗力下降，从而引发各种躯体疾病。所以，必须要加强患者饮食管理，保证机体需要量。

（2）拒绝进食或严重摄入不足患者的护理：分析患者拒绝进食的原因，对症处理。如：对于被害妄想的患者，可采取集体进餐制，或者采取示范法，让患者看到其他患者取走食物的场景；对于自责自罪的患者，可以把饭菜拌在一起，让其感觉是剩饭，以达到诱导进食的作用；对于衰退期患者，专人看护，耐心等待，不可催促；对于不合作、木僵患者，诱导进食或喂食无效时应采取必要措施，如通知医生，给予静脉输液或鼻饲，以保证患者机体营养需要量。

（3）防噎食的护理。

①对于兴奋躁动可能出现抢食、暴饮暴食的患者，应尽量安排其单独进餐，专人看护，以防噎食，并适当限制患者进食量，以防营养过剩而导致患者肥胖。

②对于服用抗精神病药或年龄较大导致吞咽功能较差的患者，应专人看护，给予软食或流食，并适当限制患者进餐速度及量，以防噎食。

③精神障碍患者应集体用餐，开饭时护理人员应严密观察，酌情协助，力争对噎食早发现、早抢救。

④评估高危噎食，年龄大于 70 岁，发生过噎食情况的患者，在餐厅设噎食专座，用餐时专人看护。

3. 睡眠护理 精神分裂症患者多伴有睡眠障碍，如失眠、早醒、入睡困难、多梦、睡眠过多等。对于精神分裂症患者,睡眠质量的好坏常预示病情的好转与波动,严重的睡眠障碍会使患者焦虑、紧张、愁苦、郁闷,并可发生意外,良好的睡眠可促进病情早日康复。

(1)为患者创造良好的睡眠环境。保持环境安静,温度适宜,避免强光刺激,与兴奋躁动的患者分开。护理人员巡视病房时要做到"四轻",即说话轻、走路轻、关门轻、操作轻。

(2)观察患者睡眠情况及是否存在睡眠障碍。针对不同的原因,对症处理。如果是入睡困难,鼓励患者白天多参加工娱活动,减少睡眠时间或避免午睡,必要时白天增加些体力活动,如快步走、蹬脚踏车等。晚上睡觉前,可以用热水泡脚,促进血液循环。有条件者,睡前可喝一杯温牛奶,并避免服用咖啡、茶、兴奋类饮料。对于早醒的患者,晚间休息可以稍微晚一些,睡前可以看看书、听听音乐等,并注意睡前少喝水。对于睡眠过多或睡眠倒置的患者,应培养患者良好的作息规律,白天多参加活动,减少睡眠。

(3)夜间巡视病房要认真仔细,掌握睡眠障碍患者的表现。如果发现患者具有睡眠障碍的症状,要观察患者的病情有无波动,精神症状尤其是幻觉、妄想是否加重,是否有心理因素的影响等。对于严重的睡眠障碍患者,如果经诱导无效,可通知医生,给予药物治疗。另外,巡视病房时,要观察患者睡眠情况,防止患者蒙头睡觉和假睡。

4. 排泄护理　护理人员要每日观察患者的大小便情况,特别是生活自理能力差、无主诉的患者,更应注意观察。因抗精神病药的不良反应、木僵状态、违拗等原因,精神分裂症患者可出现尿潴留。患者发生尿潴留时,应在排除躯体疾病后给予诱导排尿。如让患者听流水声、用温水冲洗会阴、热敷及按摩下腹部等,同时要配合言语鼓励和暗示。必要时可遵医嘱用药,如肌注新斯的明。如上述方法均无效时,可导尿。住院精神分裂症患者因活动范围有限,活动量少,及抗精神病药不良反应等原因,便秘非常常见。鼓励患者平时多饮水、多活动、多进食蔬菜和水果,养成定时排便的习惯,预防便秘。如三天无大便的患者,应遵医嘱给予缓泻剂或甘油灌肠剂,防止出现肠梗阻。

(三)心理护理

1. 建立良好的护患关系　精神分裂症患者通常意识清楚,智力完整,患者常常不暴露思维内容,戒备心强,只有与患者建立了良好的护患关系,取得患者的信任,才能深入了解病情,更好地护理患者。因此建立良好的治疗性护患关系是顺利开展护理工作的基础。

(1)患者入院后,护理人员应主动、热情地接待患者,介绍病房环境、生活制度,使患者感到温暖,消除顾虑,取得信任。在与患者接触时要注意方式、方法,从关心患者的日常生活入手,主动询问患者起居,经常与其交谈,态度诚恳耐心,使患者感到被关心、被重视,尽可能地为患者提供帮助,可有利于增进护患关系,提高合作程度,也可避免一些意外的发生。

(2)尊重患者的人格,体谅患者的病态行为,对患者的精神症状予以理解接纳,不能嘲笑、歧视患者,对患者的观点及想法不批判,理解患者的真实感受。护理过程中对待患者真诚,日常生活中尽量满足患者的合理要求并给患者更多的选择,使其有一种被尊重感。

(3)娴熟的技术是取得患者信任、建立和维持良好护患关系的重要环节,而且技术性关系是护患关系的基础,是维系护患关系的纽带,应注重护理人员自身专业技术培养。工作中做到护理工作程序化、技术操作标准化,以减少工作中的随机性和盲目性,严防差错事故的发生。

2. 正确应用沟通技巧　在患者治疗期间,应恰当地应用沟通技巧。护理人员应耐心倾听患者的诉说,鼓励其用语言表达内心感受而非冲动行为,并做出行为约定。在倾听时不要随意打断患者的谈话,对患者的谈话内容要有反应,适当的时候运用共情,才能更好地理解、帮助患者。当和患者谈话结束时,用简短的话语反馈患者所要表达的意思,并给予简单的分析指导,不要说教、指责和否定。

3. 恢复期患者的心理护理　当患者处于恢复期时,患者的自知力恢复,可能会产生自卑、自罪的情绪,此时应耐心安慰患者,教导患者出院后要遵照医嘱,按时服药,防止复发。帮助患者思考与预后有关的社会心理问题,如工作、学习、婚姻、经济等方面。同时,护理人员应向患者讲解疾病的相关知识,告诉患者在疾病发作时的一些表现只是疾病的症状,而不是他本人的行为,多给予患者一些支持性的心理护理。

（四）症状的护理

1. 自伤、自杀的护理 精神分裂症患者自杀行为发生率极高,20%～42%的患者存在自杀企图,10%～15%的患者自杀身亡,因此,精神分裂症患者的自杀行为要引起护理人员的足够重视。

（1）症状的评估:评估内容包括患者的一般人口学资料、是否有自杀自伤行为史、有无应激源、疾病症状表现、是否具有自杀征兆、发生自杀的风险等级等。有的患者在命令性幻听的支配下采取自杀行为;有自罪妄想的患者,认为自己罪大恶极,只有一死方可谢罪;有被害妄想的患者也可能采取自杀行为,以避免受到残酷的"迫害";有的患者为了摆脱精神症状给其带来的痛苦而采取自杀行为;也有的患者对将来感到无望,预料将来的自己必将一败涂地,毫无希望,感到生命已到尽头,活着毫无意义,从而采取自杀行为。

（2）症状护理。

①密切观察病情:对存在幻觉、妄想的患者,要对其症状类型、内容、频度等做到心中有数,观察患者的言语、情绪及行为表现,对有自杀病史、消极言行,情绪低落、自罪自责,以及有藏药史的患者,应重点监护。

②自杀先兆患者的护理:护理人员应保证 24 h 不离视线,并注意观察患者的情绪变化,如焦虑不安、失眠、沉默少语或心情豁然开朗,对于患者在某一地点徘徊、忧郁、拒食、卧床不起等应给予足够的重视。避免患者单独活动,可陪伴患者参加各种娱乐活动。

③严格执行护理巡视制度。尤其在夜间、凌晨、午睡、饭前和交接班及节假日等病房医务人员少的情况下,护理人员应特别加强防范。

④要加强对病房设施的安全检查,有问题及时维修,严格做好药品及危险物品的保管工作,杜绝不安全因素。

⑤发药时应仔细检查患者口腔,严防藏药或蓄积后一次吞服而发生意外。

⑥重视患者的睡眠情况:对于入睡困难和早醒者护理人员应了解原因,设法诱导患者入睡,无效的要报告医生及时处理。

（3）心理护理。

①与患者建立治疗性信任关系,多与患者交流沟通,解除患者疑虑,帮助患者掌握解决问题的方法,提高患者自信心和自尊感。

②住院期间尽量安排患者与家属及朋友多接触,减少患者与他人隔离的感觉。及时减轻患者的心理压力,随时进行心理护理,让其充分表达内心世界或进行自我批评,提供其发泄、内疚等的机会,同时,护理人员要给予真诚的关怀和同情。

③根据患者的病情和具体情况,可与患者讨论自杀的问题(如计划、时间、地点、方式、如何获得自杀的工具等),并讨论如何面对挫折和表达愤怒的方式,这种坦率的交谈可大大降低患者自杀的危险性。

2. 幻觉状态的护理 幻觉常出现于精神分裂症急性期,不仅影响患者的思维和情感,而且有时可以支配患者的意志和行为,干扰日常生活,甚至发生自伤、自杀、逃跑、伤人、毁物等危险行为,因此护理上要高度重视。

（1）症状评估:评估患者幻觉的类型、内容及性质,注重评估患者对其幻觉的应对方式。观察患者言语和非言语行为,如患者全神贯注,端坐侧耳倾听,面部表情或欣快或愤怒,或自语,或大声谩骂等,均可提示幻觉的出现。特别对于幻听,要判断其性质,重点了解是否属命令性幻听或是否具有伤人、自伤等情况,若有,要采取安全防范措施,必要时专人看护。

（2）症状护理。

①掌握病情:护理人员要加强护患交流,建立治疗性信任关系,了解其言语、情绪和行为表现,以掌握幻觉出现的次数、内容、时间和规律。护理患者过程中不要与其争辩说话的对象是否存在,应尝试去体验患者的感受,如患者有可怕的印象时,表现恐惧不安,反应强烈,体会患者感受的真实性,给予陪伴,保证安全。

②设法诱导,缓解症状。有的患者会因幻觉而焦虑不安,此时护理人员应主动询问,提供帮助。根

据不同的幻觉内容,改变环境,设法诱导,缓解症状。如有的患者听到病房门外有人叫他的名字,常在病房门口徘徊,可带其出去证实有无声音存在;对因幻嗅、幻味而不愿进食的患者,应对患者解释,采取集体进餐或示范的方法,消除其顾虑。在患者幻觉中断期,护理人员可以向患者讲解关于幻觉的基本知识,并指导患者学会应对幻觉的方法,如寻求护理人员帮助、看电视或听收音机、打枕头宣泄情绪、大声阅读、散步、做手工、睡觉等。

③病情稳定时的护理:试着与患者讨论幻觉给其生活带来的困扰,鼓励患者表达内心感受,帮助患者辨别病态的体验,区分现实与虚幻,增进现实感,并促使患者逐渐学会自我控制,对抗幻觉的发生。

④药物治疗的护理:遵医嘱给予抗精神病药,给药时必须保证患者服下后才能离开,并注意观察药物治疗作用及不良反应。

3. 妄想状态的护理 妄想是精神分裂症患者最常见的症状之一。患者可在妄想内容的支配下发生自杀、伤人、毁物、外走等行为。患者对妄想的内容坚信不移,不能通过其亲身体验加以纠正,且妄想的范围有泛化的趋势。主要护理干预如下。

(1)症状评估:正确评估患者妄想的类型、内容及性质,注重评估患者对其妄想内容的应对方式。避免与患者争辩妄想的正确性,护理人员宜采取中立态度,细心观察患者言行及情绪的变化并加以适当的安慰、支持和疏导。

(2)症状护理:妄想状态的活跃期,如患者不主动诉及妄想内容,护理人员应不主动提及,可从患者言谈举止中观察妄想内容。若患者谈及妄想时,护理人员应仔细倾听,接受其真实感受,不加以批评或与患者争辩,适时提出自己没有同样感受等事实即可,也可保持沉默,仔细倾听,让患者有被重视的感觉。针对有不同妄想的患者采取不同的措施,具有被害妄想的患者,如认为饭里有毒而拒食时,安排其与其他患者共同进餐,或使用有包装或罐装原封的食物,让患者自行开罐并安心进食以解除患者顾虑;对有关系妄想的患者,切忌在患者面前低声与他人耳语,以免引起患者的怀疑,影响护患和病友间的关系。

(3)安全护理:当护理人员被涉及为妄想对象时,切忌做过多解释,应尽量减少(相互)接触,并注意(自身)安全。当其他患者被涉及为妄想怀疑对象时,应及时将双方分开,并避免再次接触,防止意外发生,保护其他患者安全。

(4)鼓励患者参加各种活动:可根据患者的爱好和特长,鼓励其参加各种治疗性工娱(康复)活动,以分散其注意。

(5)心理护理:建立信赖的护患关系,关心体贴患者,取得患者信任,消除敌对情绪。了解患者内心体验,尽量满足患者的合理要求,使患者安心住院。在病情缓解和恢复阶段,要加强对患者的心理护理,鼓励患者面对现实生活,做好疾病知识宣教,并争取家属合作,预防复发。

4. 兴奋状态的护理 兴奋状态是精神分裂症临床上很重要的一类症状,是指整个精神活动的增强,涉及精神活动的每一个方面。由于疾病性质不同,可以有很多不同的表现,有言语和活动的增多,以动作行为的异常更为突出,而言语的增多不显著。此类患者可伤人、毁物、影响病房秩序,甚至因极度躁动、身体过度消耗而导致躯体功能衰竭,应进行重点护理。

(1)全面评估,合理安置。掌握处于兴奋状态患者的行为特点、规律和发生攻击行为的可能性,评估患者冲动行为发生的原因、诱发因素、持续时间等。掌握患者出现攻击的前驱症状,如言语挑衅、拳头紧握、来回踱步、激动不安等,提前做好防范。

(2)掌握与患者的接触技巧。与患者保持有效的安全距离,尊重理解患者的心态,满足其合理要求,尽量给予适度的自主权,避免激惹患者。针对患者的不同需求,耐心劝导,要多听少说。

(3)密切观察病情变化。注意突发的冲动和攻击性行为,用温和的言语进行劝阻,保证患者和他人的安全。对有伤人毁物行为的患者,安置于单人隔离室,房间内物品简单,避免一切激惹因素,必要时给予约束。

(4)做好生活护理。保证足够的水分和营养,注意保持大小便通畅,做好个人卫生及保持床褥干燥、清洁,保障睡眠等各项基础护理工作。

（5）鼓励参加工娱活动。对忙碌不休、难以安静的患者，可引导其在室内进行简易的康复活动，分散患者注意。

5. 木僵状态的护理 木僵是指动作行为和言语的抑制或减少。患者经常保持一种固定姿势，不语、不动、不食、面部表情固定，大小便潴留，对刺激缺乏反应，如不予治疗，可维持很长时间，典型病例可见"空气枕头"和"蜡样屈曲"。轻度木僵称作亚木僵状态，表现为问之不答、唤之不动、表情呆滞，但在无人时能自动进食，能自动解大小便。木僵状态的患者基本丧失了自理能力和自我保护能力，因此，做好临床护理工作是保证患者躯体健康、促进疾病痊愈的关键。

（1）提供安全的环境：患者单人居住，环境应安静、光线柔和、温度适宜，房间物品简洁，无危险物品，要防止其他患者的干扰和伤害；同时，要防止患者突然转为兴奋而出现冲动伤人行为。

（2）对症护理：动态观察病情变化，做好保护性医疗措施。由于患者意识清楚，护理人员在执行治疗与护理措施时应耐心细致，操作动作轻柔，态度和蔼，切忌在患者面前谈论病情或取笑患者。

（3）保证营养摄入：木僵患者进食困难，需耐心喂食，必要时给予鼻饲流质饮食，及时补充体液和营养，维持水、电解质的平衡。视木僵患者具体情况，可在患者床旁试留饭菜、饮用水等。

（4）基础护理：护理人员应帮助患者保持良好的个人卫生状况，注意大小便情况，必要时予以导尿和灌肠。保持皮肤清洁，定时翻身，避免躯体局部长期受压。

（5）恰当的沟通：木僵状态患者多意识清楚，对外界事物能正确感知，且木僵缓解后可回忆，因此护理人员在护理患者时，应与患者进行恰当的沟通，传达关怀，为今后的心理护理打下基础。另外，在护理过程中，还应注意保护患者隐私，不可在患者面前谈论病情及无关的事情。

（五）药物治疗的护理

药物治疗是治疗精神分裂症的主要方法，但药物在治疗精神症状的同时，又会出现各种不良反应，从而导致患者服药依从性差。患者服药依从性差是疾病复发的重要原因。因此，对于服用抗精神病药的患者应加强护理，从而提高患者的服药依从性，减少疾病复发。

1. 用药评估 在急性期，精神分裂症患者大部分无自知力，不承认自己有病，常会出现藏药、拒服药的行为，护理人员在发药过程中，应一人发药，一人检查口腔，确保药物服下。对于拒不服药，且劝说无效者，应与医生协商，改用其他给药方式，如肌注长效针剂等。

2. 注意观察患者服药后的反应及效果 抗精神病药在治疗精神症状的同时，也会存在各种不良反应。药物的不良反应严重影响了患者的服药依从性、生活质量及身体健康。精神分裂症患者往往缺乏主诉，所以密切观察患者用药后的效果，及时发现药物的不良反应，并予以恰当的处理是非常必要的。

3. 提高患者服药依从性

（1）分析原因：精神分裂症患者服药依从性差，其原因主要有以下几点：①患者无自知力，认为自己没有病，不需要吃药，因而拒服药；②患者难以耐受药物不良反应；③患者受症状的支配而拒服药，如有的患者认为药物是别人用来毒害他的，或者听到声音告诉他不要吃药等；④患者未充分认识到坚持服药的重要性，有的患者认为自己的病已经好了，不需要再服药了，因而擅自停药；⑤患者因为经济状况不佳或结婚生子等原因而停药。

（2）健康宣教：针对以上原因，护理人员应帮助患者认识疾病发生的原因及服药对康复的作用，向患者及家属讲解有关药物治疗知识，使其了解疾病的预后与药物治疗的关系，引导患者把病情好转与服用抗精神病药联系起来，使其认识到药物治疗带来的好处，从而真正认识到抗精神病药的重要性，从而提高患者服药依从性。

（六）预防及健康指导

精神分裂症的复发率很高，且复发次数越多，疾病所造成的精神缺损越严重，给患者、家庭、社会造成的负担也就越大，因此在精神分裂症患者的护理中，预防疾病复发是非常重要的。具体措施如下：

（1）足疗程治疗，特别是首次治疗要做到全程在医生的指导下进行。

（2）坚持服药是目前认为减少复发最有效的办法，不要随意增减药物，要定时定量服药。

（3）家属及患者学会识别早期症状,如出现失眠、早醒、多梦等睡眠障碍,头痛、疲乏、心悸等,烦躁易怒、焦虑忧郁等情绪障碍时,及时到医院就诊,防止病情复发。

（4）保持良好的家庭气氛,适当参加一些活动与家务劳动,要培养乐观主义精神,树立战胜疾病的信心。

（5）养成规律的生活和卫生习惯,戒除不良嗜好,多参加社交活动,提高社会适应能力。

五、护理评价

（1）患者有无意外事件和并发症的发生。

（2）患者是否学会控制情绪的方法。

（3）患者是否对自身疾病和住院有正确的认识,做到安心住院。

（4）患者是否学会简单的疾病知识,配合治疗护理工作。

（5）患者是否认识病态症状,及由幻觉、妄想导致的异常思维,是否学会控制危险行为。

（6）患者最基本的生理需求是否得到满足。

（7）患者是否学会促进睡眠的方法,是否做到可有效保证睡眠的正常需求。

（8）患者的基本生活情况(饮食、睡眠、卫生)是否得到恢复。

（9）患者精神症状是否得到最大缓解,自知力是否恢复及恢复情况。

（10）患者生活是否规律,是否学会解除便秘的1～2种方法。

（11）患者的生活技能和社会交往技巧的恢复情况。

（12）患者是否了解所患疾病及所用药物的相关知识。

小　结

　　精神分裂症是一种病因未明的重性精神障碍,具有认知、思维、情感、意志与行为等多方面的精神活动的显著异常,近年来其发病率有上升趋势,每年给社会、家庭造成经济、精神、劳动生产力的大量损失。认识疾病早期症状,重视心理变化与心理需求,重视心理社会因素在精神分裂症发展过程中的作用,做到早发现、早诊断、早治疗,可减少精神分裂症的患病率。本章节对精神分裂症的概念、病因与发病机制、流行病学、临床表现、临床分型、主要护理措施进行全面的阐述,有助于学生学会归纳症状,善于分析各症状之间的区别,识别护理过程中的风险,掌握对患者的评估内容及方法,从安全护理、生活护理、心理护理、特殊症状的护理、用药护理、健康宣教等方面制订具有针对性、个性化的护理措施,帮助患者早日康复、回归家庭、回归社会。

参考文献

[1]　陆林.沈渔邨精神病学[M].6版.北京:人民卫生出版社,2018.
[2]　许冬梅,马莉.精神卫生专科护理[M].北京:人民卫生出版社,2018.
[3]　刘哲宁,杨芳宇.精神科护理学[M].4版.北京:人民卫生出版社,2017.

（和美清）

直通护考
在线答题

第五章　心境障碍患者的护理

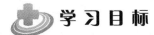

学习目标

1. 知识目标

(1) 描述心境障碍的基本概念和分类。

(2) 识别抑郁发作和躁狂发作的临床特点。

(3) 解释心境障碍的主要病因与发病机制。

2. 能力目标

能运用护理程序,对心境障碍患者进行有效护理和健康教育。

3. 素质目标

(1) 具有良好的职业道德与慎独精神。

(2) 具有服务、诚信、奉献、安全意识。

(3) 具有稳定的性格与敏锐的观察力。

扫码看PPT

第一节　概　　述

案例引导5-1

张女士,29岁,初中文化,半年前因单位调整工作岗位,导致心情不悦。近2个月来说话逐渐减少,活动也比以前少了很多,不愿出门,在家唉声叹气,独自流泪,家人问话时偶尔低声回答,说脑子没用了,什么事情也不想做,认为自己的病治不好了。以前喜欢打羽毛球,现在也不感兴趣了。称胃口差,每天只吃一顿饭,体重下降6 kg。睡眠减少,凌晨2~3点即醒来。由家属搀扶入院,低头不语,愁眉不展,多问少答,声音低沉缓慢,或以点头、摇头示意。谈到病情时,眼中含泪说:"我活着没意思,什么也不想做,我应该去死。"

请思考:

1. 该患者入院时,护士应从哪些方面对患者进行评估?

2. 患者主要存在哪些精神症状? 护理问题是什么?

3. 护士可采取哪些护理措施帮助患者?

一、概念

心境障碍(mood disorders)又称情感性精神障碍(affective disorder),是指由各种原因引起的,以显著而持久的心境或情感改变为主要临床特征的一组疾病。其临床特征是以情感高涨或低落为主要的、基本的或原发的症状,常伴有相应的认知、行为、心理、生理以及人际关系方面的改变或紊乱。多数患者有反复发作的倾向,每次发作多可缓解,部分患者可有残留症状或转为慢性。

心境障碍的历史及发展

　　德国精神病学家Kahlbaum首先提出躁狂和抑郁不是两个独立疾病,而是同一疾病的两个阶段,并命名为环性精神障碍。1896年,克雷丕林通过纵向研究,将躁狂和抑郁合二为一,命名为躁狂抑郁性精神病。至20世纪中叶,德国医生提出单、双相情感障碍的概念,既有躁狂又有抑郁发作者称为双相情感障碍。反复出现躁狂或只有抑郁发作而无相反相位者,称为单相情感障碍。1970年,Dunner将双相情感障碍分为2型:双相Ⅰ型,患者因躁狂入院;双相Ⅱ型,患者仅因抑郁入院,过去有无须治疗的轻躁狂病史或轻躁狂发作。在ICD-10、DSM-Ⅳ及CCMD-3诊断体系中,双相情感障碍与抑郁障碍归属于心境障碍大类。

二、流行病学特点

　　由于诊断概念及分类的分歧,流行病学调查所采用诊断标准和方法的不同,以及对心境障碍的认识有差异,不同时期和不同地区,有关心境障碍的流行病学调查数据差异较大。但总体而言,心境障碍的患病率呈现逐渐上升的趋势。

　　根据我国1993年7个地区的流行病学调查,心境障碍的终生患病率为0.83‰,时点患病率为0.52‰,按精神障碍终生患病率高低排序,位居第三。从西方国家对心境障碍的流行病学调查结果看,心境障碍的终生患病率一般在2%~25%之间,远远高于我国报道的数字,主要原因可能与调查方法与诊断标准的差异有关。心境障碍的女性患病率高于男性,男女比例大约是3:2。在单相抑郁症发生中,女性由于受生理、心理、社会等诸多因素的作用,患病率明显高于男性,男女比例约为1:2,而男性抑郁症的自杀死亡率却高于女性。

　　心境障碍可急性或亚急性起病,双相情感障碍发病年龄比抑郁障碍早,女性又比男性早。双相情感障碍平均发病年龄为30岁,抑郁障碍平均发病年龄为40岁,但起病年龄近年来均有年轻化的趋势。本病具有周期性发作的特点,缓解期明显,可单相或双相交替发作,自然病程长短不一,发作期平均为7个月。

　　全球疾病总负担的统计显示,1990年抑郁障碍和双相情感障碍分别排在第5位和第18位,抑郁障碍与自杀加在一起占5.9%,列第2位;并预测,到2020年抑郁障碍将成为继冠心病后的第二大疾病负担源。心境障碍带来沉重的社会负担,诊断与治疗的不及时还可能带来自杀等严重后果。因此,护理人员有必要对心境障碍有相当的认识,并能为患者提供个体化的护理措施和心理干预。

三、病因与发病机制

　　心境障碍的病因和发病机制目前还不十分清楚,大量研究提示遗传因素、生物学因素、心理社会因素等都对其发生有明显影响,并且相互作用,导致疾病的发生和发展。

　　1. 危险因素

　　(1)年龄:大多数患者初发年龄在20~30岁之间,25岁前发病更多见。

　　(2)性别:双相Ⅰ型男女患病率比例为1:1,而双相Ⅱ型则以女性常见。

　　(3)季节:初冬(10—11月)抑郁发作多见,夏季(5~7月)躁狂发作多见。有资料显示,女性患者具有夏季发病呈高峰的特点。

　　(4)社会经济状况:抑郁障碍多见于社会经济地位较低人群,但在国外又有少数调查发现,双相情感障碍较多发生在高社会阶层人群中。

　　(5)婚姻与家庭:与普通人群相比,双相情感障碍在离婚或独居者中更常见,双相情感障碍患者离婚率比普通人群高3倍以上。

（6）代谢综合征：双相情感障碍患者的代谢综合征病率是普通人群的 1.6～2.0 倍,流行病学调查提示代谢异常导致双相情感障碍标准化死亡率提高 1.9～2.1 倍,代谢综合征也会增加疾病的严重程度和自杀风险。

（7）物质滥用：2007 年美国共病再调查报道,双相情感障碍与物质滥用共病率约为 42.3%,双相Ⅰ型、Ⅱ型及阈下双相与物质滥用的共病率依次是 60.3%、40.4% 和 35.5%。

2. 遗传因素

（1）家系研究：心境障碍患者的生物学亲属的患病风险明显增加,同病率为一般人群的 10～30 倍,血缘关系越近,患病率越高。在双相情感障碍中,这种趋势尤为明显。

（2）双生子与寄养子研究：研究发现心境障碍的单卵双生子的同病率明显高于异卵双生子,其中双相情感障碍的单卵双生子同病一致率为 60%～70%,而双卵双生子为 20%。单相抑郁症患者的单卵双生子同病一致率（46%）也明显高于双卵双生子（20%）。寄养子研究也显示,患有心境障碍的亲生父母所生寄养子的患病率高于正常亲生父母所生寄养子的患病率。这些研究充分说明遗传因素在心境障碍发病中占有重要地位,其影响远甚于环境因素。

（3）分子遗传学研究：心境障碍的疾病基因或易感基因尚需深入研究。分子遗传学研究涉及多条染色体和基因,虽然有不少阳性发现,但目前尚缺乏肯定的研究证据。候选基因研究也未能证实酪氨酸羟化酶基因、多巴胺受体基因、多巴胺转运体基因、多巴胺 B 羟化酶基因、5-羟色胺受体基因等与本病有明确相关性。

3. 神经生化因素 一些研究初步证实中枢神经递质代谢异常及相应的受体功能改变,可能与心境障碍的发生有关。目前以 5-羟色胺假说较为肯定。

（1）5-羟色胺（5-HT）假说：该假说认为 5-HT 功能活动降低可能与抑郁发作有关,5-HT 功能活动增高可能与躁狂发作有关。该假说有不少支持的证据。阻滞 5-HT 回收的药物（如选择性 5-HT 再摄取抑制剂）、抑制 5-HT 降解的药物（如单胺氧化酶抑制剂）、5-HT 的前体色氨酸和 5-HT 均具有抗抑郁作用。

（2）去甲肾上腺素（NE）假说：该假说认为 NE 功能活动降低可能与抑郁发作有关,NE 功能活动增高可能与躁狂发作有关。阻滞 NE 回收的药物具有抗抑郁作用,而利血平可以耗竭突触间隙的 NE 而导致抑郁。

（3）多巴胺（DA）假说：研究发现某些抑郁症患者脑内的多巴胺功能降低,躁狂发作时多巴胺功能增高。

4. 神经内分泌 许多研究发现,情感障碍患者有下丘脑-垂体-肾上腺轴（HPA）、下丘脑-垂体-甲状腺轴（HPT）、下丘脑-垂体-生长素轴（HPGH）的功能异常,尤其是 HPA 功能异常。研究发现,部分抑郁发作患者血浆皮质醇分泌过多,分泌昼夜节律改变,无晚间自发性皮质醇分泌抑制,地塞米松不能抑制皮质醇分泌。重度抑郁发作患者脑脊液中促皮质激素释放激素（CRH）含量增加,提示抑郁发作患者 HPA 功能异常的基础是 CRH 分泌过多。

5. 脑电生理变化 脑电图研究发现,抑郁发作时多倾向于低 α 频率,躁狂发作时多为高 α 频率或出现高幅慢波。睡眠脑电图研究发现,抑郁发作患者总睡眠时间减少,觉醒次数增多,快眼动睡眠（REM）潜伏期缩短（与抑郁严重程度正相关）。

6. 神经影像学 CT 研究发现,情感障碍患者脑室较正常对照组大。MRI 发现抑郁发作患者海马、额叶皮质、杏仁核、腹侧纹状体等脑区萎缩。功能影像学研究发现抑郁发作患者左额叶及左前扣带回局部脑血流量减少。

7. 心理社会因素 应激性生活事件与心境障碍,尤其与抑郁发作的关系较为密切,抑郁发作前 92% 有促发的生活事件,而精神分裂症仅为 53%。有调查表明,以往 6 个月内有重大生活事件发生者,其抑郁发病的危险性增加 6 倍,自杀的危险率增加 7 倍。常见负性生活事件,如丧偶、离婚、婚姻不和谐、失业、严重躯体疾病、家庭成员患重病或突然病故,均可导致抑郁发作。另外,经济状况差、社会阶层低下者易患本病。

四、临床表现

按照临床常用诊断标准 ICD-10 分类,心境障碍包括躁狂发作、抑郁发作、双相情感障碍、持续性心境障碍和复发性抑郁障碍几个类型。

(一)躁狂发作

躁狂发作(manic episode)的典型临床表现是情感高涨、思维奔逸、意志行为增强等"三高"症状,属于精神运动性兴奋状态。当患者的内心体验和行为与外在环境一致时,称为协调性兴奋;反之,称为不协调性兴奋。发作应至少持续 1 周,并有不同程度的社会功能损害,或给他人造成危险或不良后果。躁狂可一生仅发作一次,也可反复发作。若躁狂反复发作,按 ICD-10 则归类于双相情感障碍。

1. 情感高涨 一种强烈而持久的喜悦与兴奋,是躁狂发作的主要原发症状。患者表现为终日沉浸在欢乐的心境之中,持续地愉快,兴高采烈,眉飞色舞,喜笑颜开,扬扬自得,表情活跃而傲慢。愉悦心境表现生动鲜明,与内心体验和周围环境相协调,极富感染力,能够引起周围人的共鸣。患者好表现自己,喜打扮,以色彩异常鲜艳的服饰装扮自己。不拘小节,争强好胜,情绪不稳定,具有显著的易激惹性,稍有不遂则大发雷霆,指责、辱骂他人,语言粗俗而尖刻,甚至出现攻击行为,但转瞬即逝,患者很快转怒为喜。

2. 思维奔逸 思维奔逸是指患者的思维联想速度明显加快。患者表现为讲话显得急促,语速比平时明显加快,好像有满脑子的话要赶快倾诉出来,患者感到说话的速度远远跟不上思维的速度。语量比平时明显增多,滔滔不绝,说得口干舌燥、声音嘶哑,还是不停地高谈阔论。严重时出现音联意联或音韵联想,随境转移。患者自我感觉良好、言辞夸大,表现为说话漫无边际,认为自己才华出众、出身名门、权位显赫、神通广大、腰缠万贯等,并可达到妄想的程度,如夸大妄想。有的患者在夸大的基础上出现被害体验或妄想,但持续时间多短暂,幻觉少见。患者的主动注意和被动注意均有增强,但不能持久,易被周围事物所吸引而产生随境转移的症状。部分患者有记忆力增强,交谈时常充满许多细节琐事、赘述。记忆的时间常失去正确的分界,以致与过去的记忆混为一谈而无连贯。发作严重时,患者极度兴奋躁动,可有短暂、片断的幻听,思维散漫,行为紊乱,伴有冲动行为,也可出现短暂意识障碍,有错觉、幻觉及思维不连贯等症状,称为谵妄性躁狂。

3. 意志行为增强 躁狂发作时患者表现为活动明显增多,难以安静,不断计划,整日忙碌;爱交往、凑热闹,与人一见如故,爱开玩笑,喜作弄他人,搞恶作剧;爱管闲事,易冲动;行为鲁莽,不计后果。如有的患者花钱大方,挥霍摆阔,不负责任;有的患者做事常虎头蛇尾,尽管患者自我感觉脑子灵光,什么事都能干,最后却一事无成。患者虽终日多说多动,却毫无倦意,精力显得异常旺盛。因患者办事缺乏深思熟虑,常造成不良后果。有 75% 的躁狂症患者可带有攻击性行为。

案例应用
5-1

4. 伴随症状 患者的外观常表现为面色红润,两眼有神。患者自我感觉良好,少有躯体不适主诉。体格检查可发现瞳孔轻度扩大,心率加快。躁狂发作时患者常精力充沛,睡眠时间减少,没有疲倦感。患者尽管终日奔波,但仍不知疲倦,没有睡意。有的患者表现为性欲亢进,对配偶的性要求增加;甚至在公共场合表现出对异性过分亲热的动作或行为,严重者出现导致不良后果的性行为。由于患者活动过多,入量不足,体力过度消耗,可以出现体重下降、睡眠明显不足,一天睡眠常不到 3 h,常有的睡眠障碍为入睡困难和易醒。严重时导致虚脱、衰竭。通常躁狂发作患者对疾病没有认识,缺乏自知力。

(二)抑郁发作

典型的抑郁发作(depressive episode)以情绪低落、思维迟缓和意志减退"三低"症状为特征,这是重度抑郁发作的典型症状,部分抑郁发作患者并不具备。目前认为抑郁的核心症状包括情绪低落、兴趣减退和快感缺失,可伴有躯体症状、自杀观念和行为。发作应至少持续 2 周,并有不同程度的社会功能损害,或给本人造成痛苦或不良后果。抑郁可一生仅发作一次,也可反复发作。

1. 情绪低落 情绪低落是抑郁发作的最主要的、原发的症状。患者表现为显著而持久的情感低落,严重程度可以从轻度闷闷不乐,到严重的痛不欲生、悲观绝望。患者表现为对任何事都没兴趣,感到"心里有压抑感""高兴不起来",患者终日忧心忡忡、郁郁寡欢、愁眉苦脸、长吁短叹,常有"活着没有意

Note

思"的想法。约 2/3 的患者伴有焦虑症状,表现为过度的担忧和躯体症状,尤其更年期和老年患者更加明显。典型的抑郁发作患者的情绪低落具有晨重夜轻节律改变的特点。即清晨破晓患者情绪最为低落,而黄昏时分低落情绪和症状则有所好转。大约有 50% 的患者情绪低落呈现出此波动变化。

2. 兴趣减退 凡事缺乏兴趣,如患者以前很爱外出旅游,现在对任何事都没兴趣。患者不参加以前喜爱的各种活动。典型者对任何事物无论好坏等都缺乏兴趣,离群索居,不愿见人。

3. 快感缺失 患者丧失了体验快乐的能力,不能从平日的活动中获得乐趣。部分患者也能参与一些看书、看电视等活动,但其目的主要是消磨时间,或希望能从悲观失望中摆脱出来,但进一步询问可发现,患者无法在这些活动中获得乐趣,毫无快乐而言。以上症状可以在一个患者身上同时出现,也有一些患者只有一种或两种突出症状。

4. 思维迟缓 思维迟缓是指患者的思维联想速度缓慢、反应迟钝。如患者感到思路闭塞,"脑子好像是生了锈的机器""脑子像涂了一层浆糊一样"。临床上可见患者的主动言语减少、语速明显减慢、声音低沉、对答困难,严重者无法进行正常交流。

5. 意志减退 抑郁发作时患者的意志活动呈显著而持久的抑制。临床表现为患者的动作和行为缓慢,如生活被动、疏懒,常独坐一旁或整日卧床,不修边幅,日常生活料理需要他人督促。患者整日不想做事,如不愿参加平常喜欢的活动和业余爱好,不想上班,也不愿与家人朋友和周围人接触交往,常闭门独居、疏远亲友、回避社交。严重的抑郁发作时,患者可出现不语、不动、不食,呈现缄默或木僵状态,称为"抑郁性木僵"。但仔细地进行精神检查后,仍可发现患者流露痛苦或抑郁情绪。伴有焦虑的患者,可有坐立不安、手指抓握、搓手顿足或徘徊等症状。

6. 自伤观念与行为 在情绪低落的影响下,患者出现悲观思维,表现为自我评价低,自责或后悔,不能正确评价自己的过去、现在和将来,也不能正确比较自己与别人的差异。如患者自感今不如昔,产生无用感、无希望感、无助感和无价值感。患者常将过错归咎于自己,觉得自己连累了家庭。常有度日如年、生不如死的悲观思维,因为回想过去,一事无成;看看当前,感到自己无能力、无作为;想到将来,感到前途渺茫。在悲观失望的基础上,常产生孤立无援的感觉,伴有自责自罪,严重时可出现罪恶妄想。亦可在躯体不适的基础上产生疑病观念,怀疑自己身患绝症等;还可能出现关系妄想、被害妄想等。部分患者可出现幻觉,临床上以幻听较常见,如患者听见"你去死,你这个无用的人!"故患者在悲观思维的基础上可以出现自杀念头和企图,采取的自杀行为往往计划周密,难以防范,因此是抑郁症最危险的症状,应提高警惕。偶尔患者会出现所谓"扩大性自杀",患者可在杀死数人后再自杀,导致极严重的后果。需要重视和及时处理此症状。

7. 躯体症状 抑郁发作时患者的躯体症状很常见,是抑郁发作的一个部分,临床常见的躯体症状有睡眠障碍、乏力、食欲减退、体重下降、便秘、肌肉疼痛、性欲减退、阳痿、闭经等。躯体症状的主诉可涉及各脏器,自主神经功能失调的症状也较常见,如恶心、呕吐、心慌、胸闷、出汗等。

睡眠障碍主要表现为早醒,通常比平时早醒 2～3 h,醒后不能再入睡,早醒对抑郁发作具有特征性意义。有的患者表现为入睡困难、睡眠浅、易醒;少数患者表现为睡眠过多。体重减轻与食欲减退不一定成比例,少数患者可出现食欲增强、体重增加。对躯体症状经相应的检查排除躯体疾病后,应注重抑郁发作的筛查。

8. 其他 部分患者可出现强迫、恐惧、癔症、人格解体等症状,因思维联想和记忆减退影响患者的认知功能,可出现抑郁性假性痴呆。

(三)双相情感障碍

双相情感障碍(bipolar affective disorder)的临床特点是反复(至少两次)出现心境和活动水平的明显改变,有时表现为心境低落、精力减退和活动减少,有时表现为心境高涨、精力充沛和活动增加。最典型的形式是躁狂和抑郁交替发作,发作期间通常完全缓解。

躁狂相和抑郁相一般交替出现,也可在一次发作中同时出现,如抑郁心境伴以连续数日至数周的活动过度和言语迫促;躁狂心境伴有激越、精力和本能活动降低等。如果在目前的疾病发作中,两类症状在大部分时间里都很突出,则应归为混合性发作。抑郁症状和躁狂症状可以快速转换,因日而异,甚至

案例应用
5-2

因时而异。

（四）持续性心境障碍

持续性心境障碍发作形式为环性心境和恶劣心境。

1. 环性心境　主要特征是心境持续的不稳定，包括众多轻度低落和轻度高涨的时期。心境波动通常与生活事件无明显关系，波动幅度相对较小，每次波动极少严重到轻躁狂或轻度抑郁的程度。这种心境不稳定一般开始于成年早期，呈慢性病程，可持续数年，有时甚至占据个体一生中的大部分时间，不过有时也可有正常心境，且稳定数月。如果没有相当长时间的观察或是对个体既往行为较充分的了解，很难做出诊断。

2. 恶劣心境　原称抑郁性神经症，是一种以持久的心境低落状态为主要临床相的心境障碍，从不出现躁狂。躯体不适较常见。睡眠障碍以入睡困难、噩梦、睡眠较浅为特点。可有头痛、背痛、四肢痛等慢性疼痛症状，尚有自主神经功能失调症状，但无明显的精神运动性抑制或精神病性症状。通常开始于成年早期，常持续 2 年以上，甚至终生，其间无长时间的完全缓解，如有缓解，一般不超过 2 个月。患者有求治要求，生活不受严重影响。恶劣心境与生活事件和性格都有较大关系。

五、诊断标准

心境障碍的诊断主要应根据病史、临床症状、病程及体格检查和实验室检查，典型病例诊断一般不困难。由于心境障碍是一类发作性疾病，诊断时既要评估目前发作的特点，还要评估既往发作的情况，把握疾病横断面的主要症状及纵向病程的特点。进行科学的分析是临床诊断的可靠基础。为了提高诊断的一致性，国内外都制定了诊断标准供参考，如 CCMD-3、DSM-Ⅴ。现介绍我国临床常用诊断标准 ICD-10。

1. 在 ICD-10 中，抑郁发作是指首次发作的抑郁障碍和复发的抑郁障碍，不包括双相情感障碍　患者通常具有心境低落、兴趣和愉快感丧失、精力不济或疲劳感等典型症状。其他常见症状：①集中注意和注意的能力降低；②自我评价降低；③自罪观念和无价值感（即使在轻度发作中也有）；④认为前途暗淡悲观；⑤自伤或自杀的观念或行为；⑥睡眠障碍；⑦食欲下降。病程持续至少 2 周。根据抑郁发作的严重程度，将其分为轻度、中度和重度三种类型。

（1）轻度抑郁：具有至少 2 条典型症状，再加上至少 2 条其他症状，且患者的日常工作和社交活动有一定困难，患者的社会功能受到影响。

（2）中度抑郁：具有至少 2 条典型症状，再加上至少 3 条（最好 4 条）其他症状，且患者工作、社交或家务活动有相当困难。

（3）重度抑郁：3 条典型症状都应存在，并加上至少 4 条其他症状，其中某些症状应达到严重的程度；症状极为严重或起病非常急骤时，依据不足 2 周的病程做出诊断也是合理的。除了在极有限的范围内，几乎不可能继续进行社交、工作或家务活动。做出诊断前应明确排除器质性精神障碍或精神活性物质和非成瘾物质所致的继发性抑郁障碍。

2. 躁狂发作在 ICD-10 中的临床亚型

（1）轻躁狂：心境高涨或易激惹。对于个体来讲已达到异常程度，且持续至少 4 天。必须具备以下 3 条，且对个人日常的工作及生活有一定的影响。①活动增加或坐卧不宁；②语量增多；③注意集中困难或随境转移；④睡眠需要减少；⑤性功能增强；⑥轻度挥霍或行为轻率、不负责任；⑦社交活动增多或过分亲昵。

（2）躁狂发作：心境明显高涨，易激惹，与个体所处环境不协调。至少具有以下 3 条（若仅为易激惹，需 4 条）：①活动增加，丧失社会约束力以致行为出格；②言语增多；③意念飘忽或思维奔逸（语速增快、言语迫促）的主观体验；④正常的约束力丧失，以致行为与环境不协调和行为出格；⑤自我评价过高或夸大；⑥睡眠需要减少；⑦注意不集中或随境转移；⑧鲁莽行为（如挥霍、不负责任或不计后果的行为等）；⑨性欲亢进。严重者可出现幻觉、妄想等精神病性症状。严重损害社会功能，或给别人造成危险或不良后果。病程至少已持续 1 周。排除器质性精神障碍或精神活性物质和非成瘾物质所致的类躁狂发作。

3. 双相情感障碍 临床上以目前发作类型确定双相情感障碍的亚型：①目前为轻躁狂；②目前为不伴精神病性症状的躁狂发作；③目前为伴有精神病性症状的躁狂发作；④目前为轻度或中度抑郁；⑤目前为不伴精神病性症状的重度抑郁发作；⑥目前为伴精神病性症状的重度抑郁发作；⑦目前为混合性发作；⑧目前为缓解状态。

4. 环性心境 环性心境障碍是指反复出现轻度心境高涨或低落，但不符合躁狂或抑郁发作症状标准。心境不稳定至少 2 年，其间有轻躁狂或轻度抑郁的周期，可伴有或不伴有心境正常间歇期，社会功能受损较轻。需排除以下情况：①心境变化为躯体疾病或精神活性物质导致的直接后果，或是精神分裂症及其他精神障碍的附加症状；②躁狂或抑郁发作，一旦符合相应标准即诊断为其他类型心境障碍。

5. 恶劣心境 慢性的心境低落，无论是严重程度还是一次发作的持续时间，目前均不符合轻度或中度复发性抑郁标准，同时无躁狂症状。至少 2 年内抑郁心境持续存在或反复出现，其间的正常心境很少持续几周。社会功能受损较轻，自知力完整或较完整。排除以下情况：①心境变化为躯体疾病（如甲状腺功能亢进症）或精神活性物质导致的直接后果，或是精神分裂症及其他精神障碍的附加症状；②各型抑郁（包括慢性抑郁或环性心境障碍），一旦符合相应的其他类型心境障碍标准则做出相应的其他类型诊断。

六、治疗与预后

心境障碍的治疗主要包括药物治疗、物理治疗和心理治疗。药物的出现给心境障碍的治疗带来了十分乐观的前景。药物治疗不但为患者解除了痛苦，有效地防止了自杀这一悲剧事件的发生，同时也明显减轻了由于心境障碍给社会和家庭带来的沉重负担，使患者重返社会。

（一）药物治疗

1. 抑郁障碍的药物治疗 抑郁症是高复发性疾病，目前倡导全病程治疗。其全病程治疗分为急性期治疗、巩固期治疗和维持期治疗 3 期。

（1）急性期治疗：目标为控制症状，尽最大可能达到临床痊愈。治疗至少 6 周，一般药物治疗 2～4 周开始起效。如果患者用药治疗 4～6 周无效，可改用同类其他药物或作用机制不同的药物，或者加用一种作用机制不同的抗抑郁药，但要注意不良反应。

（2）巩固期治疗：目的是防止症状复发，治疗至少 4 个月。在此期间患者病情不稳，复发风险比较大，原则上应继续使用急性期治疗有效的药物，且剂量不变。

（3）维持期治疗：目的是防止症状复发。目前有关维持治疗的时间意见不一，多数意见认为首次抑郁发作需维持治疗至少 6 个月；若有 2 次以上的复发，特别是起病于青少年、伴有精神病性症状、病情严重、自杀风险大，并有家族遗传史的患者，维持治疗 2～3 年；多次复发者主张长期维持治疗。有资料表明，以急性期治疗剂量作为维持治疗的剂量，能更有效防止复发。抗抑郁药的选择主要是依据患者的临床特征、伴随症状、生理特点、躯体情况，药物的临床特点以及既往药物治疗的经验，同时还要考虑到药物的不良反应以及不良反应可能导致的潜在危险及其严重程度。新型抗抑郁药不良反应少，耐受性好，服用方便，为维持期治疗提供了方便，如需终止治疗，应缓慢减量，以便观察复发迹象及撤药综合征。

（4）抗抑郁药：根据化学结构及作用机制的不同，分为以下几类：①选择性 5-羟色胺再摄取抑制剂：代表药有氟西汀、帕罗西汀、舍曲林、氟伏沙明、西酞普兰和艾司西酞普兰。②5-羟色胺和去甲肾上腺素再摄取抑制剂：代表药有文拉法辛与度洛西汀。③多巴胺再摄取抑制剂。④选择性去甲肾上腺素再摄取抑制剂。⑤5-羟色胺阻滞和再摄取抑制剂。⑥α2 肾上腺素受体阻滞剂，或去甲肾上腺素能及特异性5-羟色胺能抗抑郁药。⑦褪黑素能抗抑郁药。⑧三环类抗抑郁药。⑨单胺氧化酶抑制剂。

抗抑郁药在使用过程中应遵循以下原则：①治疗方案个体化：个体对抗抑郁药的治疗反应存在很大差异，治疗方案应考虑性别、年龄、身体情况、是否同时使用其他药物，以及患者经济能力等多方面因素，还要根据患者用药后的反应情况随时调整药物和剂量。②足量、足疗程：小剂量疗效不佳时，酌情增至足量（有效药物剂量上限）和够长的疗程（>4 周），如仍无效，可考虑换用同类其他药物或作用机制不同的另一类药。③尽可能单一用药:一般不主张联合用两种及两种以上的抗抑郁药。仅在足量、足疗程治疗和换药无效时才考虑联合使用。④逐渐递增剂量:尽可能采用最小有效剂量,以减少不良反应,提高服药依从性。⑤症状缓解后不要立即停药:突然停用抗抑郁药易导致抑郁反复,病情加重;另外,突然停用抗抑郁药易产生撤药反应。⑥联合心理治疗:通过个体化、足量、足疗程等治疗可获 50%～80%的成功率,如果其他因素相同,药物联合心理治疗,总体疗效可超过 80%。

2. 躁狂发作的药物治疗 以心境稳定剂为主,是治疗躁狂以及预防双相情感障碍的躁狂或抑郁发作,且不会诱发躁狂或抑郁发作的一类药物。主要包括锂盐(碳酸锂)和某些抗癫痫药(如丙戊酸盐、卡马西平和拉莫三嗪)等。必要时可合用抗精神病药或苯二氮䓬类药物。其用药遵循个体化用药、小剂量开始用药、剂量逐步递增及全程治疗等原则。

(1)碳酸锂:碳酸锂是治疗躁狂发作的首选药物,治疗的总有效率约为 70%,并对躁狂有预防作用。碳酸锂起效时间为 7～10 天。急性躁狂发作时碳酸锂的治疗剂量一般为 1000～2000 mg/d,分 2～3次,饭后服用。如碳酸锂适当剂量治疗 3～4 周无效,考虑换用其他药物治疗;症状一旦缓解,则逐渐减少剂量,急性治疗期使血锂浓度维持在 0.8～1.2 mmol/L 为佳,用药 2～3 个月。经常复发的人需用维持剂量,血锂浓度维持在 0.4～0.8 mmol/L。躁狂发作治愈后,一般可以不用维持治疗。锂的安全范围较窄,超过 1.4 mmol/L 易产生中毒反应,用药不当易于中毒,可导致死亡。因此,必须严格掌握适应证和禁忌证,及时调整剂量,严密观察患者,发现早期不良反应,如无力、疲乏、嗜睡、手指震颤、厌食、上腹部不适、恶心、呕吐、稀便、腹泻、多尿、口干等,及时处理;严密监测血锂浓度,预防锂中毒。

(2)抗癫痫药:常用的有丙戊酸盐(钠盐和镁盐)和卡马西平等,可作为碳酸锂治疗无效或不能耐受时的备选用药,也可与锂盐联用,但剂量应适当减小。卡马西平对难治性躁狂和快速循环发作患者常有很好的疗效,但常伴有严重的毒副作用。丙戊酸盐使用较安全,且患者对其耐受性好于锂盐和卡马西平,对于烦躁激惹型的躁狂发作、混合性发作或快速循环发作的患者疗效较好。

(3)抗精神病药:对严重兴奋、激惹、攻击或伴有精神病性症状的急性躁狂症患者,由于锂盐起效缓慢,治疗早期可短期联用抗精神病药。第一代抗精神病药氯丙嗪或氟哌啶醇能较快地控制精神运动性兴奋和精神病性症状,病情重者可选择短期注射用药。第二代抗精神病药喹硫平、奥氮平、利培酮、氯氮平等均能有效地控制躁狂发作,疗效较好。抗精神病药剂量视病情严重程度及药物不良反应而定。

(4)苯二氮䓬类药物:躁狂发作治疗早期常联用苯二氮䓬类药物,以控制兴奋、激惹、攻击与失眠等症状。对不能耐受抗精神病药的急性躁狂症患者可代替抗精神病药与心境稳定剂合用,在心境稳定剂疗效产生后即停止使用该药物,因为长期使用可能出现药物依赖。

3. 双相情感障碍的药物治疗 可根据目前发作类型、病程特点及躯体状况,选用心境稳定剂、抗精神病药、抗抑郁药、苯二氮䓬类药物,或联合上述药物使用。尤其是第二代抗精神病药喹硫平、奥氮平、利培酮、氯氮平等治疗双相情感障碍的适应证越来越广泛,其主要优势表现在以下方面:①起效快:起效通常较锂盐或抗癫痫药快,大多不到一周见效。②安全性高:安全范围较锂盐大,过量中毒的风险很低。③作用谱广泛:对双相情感障碍的多种情感、行为、思维障碍均有良好效果,尤其是对激惹性增高、活动增加以及冲动、攻击、暴力等行为效果明显,且不论是否混合发作、有无快速循环发作、是否伴有精神病性症状,均适用这类药物。

药物治疗应遵循以下原则:①长期治疗原则:双相情感障碍具有反复发作性,应坚持长期治疗以阻断反复发作。②心境稳定剂基础性使用原则:不论双相情感障碍为何种临床类型,都必须以心境稳定剂为主要治疗药物。它们的共同特点是不仅对躁狂、抑郁发作有治疗和预防效果,而且可以避免在治疗时诱发另外一种状态。③联合用药原则:根据病情需要可及时联合用药。

(二)物理治疗

1. 改良电休克治疗(MECT) 对重症躁狂发作或对锂盐治疗无效的患者有一定疗效,可单独使用或合并药物治疗,研究显示电休克治疗对急性躁狂发作的有效率为 80%。对重度抑郁患者,MECT 是所有抗抑郁治疗中缓解速度最快和有效率最高的治疗,MECT 治疗的患者 70%～90%病情改善,对重度抑郁发作的疗效可达 90%,MECT 治疗抑郁发作的有效率高于抗抑郁药治疗。MECT 治疗后仍需要药物维持治疗。MECT 治疗隔日一次,一般在第 2 次或第 3 次治疗后病情会逐渐改善,在第 6 次治疗后发现明显起效,完全发挥疗效至少需要 10 次治疗。

2. 重复经颅磁刺激(repetitive transcranial magnetic stimulation,rTMS) rTMS 是利用时变磁场重复作用于大脑皮层特定区域,产生的感应电流改变皮层神经细胞的动作电位,从而影响脑内代谢和神经电活动的生物刺激技术。rTMS 治疗抑郁障碍的部位为左侧前额叶背外侧皮质,每日治疗一次,时间约 30 min,10 次为 1 个疗程,一般连续治疗 1～2 个疗程。一些临床研究证实 rTMS 合并抗抑郁药治疗难治性抑郁障碍是安全有效的。

> **知识链接**
>
> ### 光照治疗(light therapy)
>
> 光照治疗主要是引起昼夜节律提前而具有抗抑郁效果,足够强度的亮光能抑制人类褪黑素分泌而产生治疗作用。光照治疗冬季抑郁症时,在早上患者清醒后数分钟内开始效果最好,治疗时间多在 6:00～8:00。一般应用白色光,使用 10000 lx 的光照治疗 30～45 min,或 2500 lx 的光照治疗 1～2 h,10 天为 1 个疗程。患者距离光照盒荧光屏 30～40 cm,患者不直接注视屏幕,而应以 45°角面对并每分钟扫视 1～2 遍。光照治疗的抗抑郁作用一般 2～5 天起效,对 50% 以上的复发冬季抑郁症患者有效。

(三)心理社会干预

1. 心理干预 由于心境障碍的药物均需要连续服用,其不良反应可在药效前出现。因此,护理人员应将这种药理学特点向患者及家属加以解释,通过倾听、解释、指导、鼓励和安慰等帮助患者正确认识和对待自身疾病,提高其治疗依从性。此外,心理治疗应贯穿于整个治疗过程,尤其是对轻、中度的抑郁症患者效果较好。支持性心理治行、认知治疗、行为治疗、人际心理治疗、婚姻及家庭治疗等系列治疗技术,能帮助患者识别和改变歪曲认知,帮助患者分析他们问题的来源,矫正患者不良行为,改善患者人际交往能力和心理适应功能,提高患者家庭和婚姻生活的满意度,教会他们如何应付生活中的各种诱发抑郁的事件,如学习压力大、家庭不和、事业失败等造成暂时情绪低落、心情不愉快等现象,减轻患者的抑郁障碍症状,促进其康复,减少复发。对于有明显消极自杀观念和行为的患者,应提供及时有效的危机干预措施。

2. 家庭干预和家庭教育 家庭干预针对患者家庭中的主要成员,传授与疾病防治与康复有关的知识并训练应对技巧,使家庭能更好地帮助患者。其内容主要包括以下几点:①疾病及治疗知识教育;②改善家庭氛围,减少家庭环境中过分的不良应激;③减轻照料者的心理负担;④提供针对患者症状和疾病行为的应对策略和训练技巧;⑤训练、改善患者的社交技能;⑥提高维持治疗的依从性;⑦预防疾病的复发。家庭干预的方法一般可采取多个家庭参加的集体治疗方式或单个家庭的个别化治疗方式。

(四)预防复发及预后

1. 抑郁发作 随访研究发现,经药物治疗已康复的患者在停药一年后复发率较高,对抑郁障碍患者的研究发现,75%～80% 的患者多次反复发作,有过 1 次抑郁发作的患者复发可能性为 50%,有过 2 次抑郁发作的患者复发可能性为 70%,有过 3 次抑郁发作的患者几乎 100% 会复发。故抑郁障碍患者也需要进行维持治疗,预防复发。随着抑郁发作次数的增加和病程的延长,抑郁发作越来越频繁,而发作的持续时间也越来越长。抑郁障碍的自杀率为 10%～15%,首次发作后的 5 年间自杀率最高。抑郁障碍与心血管疾病、糖尿病、癌症等躯体疾病的发生和发展密切相关。另外,家庭与社会的支持也非常重要,患者能够生活、工作在和谐、轻松、愉快的环境中,减轻心理负担,减少心理应激,对预防复发也具有重要的作用。

2. 双相情感障碍 虽然双相情感障碍有自限性,但如果不加以治疗或治疗不当,复发率是相当高的。未经治疗的患者中,50% 能够在首次发作后的第一年内自发缓解,其余的在以后的时间里缓解的不足 1/3,终生复发率达 90% 以上,约 15% 的患者自杀死亡,10% 转为慢性状态,而长期的反复发作可导致人格改变和社会功能受损。过去一般认为几乎所有躁狂症患者都能恢复,现代治疗最终能使 50% 的患者完全恢复,但仍有少数患者残留轻度情感症状,社会功能也未完全恢复至病前水平。在最初的 3 次发作,每次发作间歇期会越来越短,以后发作的间歇期不再改变。对于每次发作而言,显著和完全缓解率约为 70%。双相情感障碍患者若每年都有发作,连续 2 年以上,应长期服用锂盐治疗,可有效地预防躁狂或抑郁障碍的复发,且预防躁狂发作更有效,有效率达 80% 以上。

心境障碍的预后要优于精神分裂症,部分患者有自发缓解的倾向,双相情感障碍的治疗效果和预后不如单相抑郁发作或躁狂发作。研究表明,70% 左右的患者能够保持良好的社会功能;有 15%~20% 的患者处于慢性、轻性精神障碍状态,常伴有各种躯体主诉,如易激惹、疲乏、睡眠障碍、心情不佳,社会功能未能恢复到病前水平等;其余 10% 的患者则会丧失社会生活能力。发病年龄晚、家族史阳性、缺乏社会支持和人格长期适应不良等因素常常会使疾病的预后较差。

第二节 心境障碍患者的护理

一、护理评估

评估心境障碍患者时,应从患者的整体健康状况入手,通过观察、交谈、病例和文献回顾、量表测量、躯体检查等方面了解、收集主客观资料,从生理、精神状况、风险、依从性及社会心理等多层面进行全面细致的评估。

（一）生理评估

1. 健康史 包括个人成长发育史、既往史、生活方式、特殊嗜好、家族史、过敏史等。

2. 营养状况 了解患者的进食情况与体重变化,有无食欲旺盛或减退、性欲亢进等症状。

3. 大、小便情况 了解患者有无便秘、腹泻、排尿困难等。

4. 睡眠情况 了解患者有无入睡困难、早醒、易醒、醒后难以入睡,每日睡眠时间,是否需要药物辅助等。

5. 生活自理能力 衣着是否适宜、干净整洁,身上有无异味等;以及有无自杀、自伤或暴力行为所致躯体损伤等。

（二）社会心理评估

社会心理评估包括病前个性特征、病前生活事件、患者应对挫折与压力的调节方式及效果、患者的家庭与生活环境、患者社会功能及可利用的社会支持系统等。

（三）依从性评估

1. 住院依从性 根据患者的入院方式（自愿、非自愿、家人陪伴、警察、120 救护车等）,初步判断患者的住院依从性。

2. 治疗依从性 询问患者既往治疗过程中服药的情况,判断患者对治疗、服药的依从性。

（四）精神状况及风险评估

1. 情感与认知特点的评估 有无易激惹、兴奋、情感高涨、夸大、自负或抑郁、焦虑,尤其是有无自杀观念等表现。

2. 抑郁发作 重点评估患者有无自杀史、自杀企图和行为,特别要评估患者有无自杀先兆症状。

3. 躁狂发作 重点评估患者有无外逃、冲动、伤人、毁物等企图和行为。

对患者的精神状况进行评估时,除要进行详细的精神状况检查外,还可借助量表作为辅助检查工具。常用量表有躁狂量表、抑郁自评量表,反映疾病的性质和严重程度。

二、护理诊断/问题

面对患者所表现出来的多种多样的护理问题,护理人员应重视确立护理诊断的优先次序,应将威胁患者生命安全、对患者影响较大的健康问题放在首要的位置,作为护理工作的重点。

(一)与躁狂发作有关的常见护理诊断/问题

1. 有暴力行为的危险 与易激惹、好挑剔、过分要求受阻有关。

2. 有外走行为的危险 与自知力缺乏有关。

3. 睡眠形态紊乱:入睡困难、早醒 与精神运动性兴奋、精力旺盛有关。

4. 营养失调:低于机体需要量 与兴奋消耗过多、进食无规律有关。

5. 生活自理能力紊乱 与躁狂兴奋、无暇料理自我有关。

6. 有受外伤的危险 与易激惹、活动过多、好挑剔、爱管闲事有关。

7. 不依从行为 与情感高涨、易激惹、自知力缺乏有关。

(二)与抑郁发作有关的常见护理诊断/问题

1. 有自杀自伤的危险 与抑郁、自我评价低、悲观绝望等情绪有关。

2. 睡眠形态紊乱:早醒、入睡困难 与情绪低落、沮丧、绝望等因素有关。

3. 生活自理能力低下 与精神运动迟滞、兴趣减低、无力照顾自己有关。

4. 营养失调:低于机体需要量 与抑郁导致食欲下降及自罪妄想内容有关。

5. 自我认同紊乱 与抑郁情绪、自我评价过低、无价值感有关。

6. 个人应对无效 与抑郁情绪、无助感、精力不足、疑病等因素有关。

7. 焦虑 与无价值感、罪恶感、内疚、自责、疑病等因素有关。

8. 便秘 与日常活动减少、胃肠蠕动减慢有关。

9. 社交障碍 与抑郁情绪、兴趣减低、缺乏人际交往愿望等因素有关。

10. 知识缺乏 与对疾病知识不了解有关。

三、护理目标

(一)躁狂发作的护理目标

(1)在护理人员的帮助下,患者能控制自己的情感与行为,不发生伤害他人或自伤的行为。

(2)在住院期间不要单独外出,由护理人员陪同。

(3)情绪能够自控,活动减少,睡眠达6 h左右。

(4)患者过多的活动量减少,机体消耗与营养供给达到基本平衡。

(5)在护理人员的协助下,患者生活自理能力显著改善。

(6)情感高涨、思维奔逸等症状得到基本控制,自知力恢复。

(7)患者了解躁狂发作的相关知识,能恰当表达自己需求,有适当的处事方式。

(二)抑郁发作的护理目标

(1)患者抑郁情绪得到缓解,采用适当方式排解抑郁,住院期间不发生自杀、自伤行为。

(2)患者在不服用药物的情况下,每晚有6~8 h充足的睡眠。

(3)患者能够照顾自己、保持床单位的整洁。

(4)患者能够主动进食,保证机体需要量,对不能自行进食者,在协助下进食,必要时给予补液治疗。

(5)患者出院前能对自己有正向的评价,并能积极展望未来。

(6)抑郁情绪缓解,能够区分现实与症状的区别,并能适应现实。

(7)认识焦虑,学会几种缓解焦虑的方法。

(8)生活规律,参加活动,患者掌握预防便秘的方法,能定时如厕排便。

（9）护患关系融洽，患者能主动与其他病友或工作人员互动，愿意参与各类社交活动。

（10）患者能叙述疾病相关知识，用适当方式表达个人需要。

四、护理措施

护理措施必须遵循个体化原则。每一个心境障碍患者都有各自的临床特点和个性特征，即使医疗、护理诊断一致，因个体差异也会存在一定的区别，因此制订个性化护理计划与护理措施是非常重要的。

（一）躁狂发作的护理

1. 安全护理 躁狂发作患者由于精神活动异常高涨、激越，常自控能力降低，稍不遂意即不能自制，易发生伤人、毁物等冲动暴力行为；患者也常因夸大的意念做出超乎自己能力的行为，造成自我伤害而致严重后果，因此安全护理非常重要。

（1）掌握病情，分析可能发生暴力行为的原因。护理人员应对每位新入院患者评估其发生暴力行为的风险等级，详细了解患者既往有无冲动伤人行为及其原因。还应尽早发现和辨认潜在暴力行为患者的一些先兆表现，如情绪激动、挑剔、质问、无理要求增多、有意违背正常的秩序、出现辱骂性语言、动作多而快等，及早采取相应的安全措施，应设法稳定患者的情绪。

（2）保证安全的治疗环境。

①病房环境安静、安全：情绪高昂的躁狂症患者非常容易受到周围环境的影响，外界嘈杂的环境会加重患者的兴奋程度。因此应将患者安置于安静、安全、舒适的休养环境中，室内空气应清新，墙壁、窗帘应选择淡雅色，避免鲜艳的色彩、噪声等不良环境因素的干扰。室内陈设力求简单、实用，一些随手可得的危险物品应及时移开，以防被患者作为伤人的工具。

②对极度兴奋、躁动患者的安置：应安置在重症监护室，严密观察巡视，严防患者自伤或伤人。若患者出现难以控制的暴力行为时，护理人员应保持沉着、镇静，切忌忙乱慌神或束手无策，应设法分散患者注意，疏散周围其他患者，争取其他医务人员的支援配合，掌握最佳的时机，有组织地阻止患者的冲动行为，适当地予以保护性隔离或约束。既要保证患者的安全，又要注意自我保护。

2. 生活护理 躁狂状态的患者往往由于终日忙碌、活动过度而忽略了基本生理需求。

（1）饮食的护理：护理人员应为患者提供充足的食物和水，根据患者的具体情况，安排进餐时间，可增加进餐次数，使食物的形式多样化。防噎食的护理：对于兴奋躁动可能出现抢食、暴饮暴食的患者，应尽量安排其单独进餐，专人看护，以防噎食。

（2）衣着卫生及日常行为护理：躁狂症患者因受症状影响，对自己的行为缺乏判断，可能会出现一些不恰当的言行，如行为轻浮、喜好接近异性、乱穿衣服等。护理人员应鼓励患者自行完成一些有关个人卫生、衣着的活动，对其不恰当的言行给予适当的引导和限制。

（3）睡眠障碍的护理：为患者提供安静的睡眠环境。与其他兴奋躁动的患者分开，保持环境安静，避免强光刺激，使患者能得到适当的休息和睡眠。认真观察患者睡眠情况，针对不同的原因，对症处理。对于早醒的患者，晚间休息可以稍微晚一些，对于睡眠倒置的患者，应培养患者良好的作息规律，白天多活动，减少白天睡眠时间。必要时给予药物治疗。

（4）排泄的护理：鼓励患者多饮水、多食蔬菜和水果，白天多参加活动，养成定时排便的习惯。

3. 心理护理

（1）建立良好的护患关系：首先主动与患者接触交谈，取得患者的信任与配合是关键。在实际工作中，与躁狂症患者的有效沟通是很困难的，必须采取一定的技巧。

（2）正确应用沟通技巧。耐心与患者沟通，言谈中不可流露出厌烦的表情和语言。应努力避免一切激惹患者情绪的言行，不使用命令式语气，更不能因患者有夸大言语而讽刺、嘲笑或与其争论。既不能被患者的高涨情绪所感染，也不能被患者纠缠不休和攻击性言辞所激怒，无论遇到什么情况都要始终保持稳定的心态，不应企图说服、纠正患者的病态观念，更不可以用同样的方式对待患者的激越行为和滔滔不绝地讲话，可采用引导、转移注意等方法，减少患者精力过多的消耗。

4. 症状的护理

（1）症状评估：评估躁狂症患者是否存在"三高"症状，分析目前状态是否有冲动伤人的风险，既往是否发生过冲动行为、严重程度，以及易激惹程度，辨别冲动的先兆行为。

（2）症状护理。

①密切观察病情。将有冲动行为的患者暂时与其他患者隔离，患者常常有用不完而又无法阻挡的精力和体力，且多表现为急躁不安、易激惹、爱管闲事、意见多，容易影响病房秩序，造成负性影响。此外，躁狂症患者易与同类患者发生矛盾，故要合理安排。

②疾病危险阶段尽可能地满足其大部分要求。对于不合理、无法满足的要求也应尽量避免采用简单、直率的方法直接拒绝，可以根据当时的情景尝试采取暂缓、转移等方法，适当做些解释或疏导，努力稳定和减缓患者的激越情绪，以免引起冲动行为。

③合理安排有意义的活动，引导患者把过盛的精力转移到活动中去，以减少或避免其可能造成的破坏性行为。护理人员可根据患者病情及医院场地设施，安排既需要体能又不需要竞争的活动项目，如健身器运动、跑步等；也可鼓励患者把自己的生活"画"或"写"出来，这类静态活动既减少了活动量，又可发泄内心感触。对于患者完成的每一项活动，护理人员应及时给予肯定，以增强患者的自尊，避免破坏性事件的发生。

④对患者的爱挑剔，护理人员应态度友善，接受患者，鼓励患者合作，避免争论和公开批评。对于好表现自己、夸大自己能力的患者，护理人员不要讥笑和责备他们，而应以缓和、肯定的语言陈述现实状况，从而增加患者的现实感。帮助患者改善人际交往中的缺陷，提高他们的社交能力，使他们能够早日回归社会和家庭。

5. 药物治疗的护理 对于一些病情反复发作的患者，必须维持相当时间的持续用药。

（1）用药评估：在急性期，躁狂症患者大部分无自知力，不承认自己有病，有拒绝服药行为，护理人员发药前应给予解释。对于拒服药者，不可以强行服药，应与医生协商，改用其他治疗方法。

（2）注意观察患者服药后的反应及服药效果：在治疗症状的同时，也会存在各种不良反应。应用药物治疗过程中，护理人员应注意密切观察患者的合作性、用药的耐受性和不良反应，对应用锂盐治疗的患者要更加关注，注意血锂浓度的监测。若发现异常情况如恶心、呕吐、手的细小震颤等应果断采取措施，以确保患者的用药安全。

（3）提高患者服药依从性。

①分析原因：a. 患者无自知力，认为自己没有病，不需要吃药，因而拒服药；b. 患者难以耐受药物不良反应；c. 患者未充分认识到坚持服药的重要性，有的患者认为自己的病已经好了，不需要再服药了，因而擅自停药；d. 患者因为特殊原因而停药，如家庭经济状况不佳或结婚生子等。

②针对以上原因做好健康宣教。护理人员应帮助患者认识疾病发生的原因及服药对康复的作用，向患者及家属讲解有关药物治疗知识，使其了解疾病的预后与药物治疗的关系，引导患者把病情好转与坚持服药联系起来，使其认识到药物治疗带来的好处，从而真正认识到药物的重要性，如遇特殊情况，咨询医生并结合实际情况采取有效办法，从而提高患者服药依从性。

（二）抑郁发作的护理

1. 安全护理 抑郁症患者常因症状影响而出现悲观厌世、自责自罪，多数患者在抑郁发作的较长时间内有自杀的危险性，严重危及患者的自身安全。因此，保证抑郁症患者安全是重要的护理工作内容之一。

（1）病情评估：详细全面评估抑郁症患者自杀的原因及危险因素、自杀行为发生的征兆、自杀意图的强度、自杀动机、自杀计划、自杀方法等。

（2）密切观察病情变化：对患者的言语、行为、去向等情况应随时做到心中有数，尽可能多与患者保持接触，鼓励患者表达内心感受，如不良的情绪、消极厌世的想法、自伤自杀的冲动想法等。另外，部分严重抑郁症患者，在治疗过程中，随着病情的缓解，自杀的风险性也会增加，需要高度警惕，并仔细观察患者所表露出的一些自杀先兆，若患者出现较为明显的情绪转变，言谈中表情欠自然，交代后事，书写遗书,反复叮嘱重要的问题(如重要纪念日、银行存款、账号、财产放置地点)等情况时,均视为危险行为的先兆,提示我们应加倍防范。

（3）保证安全的治疗环境:妥善安置患者,做好危险物品的管理,护理人员应谨慎地安排抑郁症患者的居住环境,在疾病的急性期切忌让患者独居一室,房间环境安静、陈设简单、安全,对各种危险物品,如刀剪、绳、玻璃制品等和各类药品,要妥善保管,以免被患者利用而发生意外。另外,典型的抑郁发作患者的情绪低落具有晨重夜轻节律改变的特点。故在凌晨、节假日、周末及工作人员忙碌的时候,护理人员必须给予高度的重视,加强防范意识。白天鼓励患者参加感兴趣的活动和增加户外活动,有助于缓解患者的悲观情绪,但必须在护理人员的可视范围内进行。对于有严重自杀意图的患者,需要专人看护,避免患者独处。

2. 生活护理

（1）保证营养供给:抑郁症患者常有食欲缺乏、不思饮食,甚至受精神症状影响,自责自罪而拒绝进食。护理人员应了解患者进食差的原因,给予耐心解释劝慰,根据患者的不同情况,制订相应的护理对策,给予高热量、高蛋白、高维生素的饮食,保证患者的营养摄入。若患者坚持不肯进食,应给予肠内或肠外营养,以维持身体日常需要。

（2）改善睡眠状态:睡眠障碍是抑郁患者最常见症状之一,以早醒最多见。由于抑郁症有晨重晚轻的特点,早醒时恰为患者一天中抑郁情绪程度最重时,很多患者的意外事件,如自杀、自伤等,就是在这种情况下发生的。因此,改善抑郁症患者的睡眠状态是一项非常重要的工作。白天尽量避免卧床,护理人员应以坚定的语气帮助患者或陪伴患者,督促与鼓励其从事工娱活动,如做手工、下棋、运动、跳舞等。晚上入睡前用热水泡脚,保证安静的睡眠环境,必要时遵医嘱给予镇静催眠药物等。

（3）日常生活护理:抑郁症患者常诉疲乏、无力料理日常生活,甚至连最基本的起居、个人卫生都感到吃力,护理人员可协助患者制订和安排每日的生活作息表。鼓励患者自行完成日常生活,同时给予积极的言语鼓励,如"这样做很好……""你做得非常出色……""你进步了很多……"等,给患者以支持和信心,同时辅以信任、关切的表情,使患者逐步建立生活的信心。对重度抑郁、生活完全不能自理的患者,护理人员应协助做好日常生活护理,如沐浴、更衣、整理仪容仪表等。

（4）排泄护理:抑郁症患者由于情绪低落、进食少、活动少,常出现便秘、腹胀、尿潴留等情况。护理人员应鼓励患者多饮水、多活动、多吃新鲜蔬菜和水果,尽量按照医院的作息制度规律地生活,并每天观察患者的排泄情况,发现异常,及时处理。对便秘患者,遵医嘱给予相应的缓泻剂或者灌肠;发现尿潴留时,应查明原因,采取针对性措施,给予诱导排尿,如让患者听流水声、热敷腹部、按摩膀胱等,严重者遵医嘱给药、导尿。

3. 心理护理

（1）进行有效的治疗性沟通,鼓励患者抒发内心体验。

①在与抑郁症患者交流沟通时,应重视非语言沟通的作用,护理人员可通过眼神、手势等表达和传递对患者的关心与支持,并且保持高度的耐心和同情心,理解患者痛苦的心境。在与患者交谈时,应保持一种稳定、温和与接受的态度,适当放慢语速,允许患者有足够的反应和思考的时间,并耐心地倾听患者的述说,不可表现出不耐烦、冷漠,甚至嫌弃的表情和行为。交谈过程中,应避免简单、生硬的语言或一副无所谓的表情,尽量不使用"你不要……""你不应该……"等直接训斥性语言,以免加重患者的自卑感,也不要过分地认同患者的悲观感受,如"看你的样子真是够痛苦的""我要换了你,也会一样痛苦"等话语,避免强化患者的抑郁情绪。交流中应努力选择一些患者感兴趣的、较为关心的话题,鼓励引导他们回忆以往愉快的经历和体验,用讨论的方式抒发和激励他们对美好生活的向往。对于缺乏情感反应、孤独的抑郁症患者要维持一种温和、人性化的照顾,有时静静地陪伴、关切爱护的目光注视、轻轻地抚摸等非言语性沟通方式,往往能够使严重的抑郁症患者从中感到关心和支持,会对患者起到很好的安抚作用。

②当抑郁症患者做出自杀选择时,反而会平静下来,在患者眼里,至少还有最后一条路可走。感到绝望的患者会想尽一切办法,采取一切手段,利用各种工具,寻找各种可能的机会采取自杀行为。此时

单凭一些限制性措施来阻止患者自杀是较为被动的预防手段,难以奏效。医护人员应在建立信任、良好的护患关系的基础上,根据患者具体情况,选择恰当的时机同患者讨论有关自杀的问题(如计划、时间、地点、方式、如何获得自杀工具等),谈论自杀对个人、家庭、他人的影响。这种坦率的交谈,可改变患者的消极应对方式,打消或动摇、缓解患者死亡的意念,对于预防自杀具有十分积极的意义。

(2)改善患者的消极情绪,协助建立新的认知模式和应对技巧。

①抑郁症患者的认知方式总是呈现出一种"负性的定式",对自己或外界事物常不自觉地持否定看法,称为负性思维。对于生活中的挫折或失败,人可以选择不同的归因对象,但抑郁症患者更倾向于用稳定("不幸将永远持续下去")、普遍("这将对我所做的所有事情产生影响")、内化("这都是我的错")之类的语言解释不幸,总是认为对自己不利,是自己的无能和无力造成的。对此护理人员应设法减少患者的负性思维,帮助患者认识到这些想法是负性的、消极的、片面的,协助检视和修正患者的认知模式,设法打破这种负性循环,同时还应努力使患者多回忆自己的优点、长处、成就,描述患者最成功的、取得辉煌业绩的经历,以此增加患者的正性思维,尽可能地为患者创造正向的、积极的场合和机会,减少患者的负性体验,改善其消极的情绪。

②护理人员在与抑郁症患者交谈时,应积极地创造和利用个体和团体人际接触的机会,协助患者改善以往消极被动的交往方式,逐步建立起积极健康的人际交往能力,增加社会交往技巧。此外,还应改善患者处处需要他人关照和协助的心理,并通过教育学习、行为矫正训练的方式,建立起全新的应对技巧,为患者今后重新走上社会、独立处理各种事情打下良好的基础。

③护理人员可以与患者讨论其抑郁体验,帮助其分析、认识精神症状,减少患者由于缺乏对疾病的认识而出现的焦虑、抑郁情绪,反复向患者表达其症状和疾病是可以治愈的,以增强患者战胜疾病的自信心。

4.药物治疗护理 为了减少患者疾病的复发,坚持服药起着重要作用。

(1)用药评估:在护理抑郁症患者时要多考虑其自杀因素。护理人员在发药过程中,要确保药物服下,比如:让患者张开嘴,看看是否藏在舌下或是牙齿周围,看着患者确实服下了,再让患者坐一会儿,待确认药物在胃里溶解之后,再让其离开,因为有时患者服药后会马上到厕所或洗手间将药吐掉,因此,这种患者服药时要认真细致地观察,防止患者藏药或一次性大量吞服造成不良后果。

(2)注意观察患者服药后的反应及服药效果:药物在治疗症状的同时,也会存在各种不良反应。药物的不良反应严重影响了患者的服药依从性、生活质量及身体健康。鼓励其多喝水,多食富含纤维素的食物,密切观察患者用药后的效果,及时发现药物的不良反应,并予以恰当的处理。

(3)坚持服药:在患者用药过程中,一般2周内患者会逐渐适应,若无特殊情况,决不可间断用药或随意删减剂量。对于病情好转处于康复期的患者,护理人员应督促其维持用药,千万不可病刚好就停药,否则会增加复发机会;遇特殊情况不知是否停药时应咨询医生。

5.预防及健康指导 抑郁症患者在疾病转归后,非常渴望获得疾病的相关知识,患者家属也希望了解如何照顾、帮助患者等方面的知识。

(1)讲解抑郁症的相关疾病知识:从疾病的发生、发展、治疗、预后等多层面进行宣教,使用通俗易懂的语言,使患者、家属对疾病知识有比较全面的了解和认识。

(2)讲解维持剂量药物治疗的重要性和常见的不良反应:由于抗抑郁药不良反应较大,且出现于药效前,常使患者不愿服药。因此要使患者了解坚持服药的必要性和掌握处理不良反应的方法。即使病情稳定,也要在医生的医嘱、指导下服药,巩固疗效,不可擅自加药、减药或停药。

(3)讲解疾病复发可能出现的先兆表现:如睡眠不佳、情绪不稳、烦躁、疲乏无力等,尽早识别复发症状,及时到医院就医,定期门诊复查。

(4)指导患者培养健康的身心和乐观生活的积极态度:规律生活,积极参加社会娱乐活动,鼓励患者与周围人交往,避免精神刺激,保持稳定的心境。

(5)指导家属与患者制订一个简单的作息时间表:包括起居、梳理、洗漱、沐浴、运动、娱乐、外出交际等,让患者自行完成作息时间表所规定的内容,同时给予积极的鼓励和支持。

五、护理评价

（1）在医院内是否发生自杀自伤事件。

（2）患者是否在不用药物的情况下，有效睡眠保证在 6～8 h。

（3）患者的基本生活情况（饮食、卫生）是否得到恢复。

（4）患者最基本的生理需求是否得到满足。

（5）患者能否对自身疾病有正确的认识，配合治疗护理工作。

（6）患者的异常情绪反应是否按预期目标得到改善，有无超出限定范围和时限的异常表现。

（7）患者是否学会控制和疏泄自己焦虑的情绪。

（8）患者生活是否规律，是否学会改善便秘的 1～2 种方法。

（9）患者的生活技能和社会交往技巧是否恢复。

（10）患者是否了解所患疾病及所用药物的相关知识。

小　　结

随着人类文明程度的增加以及物质生活水平的提高，人们的价值观不断地提升。当各种诱惑和竞争与人们的需求经常发生冲突时，便产生了精神障碍。心境障碍的发病率逐年攀升，遭受抑郁症困扰的人数与日俱增。本章主要介绍心境障碍的流行病学、发病机制、临床表现及治疗与护理措施。抑郁发作与躁狂发作的临床特点：典型的抑郁发作以情绪低落、思维迟缓和意志减退"三低"症状为特征；躁狂发作以情感高涨、思维奔逸、意志行为增强"三高"症状为特征。针对躁狂状态与抑郁状态的特点，重点对患者进行全面评估，掌握患者病情，根据不同的症状与个体情况，制订个性化护理措施，从安全、生活、症状、用药、预防及健康教育等方面进行护理；通过加强疾病的护理，提高患者的生活质量，减少抑郁症患者自杀、自伤意外事件的发生。

参考文献

[1]　陆林.沈渔邨精神病学[M].6 版.北京：人民卫生出版社，2018.

[2]　许冬梅，马莉.精神卫生专科护理[M].北京：人民卫生出版社，2018.

[3]　刘哲宁，杨芳宇.精神科护理学[M].4 版.北京：人民卫生出版社，2017.

[4]　郝伟，于欣.精神病学[M].7 版.北京：人民卫生出版社，2013.

（和美清）

直通护考
在线答题

第六章　神经症及应激相关障碍患者的护理

学习目标

1. 知识目标

(1) 描述神经症及应激相关障碍的基本概念、治疗原则。

(2) 识别不同类型神经症及应激相关障碍的主要临床表现。

(3) 解释神经症及应激相关障碍的主要病因。

2. 能力目标

能正确评估神经症及应激相关障碍患者的临床资料,判断其存在的护理问题,并制订相应的护理措施。

3. 素质目标

(1) 具有良好的职业道德与慎独精神。

(2) 具有同情心、同理心,能接纳和尊重患者。

第一节　神经症的临床特点

案例引导6-1

患者,女,22岁。近5年来患者出现离家时反复检查是否锁门达三次以上,以确保锁门,但未对此事在意。近1年来,患者症状加重,出现反复多次检查是否锁门;走路会不由自主地数步子,非常关注路面上的线条;一天反复洗手多次,并且每次洗手时间达10 min以上;睡前反复回想白天的某事,以致无法入睡等。患者明知道这种行为是不正常的,但是无法克制,感觉非常痛苦,情绪低落。近日来因为上述症状无法工作,经常担心做错事。遂来我院求治。

请思考:

1. 患者出现了哪些精神症状?

2. 如何对患者进行护理评估?

3. 针对该患者主要的护理措施有哪些?

一、概念

神经症(neurosis)旧称神经官能症(psychoneurosis),不是一个特定的疾病单元,而是包括诸多不一致因素的一大类精神障碍,主要表现为烦恼、紧张、抑郁、焦虑、恐怖、强迫症状、疑病症状或神经衰弱症状等。

神经症是一组精神障碍的总称。虽然神经症各亚型有其不同的临床表现,但都具有以下共同特点:

Note

89

起病可与精神应激或心理社会因素有关;无任何可证实的器质性基础;患者对自己的病有相当的自知力(无法摆脱的精神痛苦),一般均能主动求治;社会功能相对完好,行为一般保持在社会规范允许范围之内;病程多持续迁延或呈发作性。

知识链接

神经症概念的由来

1769 年,神经症(neurosis)一词由苏格兰精神病学家 William Cullen(1710—1790)提出。随后,法国精神病医院革新运动的创始人 Philippe Pinel(1745—1826)提出神经症可能有功能性和器质性的病因,或两者兼而有之。1884 年,Hippolyte Marie Bernheim 认为这是一类心因性功能障碍。20 世纪初,神经症的概念已在西方世界广为流行,并传入中国。至 1980 年,美国《精神障碍诊断与统计手册》第 3 版(DSM-Ⅲ)将神经症一词取消。我国学者对当前神经症概念的巨大变迁采取十分谨慎的态度,沿用至今。

二、分类

《中国精神障碍分类与诊断标准》第 3 版(CCMD-3)、美国《精神障碍诊断与统计手册》第 4 版(DSM-Ⅳ)和《疾病和有关健康问题的国际统计分类》第 10 版(ICD-10)对神经症的分类对照见表 6-1。

表 6-1　CCMD-3、DSM-Ⅳ 和 ICD-10 对神经症的分类对照

分类系统	CCMD-3	DSM-Ⅳ	ICD-10
精神疾病	神经症	焦虑障碍	F4 神经症性障碍、应激障碍和躯体形式障碍
	焦虑症	惊恐障碍、惊恐发作	F41 其他焦虑症
	恐惧症(恐怖症)	恐怖障碍	F40 恐惧焦虑症(恐怖症)
	强迫症	强迫障碍	F42 强迫症
	躯体形式障碍	躯体化障碍、疑病症、未定型躯体形式障碍	F45 躯体形式障碍
	神经衰弱	未定型躯体形式障碍	F48 其他神经官能症
	其他或待分类的神经症	疼痛障碍、现实解体综合征	F48 其他神经官能症

三、流行病学特点

神经症是一组常见的精神障碍,主要见于综合医院的内科及心理咨询门诊等,少有患者就诊于精神科。神经症占门诊患者的 6%～15%,初发年龄为 20～30 岁,40～50 岁患病率最高,一般女性多于男性。世界卫生组织根据各国的调查资料推算,人口中罹患神经症者约为重性精神障碍的 5 倍。神经症的形成与人格特征、精神应激、生活事件、家庭环境、遗传等多种因素相关,随着社会的发展,其发病率逐年上升。由于其妨碍患者正常的工作、学习,患者感到痛苦,严重影响人们的身心健康。

四、临床分型

本病的临床表现复杂多样,现分为以下几种类型。

(一)焦虑症

焦虑症(anxiety)又称焦虑性神经症(anxiety neurosis),是以焦虑、紧张、恐惧情绪为主的神经症,以广泛和持续性焦虑或反复发作的惊恐不安为主要特征,常伴有自主神经系统症状和运动不安等特征,并非由于实际的威胁所致。且其紧张、惊恐的程度与现实情况并不相称。临床分为惊恐发作和广泛性焦虑症两种主要形式。

1. 惊恐发作(panic attack) 又称急性焦虑症。据统计约占焦虑症的41.3%,是一种以反复的惊恐发作为主要症状的神经症。其特点是患者处在无特殊的恐惧性环境时,突然感到一种突如其来的惊恐体验,伴濒死感或失控感,反应强烈,焦虑、紧张明显;患者惊恐万分,似乎死亡迫近,大声呼救,常体会到濒临灾难结局的害怕和恐惧,发作后常迅速终止。惊恐发作时常伴有明显的自主神经功能紊乱的症状,如心悸、呼吸困难、胸闷、胸痛、四肢发麻、出汗、发抖等,一般发作时间短则5~20 min,长则不超过1 h,可反复发作多次。

2. 广泛性焦虑症(generalized anxiety disorder) 又称慢性焦虑症,是焦虑症最为常见的表现形式,是一种以经常或持续存在的焦虑为主要临床表现的神经症。根据ICD-10,诊断广泛性焦虑症必须是至少几周内的大部分时间有焦虑症状,通常已持续6个月以上。主要表现:①精神焦虑:一种缺乏明确对象和具体内容的提心吊胆,虽认识到杞人忧天,但不能控制,患者常有恐慌的预感,终日心烦意乱、忧心忡忡,坐卧不安,有大难临头之感。患者常伴有觉醒度提高,表现为过度的警觉,对外界刺激敏感,容易激惹,对声音过敏,注意难以集中,记忆力下降等。②躯体焦虑:表现为运动不安与多种躯体症状,如搓手顿足,不能静坐,不停地来回踱步,无目的的小动作增多;胸骨后压缩感,气短,肌肉紧张,严重时有肌肉酸痛,多见于肩背部、颈部及胸部肌肉;自主神经功能紊乱,以交感神经系统活动过度为主,如口干、上腹部不适、恶心、吞咽困难、胀气、肠鸣、腹泻、呼吸困难、心悸、胸痛等,此外,患者还可出现早泄、阳痿、月经紊乱等内分泌失调症状。

案例应用
6-1

(二)恐惧症

恐惧症(phobia)又称恐怖症,是以过分和不合理地惧怕外界客观事物或情景为主要表现的神经症。患者明知这种恐惧反应是过分的、不合理的和不必要的,但仍不能防止恐惧发作,发作时往往伴有明显的焦虑和自主神经症状。患者极力回避所害怕的客体或情境,或是带着畏惧去忍受以致影响到正常的工作和生活。恐惧症多数病程迁延,有慢性化发展的趋势,病程越长预后越差。

根据所恐惧的对象不同,目前将恐惧症分为三大类。

1. 场所恐惧症(agoraphobia) 又称广场恐惧症、旷场恐惧症等。这是恐惧症中最常见的一种,约占60%。多起病于25岁左右,女性多于男性。患者主要表现为对某些特定环境的恐惧,如高处、广场、密闭的环境和拥挤的公共场所等,其临床关键特征之一是过分担心处于上述特定环境时没有即刻能用的出口。

2. 社交恐惧症(social phobia) 又称社会焦虑恐惧症。患者主要表现为害怕社交场所和人际接触。在社交场所感到害羞、局促不安、尴尬、笨拙、迟钝,怕成为人们耻笑的对象,进一步影响其姿势或操作。患者害怕被人注视,一旦发现别人注意自己就不自然,表现为面红、不敢抬头、不敢与人对视,甚至觉得无地自容,因此患者极力避免与恐惧对象交往,如不得不与其交往,便会面红、心悸、出汗、颤抖,或举止笨拙、惊慌失措、忐忑不安。社交恐惧症的预后良好,中年后会自行缓解,因为社交的特殊动机随年龄增长而相应减弱了。

案例应用
6-2

3. 特定恐惧症(specific phobia) 主要表现为恐惧场所恐惧症和社交恐惧症中未包括的特定物体或情境,如动物或昆虫(蜘蛛、蛇、鼠等)或鲜血、锐器、打针、外伤、手术及对自然现象产生恐惧(黑暗、雷雨、风等)。

(三)强迫症

强迫症(obsessive-compulsive disorder)是以强迫症状为主要临床表现的一类神经症。其特点是有意识的自我强迫和反强迫,两者强烈的冲突使患者感到焦虑和痛苦;患者体验到观念或冲动是来源于自我,想违反自己的意愿,极力抵抗,却无法控制;患者也意识到强迫症状的异常性,但无法摆脱。强迫症多起病于少年期或成年早期。病程迁延者可以仪式动作为主而精神痛苦减轻,但社会功能严重受损。

根据临床表现将强迫症分为强迫思想和强迫行为两大类。

1. 强迫思想 一些持久的、令人痛苦的想法或情景或心理冲动反复出现,患者能意识到这些想法来自自我而非外界,却不能克制,越企图努力控制,越感到焦虑和痛苦。如患者脑中反复地想一些词或短句,而这些词或句子常是患者所厌恶的;患者对一些常见的事情、概念或现象反复思考,刨根问底,自

Note

知毫无现实意义,但不能自控等。

2. 强迫行为 由强迫怀疑引起的反复检查、反复核对行为。一经采用难以摆脱,久而久之,作用下降,需要更多的重复行为或增加新的仪式动作来缓解内心的不安,稍有违反便惶惶不安,令患者工作效率下降,社会功能受损。如强迫性洗涤,强迫计数,强迫性仪式动作,强迫性缓慢等。

(四) 躯体形式障碍

躯体形式障碍(somatoform disorder)是一种以持久地担心或相信各种躯体症状的优势观念为特征的神经症。患者因躯体不适反复就医,各种医学检查阴性结果和医生的解释均不能打消其疑虑,患者仍坚信其对自身症状的看法,且由于得不到他人的认可,常伴有焦虑或抑郁情绪。尽管症状的发生和生活事件或精神因素密切相关,但患者常否认心理因素的存在,他们也拒绝探讨心理病因的可能,甚至有明显的抑郁和焦虑情绪时也同样如此。躯体形式障碍包括以下五种亚型。

1. 躯体化障碍 一种以多种多样、经常变化的躯体症状为主的神经症。症状可涉及身体的任何系统或器官,最常见的是胃肠道不适(如疼痛、打嗝、反酸、呕吐、恶心等)、异常的皮肤感觉(如瘙痒、烧灼感、刺痛、麻木感、酸痛等)、皮肤斑点,性及月经方面的主诉也很常见,常存在明显的抑郁和焦虑情绪。可有多种症状同时存在。常为慢性波动性病程,并伴有社会、人际及家庭行为方面长期存在的严重障碍,很少能够完全缓解。女性远多于男性,多在成年早期发病。

2. 未分化躯体形式障碍 一种患者症状构成躯体化障碍的典型性不够,具有多样性、变异性特点的神经症。除病程短于 2 年外,符合躯体化障碍的其余标准,应考虑本病。

3. 疑病症 又称疑病性神经症,是一种以担心或确信自己患有某种严重疾病的先占观念为特征的神经症。患者因为这种症状反复就医,各种医学检查阴性结果和医生合理的解释均不能打消其疑虑,常伴有焦虑或抑郁情绪。疼痛是本病最常见的症状,约有 2/3 的患者有疼痛症状;也可表现为广泛而多样的躯体症状,涉及身体许多不同区域;另外患者对身体畸形(虽然根据不足)的疑虑或优势观念也属本病。本病男女均有,无明显家庭特点(与躯体化障碍不同),常为慢性波动性病程。

4. 躯体形式自主神经功能失调 一种主要受自主神经支配的器官或系统(如心血管、胃肠道、呼吸系统等)发生躯体障碍所致的神经症样综合征。本症特征在于明显的自主神经受累,非特异性的症状附加了主观的主诉,以及坚持将症状归咎于某一特定的器官或系统。该症患者在自主神经兴奋症状(如心悸、出汗、面红、震颤)基础上,又发生了非特异的但更有个体特征和主观性的症状,如部位不定的疼痛、烧灼感、沉重感、紧束感、肿胀感等,经检查这些症状都不能证明有关器官和系统发生了躯体障碍。

5. 持续性躯体形式疼痛障碍(persistent somatoform pain disorder) 一种不能用生理过程或躯体障碍予以合理解释的持续、严重的疼痛。该疼痛的发生与情绪冲突或心理社会问题有关,经过系统检查未发现相应主诉的躯体病变。患者因长期持续的又无法缓解的严重疼痛而常伴随焦虑、抑郁情绪以及失眠等症状。病程迁延,常持续 6 个月以上,并使患者社会功能受损。其发病高峰年龄在 30~50 岁之间,女性多见。

(五) 神经衰弱

神经衰弱(neurasthenia)是一种由于长期情绪紧张和精神压力使精神活动能力减弱的神经症。其主要特征是精神易兴奋却又易疲劳,注意难以集中,失眠,记忆不佳,常忘事,不论进行脑力或体力活动,稍久即感疲乏;对刺激过度敏感,如对声、光刺激或细微的躯体不适特别敏感;常伴有紧张、烦恼、易激惹等情绪症状及肌肉紧张性疼痛、睡眠障碍等生理功能紊乱症状,这些症状不能归因于脑、躯体疾病及其他精神障碍。病前多有持久的情绪紧张和精神压力;也偶有突然失眠或头痛起病,无明显原因者。常缓慢起病,病程迁延波动。经及时适当的治疗后多数可好转,病程 2 年以上的慢性患者或合并人格障碍者,预后欠佳。神经衰弱的概念经历了一系列变迁,随着医生对神经衰弱认识的变化和各种特殊综合征和亚型的分型,在美国和西欧已不做此诊断,CCMD-3 工作组的现场测试证明,在我国神经衰弱的诊断也明显减少。

(六) 分离转换障碍

分离转换障碍(dissociation/conversion disorder)旧称歇斯底里症或癔症,是一类由明显精神因素如重大生活事件、内心冲突、情绪激动、暗示或自我暗示作用于易病个体所导致的以分离症状和转换症状为主的精神障碍。临床主要表现为选择性遗忘、情感暴发等精神症状,身份识别障碍,各种形式的躯体症状,而这些症状没有可以证实的器质性疾病为基础。症状具有做作、夸大或富有情感色彩等特点,有时可以暗示诱发,也可由暗示而消失,有反复发作的倾向。常见于青春期和更年期,女性较多。一般预后良好,60%～80%可能在1年内自行缓解。

本病的临床表现甚为复杂多样,现分为以下几种类型。

1. 分离性精神障碍 又称癔症性精神障碍,是指对过去经历与当今环境和自我身份的认知部分或完全不相符合,是癔症较常见的表现形式。根据其临床表现分为分离性遗忘、分离性神游、多重人格、人格解体障碍及非典型分离性障碍等。

2. 转换性躯体障碍 又称癔症性躯体障碍。主要表现为随意运动和感觉功能障碍,但临床检查不能发现内脏器官和神经系统有相应的器质性损害,其症状和体征不符合神经系统解剖生理特征,而被认为是患者不能解决的内心冲突和愿望具有象征意义的转换。

3. 特殊表现形式 如癔症的集体发作、赔偿性神经症、职业性神经症等。

五、诊断标准

1. 症状标准 至少有下列1种症状:①恐惧;②强迫症状;③惊恐发作;④焦虑;⑤躯体形式症状;⑥躯体化症状;⑦疑病症状;⑧神经衰弱症状。

2. 严重标准 社会功能受损或无法摆脱的精神痛苦,促使其主动求医。

3. 病程标准 符合症状标准至少已3个月,惊恐发作另有规定。

4. 排除标准 排除器质性精神障碍、精神活性物质与非成瘾物质所致精神障碍、各种精神病性障碍(如精神分裂症、偏执性精神障碍及心境障碍等)。

六、治疗与预后

神经症的治疗应以心理治疗和药物治疗联合应用。一般来说,药物治疗对于控制神经症的症状是有效的,但由于神经症的发生与心理社会应激因素、个体特征密切相关,病程迁延波动,常因生活事件导致病情反复发作。因此,神经症的心理治疗可能更加重要。系统的心理治疗不仅可改善患者症状,还可能根治部分患者。因此在各型神经症的治疗中,不同患者或同一患者的不同治疗阶段可有所侧重。

1. 心理治疗 心理治疗方法的选择应根据患者的人格特征、疾病类型及治疗者对某种心理治疗方法掌握的熟练程度与经验等。常用的心理治疗方法有心理疏导、行为治疗、认知治疗等,其中行为治疗中的系统脱敏法对焦虑症、恐惧症、强迫症均有良好的效果。

2. 药物治疗 具有精神症状的患者,应用抗精神病药进行对症治疗。治疗神经症的药物种类较多,如抗焦虑药、抗抑郁药、肾上腺素受体阻滞剂等。药物治疗的优点是控制靶症状起效较快,尤其是早期与心理治疗合用,有助于缓解症状,提高患者对治疗的信心,促进心理治疗的效果与患者的遵医行为。但应注意的是许多药物有不同程度的副作用,用药前一定要预先向患者说明,提高患者的依从性,使其坚持治疗。

知识链接

系统脱敏法

系统脱敏法(systematic desensitization)是由美国精神病学家沃尔帕(J. Wope)在二十世纪四十年代创立和发展起来的。这种方法主要是诱导求治者缓慢地暴露出导致神经症焦虑、恐惧的情境,并通过心理的放松状态来对抗这种焦虑情绪,从而达到消除焦虑或恐惧的目的。

操作过程:①进入放松状态;②想象脱敏训练;③现实训练。一般需要6～10次练习,每次历时半小时,每天1～2次,反复训练,直至来访者能在实际生活中运用自如、随意放松。

案例应用
6-6

第二节　神经症患者的护理

神经症患者的症状复杂多样,护理人员要利用会谈和观察的技巧,从生理、心理、社会等多层面了解和评估患者,做出正确的护理诊断,为患者做好整体护理。

一、护理评估

1. 一般情况　评估患者的日常生活情况,如衣着、饮食、睡眠、二便、自理能力等;与周围环境接触如何;对周围的事物是否关心;主动接触及被动接触状况;合作状况。

2. 生理功能评估　评估患者躯体不适情况,包括严重程度、性质,应分清是器质性还是心因性;评估生命体征、睡眠、营养、排泄、月经、躯体各器官功能及生活自理能力等。神经症患者常常有许多心因性的躯体形式障碍,这主要是心理痛苦在躯体的表现,没有器质性的改变。在评估患者的睡眠、营养、水和电解质平衡、食欲、躯体各器官功能时,对患者的躯体不适主诉要分清是器质性还是功能性,以便做出正确的处理。

3. 心理社会评估

(1)心理功能方面:心理功能的评估主要是评估患者的精神症状。①有无意识的心理冲突;②有无精神痛苦,没有精神痛苦就根本不是神经症;③有无记忆力及注意力下降等。另外,还要注意评估患者的个性特点、应激方式。

(2)社会功能方面:主要评估患者的人际交往能力是否受损。

(3)家庭与环境方面:评估患者家属对患者所持的态度;患者幼年时所受的教育、生活的环境、父母的教养方式、家庭经济状况、婚姻状况、子女、生活及工作学习环境等情况、直系亲属心理、生理健康状况以及患者的社会支持系统等资源。

二、护理诊断

1. 焦虑　与紧张担心、不愉快的观念反复出现有关。

2. 恐惧　与所害怕的客体或无法控制恐惧的情绪有关。

3. 失眠　与焦虑等不良情绪引起的生理症状有关。

4. 社会交往障碍　与缺乏自信、依赖心理、耻辱心理、回避行为有关。

5. 感知觉紊乱　与躯体化症状有关。

6. 皮肤完整性受损　与强迫性洗涤有关。

三、护理目标

(1)患者能宣泄自己的情绪,患者的紧张、焦虑、抑郁等负性情绪减轻或消失。

(2)患者对自身的个性特点、思维方式、情感体验状况有较客观的认识,因而能领悟到心理社会因素与疾病的关系。

(3)患者睡眠质量得到改善。

(4)患者能够与他人建立良好的人际关系,社会功能基本恢复正常。

(5)患者躯体的不适感减轻或消失。

(6)患者皮肤完整,无破损。

四、护理措施

1. 安全护理　应为患者提供安全舒适的环境,减少外界刺激,病房内避免存放危险工具,避免患者接触一切危险物品,专人看护,定期实施检查。

2. 生理功能方面护理 创造良好的睡眠环境,安排合理的作息时间,使患者养成良好的睡眠习惯等。教会患者促进入睡的方法,如用温水泡脚等。另外,患者可能会有食欲减退、体重下降等情况,其原因可能是抑郁、焦虑等负性情绪和胃肠不适、便秘、腹胀等躯体不适所致。因此,护士要对患者进行解释,使患者能有正确的认识,鼓励患者进食,帮助患者选择易消化、营养丰富和色香味俱佳的食物。鼓励便秘患者多喝水,多吃蔬菜水果,适当运动,养成每天排便的好习惯。患者可能因躯体不适的症状、抑郁情绪等忽视个人卫生,也可因仪式动作、强迫行为等导致生活自理能力下降,护士应耐心协助患者做好头发、皮肤等护理。

3. 心理功能方面护理

(1)建立良好的护患关系:以真诚、理解、接纳的态度对待患者。当患者述说躯体不适时,要耐心倾听,并认真进行体格检查,不要轻易否定症状的存在。因为对患者而言,其症状是真实的,并非自己可以控制的。选择适当的时机,结合正常的检查结果,使患者相信其不适并非器质性病变所致。

(2)鼓励患者表达自己的情绪和不愉快的感受:当患者表达自己的情绪和感受时,有助于释放内心的焦虑。护士要态度和蔼,注意倾听患者的心声,提问要简单,着重当前问题。对不太合作的患者,护士应耐心等候,给患者足够的时间以做调整,以温和的态度面对,或择期再询问;患者愿意诉说时,要及时给予鼓励,逐步深入,帮助患者识别自己的焦虑情绪。此后,再逐步引导患者接受自己的负性情绪,共同来寻找出负性情绪发生前有关的事件,进一步探讨应激源和诱因。帮助患者认识自己的负性情绪,也有利于护士发现患者的心理问题,制订相应的护理措施。

(3)协助患者获得社会支持:帮助患者认清现有的人际资源,扩大社会交往的范围,使患者的情绪需求获得更多的满足,并可防止或减少患者使用身体症状来表达情绪的倾向。同时,协助患者和家庭维持正常的角色行为。做好家属工作,争取家庭和社会的理解与支持。护士应协助分析患者可能的家庭困扰,确认正向的人际关系,并对存在的困扰进行综合分析,寻求解决方法,如夫妻治疗或家庭治疗等。还可鼓励患者发展新的社会支持系统。

(4)帮助患者学会放松技术:如慢跑、深呼吸、静坐、听音乐、练气功、自我催眠等。强迫症患者可以应用森田疗法的顺其自然的理念,减轻强迫思想和强迫行为所致的痛苦体验。

知识链接

森田疗法

森田疗法又称禅疗法,是由日本东京慈惠会医科大学森田正马教授(1874—1938)创立,取名为神经症的"特殊疗法"。1938年,森田正马教授病逝后,他的弟子将其命名为"森田疗法"。"顺其自然、为所当为"是森田疗法的基本治疗原则。消除思想矛盾,并对疑病素质的情感施加陶冶锻炼,使其摆脱疾病观念,针对精神交互作用这一症状发展的机制,顺应注意、情感等心理状况来应用措施,并按照患者的症状和体会,经常使之体验顺从自然。森田疗法不提倡追溯过去,而是要重视当前的现实生活,是通过现实生活获得体验性认识,像健康人一样生活,在生活中获得体验性的认识、启发,顺应情绪的自然变化,努力按照目标行动。

4. 健康教育 指导患者认识到个性特点与疾病的关系,使患者对神经症的发作有正确的认识,消除模糊观念引起的焦虑、抑郁情绪,纠正错误观念。教会患者学会正确处理问题的方法,学会处理人际关系,调整不良情绪以增强心理承受和适应能力;指导家属了解疾病相关知识,使家属理解患者的痛苦和困境,配合治疗护理,既要关心和尊重患者,又不能过分迁就或强制,帮助患者合理安排生活、工作,恰当处理与患者的关系,减少不良因素的刺激,并要做好患者出院后的心理照护,教会家属帮助患者恢复社会功能,防止复发。

五、护理评价

(1)患者神经症症状减轻或好转。

（2）患者能使用恰当的心理防御机制及应用技巧,减轻不适感觉。

（3）患者能与他人建立良好的人际关系。

（4）患者正确认识疾病,采取合适的处理措施和行为。

（5）患者基本的生理及心理需要得到满足。

（6）患者社会功能基本恢复。

第三节　应激相关障碍及其护理

案例引导6-2

患者,男,27岁,高中文化,未婚。患者曾是摩托车手,喜欢飙车。2017年初,他交了一个女朋友,感情很好。半年以后,女友认为飙车太危险,坚决反对,可患者认为飙车刺激,自己非常喜欢,不忍放弃。为此,女友经常和他争吵。2005年底,他又要飙车,女友竭力阻止,但他非去不可,情急之下,女友抢走了他的大马力摩托车,并骑上车飞驰而去。由于技术不好,车速太快,开出不远就撞上了一辆汽车,结果车毁人亡。血淋淋的场面就发生在他眼前,令他悲痛欲绝,几乎崩溃。近半年来,他会经常回忆女友撞车的惨景,始终认为是自己杀了女友,内疚不已。近一个月来,患者感到食欲不振,睡眠不好,常做噩梦,经常想到活在世上太痛苦,不如跟随女友一死了之。

请思考:

1. 患者出现了哪些精神症状?

2. 如何对患者进行护理评估?

3. 针对该患者主要的护理措施有哪些?

一、概念

应激(stress)是机体通过认识、评价而觉察到应激源的威胁时,引起的心理、生理改变的过程,是个体适应和应对威胁或挑战的过程。应激源(stressor)是指需要个体动员自身的心理、生理资源或外部资源进行调节,重新加以适应的生活境遇的改变和环境改变,也称应激性生活事件。应激源可以影响个体,也可影响整个家庭甚至整个社区。

通常应激引起的防御反应是一种保护机制,不一定引起病理改变过程,只有应激反应超出一定强度或持续时间超过一定限度,并对个体社会功能和人际交往产生影响时,才构成应激障碍。应激相关障碍是一组主要由心理、社会(环境)因素所致的精神障碍,也称反应性精神障碍,包括急性应激障碍、创伤后应激障碍、适应障碍等。其共同特点:①心理社会因素是发病的直接原因;②症状表现与心理社会因素的内容有关;③病程、预后与精神因素的消除有关;④病因大多为剧烈或持久的精神创伤因素。

引起应激相关障碍的易感因素:①创伤前变量:焦虑或抑郁个人史和(或)家族史,既往创伤史如儿童期受歧视、受虐待、被遗弃、性创伤等,女性、平均水平以下的智商、神经质等。②围创伤期变量:创伤性事件发生后个体的精神和躯体反应情况,个体的认知和社会支持程度等。③创伤后变量:人格特征、社会支持、事后干预的及时性和有效性、创伤性事件后遭受的其他负性生活事件等。

当病因消除或改变环境后,长期的预后与疾病本身的特点密切相关,多数情况下,应激相关障碍随时间的推移及应激源的消退而逐渐恢复;部分发生于儿童期的应激相关障碍患者,症状可持续整个青春期;创伤后应激相关障碍预后最差,部分患者迁延不愈,或症状残留,慢性化甚至终生不愈。

调查发现,50%以上的女性和60%以上的男性一生中会经历一次严重的精神应激性事件。但经历应激性事件后,应激相关障碍的发生率存在很大差异。国外研究显示,经历过应激性事件的个体,多数会出现明显的心理反应，6%～33%的个体会出现应激相关障碍。

应 激

应激(stress)一词在物理学上译为压力、应力，原意是指一个系统在外力的作用下竭尽全力对抗时的超负荷状态。1936年加拿大生理学家塞里(Selye)将这个词引入生物学领域，提出了应激学说。

二、病因与发病机制

应激相关障碍的发病机制比较复杂，至今仍未完全阐明。一般认为，机体处于应激状态时可通过中枢神经系统、神经生化系统、神经内分泌系统、免疫系统等相互作用，影响机体内环境平衡，引起各器官功能障碍、组织结构变化，从而导致各类应激相关障碍的发生，出现一系列生理、心理的改变。生理方面表现为心率增快、呼吸急促、血压增高、肌肉紧张、出汗、尿频；认知方面表现为记忆力下降、注意不集中；情感方面表现为情绪不稳、焦虑不安、紧张恐惧；行为方面表现为兴奋激越或意志行为减退。

三、临床表现

(一) 急性应激障碍(acute stress disorders)

以急剧、严重的精神打击为直接原因。在受到刺激后立刻(多在1h之内)发病。表现为强烈恐惧体验的精神运动性兴奋，行为有一定的盲目性；或者为精神运动性抑制，甚至木僵。如果应激源被消除，症状往往历时短暂，一般在几小时至几周内症状消失，恢复后对病情可有部分或大部分遗忘，难以全面回忆。但预后良好，可缓解完全。本病可发生于任何年龄，但多见于年轻人，男女发病率相近。

(1) 急性应激障碍的应激源多种多样，包括以下几种。

①严重的生活事件：如严重的交通事故；亲人的突然死亡，尤其是配偶或子女；遭受歹徒袭击；被奸污或家庭财产被抢劫等。

②重大的自然灾害：如特大山洪暴发；大面积火灾或强烈地震等威胁生命安全的伤害。

③战争场面：关于二战时期的报道称，当交战双方进行短兵相接的激烈战斗后，有的士兵在出现强烈的恐怖体验后发病。

(2) 急性应激障碍的临床表现大致分为以下几种。

①反应性朦胧状态：患者主要表现为定向障碍，对周围环境不能清楚感知，注意狭窄。

②反应性木僵状态：临床主要表现为以精神运动性抑制为主，对外界刺激毫无反应，呈木僵状态或亚木僵状态。大多有不同程度的意识障碍。

③反应性兴奋状态：表现为伴有强烈情感体验的精神运动性兴奋，内容往往与精神创伤有密切联系，并伴有相应情感反应。

④急性应激性精神病：以妄想或严重情感障碍为主，反应内容与应激源密切相关，易被人理解。

急性或亚急性起病历时短暂，一般在1个月内恢复，经治疗预后良好。以上症状可单独出现，也可混合出现，不同患者的表现有较大差异。

(二) 创伤后应激障碍(posttraumatic stress disorder, PTSD)

创伤后应激障碍也称延迟性应激障碍，指由异乎寻常的威胁性或灾难性生活事件(如战争、地震、被强暴、凶杀等)导致个体延迟出现和长期持续存在的精神障碍。事件发生后数周内发病，一般不超过6个月。其精神障碍主要表现：①反复重现创伤性体验；②回避对既往创伤环境或事件的回忆；③认知和心境的负性改变；④警觉性增高。大多数患者1年内恢复，少数患者经久不愈而成为持久性精神病态。患者自身的人格特征、个人经历、社会支持等是影响病程迁延的因素。有报道称创伤后应激障碍终生患病率为1%～14%，有关高危人群的研究表明创伤后应激障碍的患病率为3%～58%，女性约为男性的2

案例应用
6-7

倍。

创伤后应激障碍的临床表现包括以下几种。①侵入性症状群:表现为无法控制地以各种形式重新回忆创伤经历和体验。有三种形式:反复出现的以错觉、幻觉构成的创伤性事件的重新体验,即"闪回";内容清晰的、与创伤性事件明确关联的梦境(梦魇);接触与创伤性事件相关联或相似的事件或场景时,如事件发生的周年纪念日、相近的天气及各种场景因素等,都可促发患者出现强烈的心理痛苦和生理反应。②持续性回避:对与创伤有关的事物采取主动回避的态度。回避的对象不仅限于具体的场景与情境,还包括有关的想法、感受及话题,不愿提及有关事件,避免有关的交谈,在创伤性事件后媒体访谈及涉及法律程序的取证过程往往会给当事人带来极大的痛苦。③认知和心境的负性改变:主要表现为无法记住创伤性事件的某个重要方面或对创伤原因或结果出现持续认知歪曲,患者出现持续负性情绪状态。④警觉性增高:患者可表现出入睡困难或睡眠不深,易激惹、集中注意困难及过分地担惊受怕等。少数患者可有人格改变或有神经症病史等附加因素,从而降低了对应激源的应对能力或加重疾病过程。精神障碍延迟发生,在遭受创伤后数日甚至数月后才出现,病程可长达数年。

> ### 知识链接
>
> ### 闪 回
>
> 闪回也称短暂"重演"性发作,即在无任何因素或相关物的影响下,创伤情景经常不由自主地出现在患者的联想和记忆中,或使患者出现错觉、幻觉,仿佛又完全置身于创伤性事件发生时的情景,重新表现出事件发生时所伴发的各种强烈情感反应和明显的生理反应。

(三) 适应障碍(adjustment disorder)

适应障碍是指因为明显的生活改变或环境变化而产生的短期、轻度的烦恼状态和情绪失调状态,常伴有一定程度的行为变化,通常不出现精神病性症状。发病多在应激源发生后的1～3个月内出现。一般较轻,持续时间不长(不超过6个月),随应激源的消除和应付能力的改善而恢复。

适应障碍的发生是心理社会应激因素与个体素质共同作用的结果。其中心理社会应激因素主要包括某些明显的生活变化或与应激源密切相关,如更换新的工作、移居国外、亲人去世、离婚、离退休、失业或转学等;而个体素质主要指应付方式单调生硬,既往生活经历不足,个体遭受应激时处于生理功能相对虚弱期等。

适应障碍的患者临床表现多种多样,主要为情感障碍,或出现不良行为、生理功能障碍而影响生活。成年人多表现为抑郁症状,青少年多表现为品行障碍,儿童则多表现为退缩现象,如尿床、幼稚语言等。根据临床症状的不同,可分为以下几种类型。

1. 以焦虑、抑郁等情感障碍为主的抑郁型和焦虑型

(1)抑郁型适应障碍:表现为情绪不高,对日常生活丧失兴趣、自责、无望无助感,可伴睡眠障碍、食欲减退、体重减轻。其程度常较重性抑郁轻,迟滞现象不明显,有激越性抑郁的特点。此型是成人中最常见的适应障碍表现。

(2)焦虑型适应障碍:紧张不安,担心害怕,神经过敏,可有心慌、呼吸短促、窒息感,有的患者表现为抑郁、焦虑的混合状态。

(3)混合型适应障碍:表现为抑郁和焦虑的综合症状。

2. 以适应不良行为为主的品行障碍型和行为退缩型

(1)品行障碍型适应障碍:常见于青少年,表现为一些品行障碍与社会适应不良行为,如逃学、斗殴、偷盗、说谎、物质滥用、离家出走、过早性行为等。

(2)行为退缩型适应障碍:常见于儿童,如出现幼稚语言、尿床、吸吮手指等退行性行为,以及含糊的躯体症状。

3. 生理功能障碍 以上类型均可出现生理功能障碍,如睡眠不佳、食欲不振、头痛、疲乏、胃肠不适等症状,同时可因适应不良行为而影响日常活动,导致社会功能受损。

四、治疗

应激相关障碍的治疗主要为心理治疗与药物治疗相结合。治疗的关键在于尽可能去除精神因素或脱离引起精神创伤的环境,转移或消除应激源;改善个体素质如不良认知方式、行为模式等。

1. 心理治疗 主要的治疗手段。根据患者病情的特点,选用指导性咨询、支持性心理治疗、精神分析治疗、认知行为治疗等方法;通过疏泄、解释、支持、鼓励、指导等手段,帮助患者摆脱痛苦,认识疾病,面对现实,配合治疗,提高适应能力。

2. 药物治疗 对于精神症状明显的患者,需要用药物治疗进行对症处理,为心理治疗打好基础。抑郁、焦虑症状严重的时候可考虑应用药物治疗作为辅助治疗手段。对焦虑、恐惧不安者,可使用抗焦虑药;对抑郁症状突出者,可选用丙米嗪、阿米替林或选择性 5-羟色胺再摄取抑制剂(SSRIs)等抗抑郁药;对有妄想、幻觉、兴奋躁动者可短期应用抗精神病药。症状消失后可继续服药数周再停药。

3. 其他治疗 对于严重抑郁、有自杀自伤行为,或明显冲动、有伤人毁物行为的患者,可采用电休克治疗,以迅速控制症状,保证患者和周围人员的安全。对于木僵、抑郁等进食较差的患者,可给予补充营养、纠正水和电解质平衡等支持疗法。

五、应激相关障碍患者的护理

（一）护理评估

应激相关障碍患者的护理评估主要包括对患者的心理、生理、社会行为及应激源等方面的评估,尤其应注意患者有无危及生命和安全的行为存在,如自杀、自伤、拒食、拒水、冲动、伤人等。对应激源、应对方式、人格特征的评估则有助于选择针对性的护理措施。

1. 应激源评估 评估应激源的发生原因、种类、强度、持续时间、发生频率、当时情景、与患者的切身利益关系是否密切、与疾病发生的关系等。

2. 精神状况和行为方式评估

（1）评估患者精神状况:包括感知觉症状,如有无幻觉、妄想等;情感状态,如有无抑郁、焦虑、恐惧、淡漠等;意识状态,如有无急性意识障碍等。

（2）评估患者行为方式:有无现存或潜在的冲动、伤人、自杀、自伤、木僵等行为,有无品行障碍等行为。

3. 生理功能评估 评估患者身体的一般情况和各器官的功能水平,以及营养、饮食、睡眠和二便等情况。

4. 心理应对方式和认知评估 评估患者平时对压力、对应激源的处理方式、处理所需时间,患者对应激源的认识、对该疾病的态度。

5. 社会功能评估 评估患者的人际交往能力、日常生活能力、职业功能、社会角色等状况;评估患者社会支持来源、强度、性质和数量,以及患者家属对本病的认识情况、对患者的态度等。

（二）护理诊断

急性应激障碍患者的护理诊断与强烈的应激刺激、应对机制不良有关;创伤后应激障碍患者的护理诊断与所发生的事件超出一般人承受的范围,遭受躯体和心理社会的虐待,经历多人死亡的意外事故,被强暴,面临战争,目击断肢、暴力死亡或其他恐惧事件,感受到自己或所爱者的严重威胁和伤害等有关;适应障碍患者的护理诊断与明显的生活改变或环境变化有关。

1. 强暴创伤综合征 与被强暴有关。

2. 迁居应激综合征 与居住环境有关。

3. 有自杀、自伤的危险 与应激源引起的焦虑、抑郁情绪有关。

4. 有暴力行为的危险 与应激源引起的兴奋状态、冲动行为有关。

5. 有受伤的危险 与意识范围狭窄、兴奋躁动、行为紊乱有关。

6. 有营养失调的危险 与生活不能自理有关。

7. 睡眠形态紊乱　与应激源导致的情绪不稳、主观感觉不安、无法停止担心、环境改变、精神运动性兴奋有关。

8. 个人应对无效　与应激持续存在有关。

9. 焦虑　与长期面对应激源、主观感觉不安、无法停止担心有关。

10. 恐惧　与经历强烈的应激、反复出现闯入症状有关。

11. 自理能力下降　与应激源导致行为紊乱或行为退缩有关。

12. 社交能力受损　与应激源引起的行为障碍有关。

13. 无效性角色行为　与家庭冲突、应激、不实际的角色期望、支持系统不足有关。

14. 感知改变　与应激源引起的反应有关。

15. 思维过程改变　与应激源引起的对周围环境认知的不正确有关。

（三）护理目标

（1）患者不发生自杀、自伤、伤人行为，未造成走失、跌伤后果。

（2）患者在自理能力下降期间的基本生理需要能得到满足。

（3）患者情绪稳定，无焦虑、恐惧、紧张等不良情绪。

（4）患者能正确认识应激源，学会正确应对。

（四）护理措施

应激相关障碍的护理包括生理、心理和社会功能等多方面的综合护理，由于应激源不同、患者临床表现不同，因此不同类型患者的护理措施也各有侧重。对急性应激障碍发作期的患者，护理的重点在于保障患者的安全、满足患者的基本生理需要以及稳定患者情绪；对缓解期患者主要在于增强其应对能力。对创伤后应激障碍患者的护理，疾病早期以保障患者安全、消除情绪障碍为主，后期则以帮助其建立有效应对机制为主。对适应障碍患者的护理主要在于帮助患者提高对应激源的应对能力。

1. 脱离应激源　由于应激相关障碍的病因较为明确，均为应激源引起，因此对于应激相关障碍，最首要的护理措施是帮助患者尽快消除精神因素或脱离引起精神创伤的环境，包括对患者康复后生活或工作方面的指导或安排、必要时重新更换工作岗位、改善人际关系、建立新的生活规律等，以转移或消除应激源，最大限度地避免进一步的刺激和丧失。给患者提供安静、宽敞、温度适宜、色彩淡雅、陈设简单以及安全的环境，减少各种不良环境因素对患者的刺激和干扰。由于应激相关障碍患者富有暗示性，不宜将此类疾病患者安排在同一房间，以免增加新症状或使原有症状加重。通过脱离应激源，减弱不良刺激对患者的作用，可消除患者的创伤性体验，加速症状缓解。

2. 安全护理　急性应激障碍患者可由于意识障碍、精神运动性兴奋、精神运动性抑制等症状导致跌倒、出走、伤人、自伤等安全问题；创伤后应激障碍患者和适应障碍患者常因情绪低落导致自杀、自伤行为。因此对于应激相关障碍患者需严加观察和护理，防止出现各种安全问题。具体护理措施如下所示。

（1）评估患者意识障碍的程度。

（2）密切观察患者的各种表现，注意有无自杀、自伤、暴力行为的征兆出现，一旦发现应立即采取措施，保证患者及周围人员安全。

（3）提供安全舒适的环境：将患者安置于便于观察的房间，并保证房间内设施安全、光线明亮、整洁舒适、空气流通。对各种危险物品如刀、剪刀、绳索、药物、玻璃等尖锐物品需妥善保管。定期进行安全检查，发现危险物品或安全隐患要及时处理，杜绝一切不安全因素。

（4）对有自杀倾向的患者，需加强沟通，掌握其病情、心理活动的变化，并利用各种机会争取动摇或取消患者的自杀意念，患者的活动范围要控制在护理人员视线范围内，避免患者独处，必要时需专人陪护，尤其在夜间、节假日等容易发生自杀行为的时段，更要严加防范。

（5）当患者出现严重的精神运动性兴奋导致行为紊乱、冲动时，给予适当的保护性约束，以保障患者安全。

（6）对意识障碍患者加强观察和护理，限制患者的活动范围，防止走失、跌伤或受其他患者的伤害。

3. 生理护理

（1）维持营养和水、电解质平衡：应激相关障碍患者常由于抑郁情绪不思饮食，或者处于木僵、退缩状态而拒绝进食，导致患者的营养状况较差。因此，保证患者正常进食，维持营养和水、电解质平衡是生理护理工作中非常重要的一项。护理人员应了解患者的饮食习惯，尽可能满足患者口味以提高患者食欲；也可安排患者与其他患者集体进餐，或采取少量多餐的方式提高患者食欲。对抑郁甚至退缩、木僵的患者必要时需专人护理并协助喂饭，必要时可遵医嘱行鼻饲饮食或静脉补液，以维持营养和水、电解质平衡。

（2）改善睡眠：睡眠障碍是应激相关障碍患者较为常见的症状，合并抑郁或焦虑情绪的患者睡眠障碍更为突出。因此改善患者睡眠是一项重要的护理工作。建立良好的护患关系，加强沟通，了解患者心理问题，帮助患者认识失眠，纠正不良睡眠习惯，重建规律、有质量的睡眠模式。

（3）协助料理个人生活：应激相关障碍患者因木僵或退缩状态常丧失自理能力，甚至穿衣、吃饭、如厕都无法正常进行。因此需护理人员对其提供帮助，如按时洗脸、洗脚、定期沐浴、理发、更衣、整理被褥等，应尽量引导患者自己完成，以免形成依赖。对于终日卧床、完全不能自理的患者，护理人员需做好各项基础护理，包括口腔护理、皮肤护理、会阴护理等，保障患者的各项基本生理需要得到满足。当患者病情逐渐缓解，意志、行为逐步增强时，鼓励患者自行料理个人卫生。

4. 心理护理

（1）建立良好的护患关系：这是实施心理护理的基础。只有与应激相关障碍患者建立良好的沟通合作关系，心理干预技术才能得到有效实施，从而达到干预的最佳效果。具体措施：①主动接触患者，关怀、体谅、尊重患者，接纳患者的病态行为，无条件关注；②耐心倾听，不催促或打断患者谈话；③操作前耐心解释，减少刺激；④运用非语言沟通技巧如安静陪伴、抚触、鼓励关注的眼神，以传达护士的关心和帮助。

（2）给予支持性心理护理：对于急性期患者给予支持性心理护理，使患者的情感得到释放和宣泄，使其情绪尽快稳定。具体措施：①保持与患者密切接触：每日定时或治疗护理过程中随时与患者交谈。②鼓励表达：鼓励患者倾诉发病时的感受和应对方法。③认同接纳：认同患者当前的应对方式，强调患者对应激源的感受和体验完全是一种正常的反应。④合理解释、指导：对患者症状进行解释，帮助患者认识了解疾病，解除患者思想顾虑，使患者树立战胜疾病的信心；对疾病的发生、发展进行适当介绍，帮助患者分析病情，鼓励、指导患者正确对待客观现实。⑤帮助宣泄：鼓励患者描述、联系、回忆及重新体验创伤性经历等；讨论创伤性事件，减少患者可能存在的自我消极评价；鼓励患者采取适当的方式自我发泄，但不过分关注。⑥强化疾病可以治愈的观念。⑦鼓励患者参加活动：安排合适的活动，让患者多与他人交往以分散对创伤体验的注意，减轻孤独感和回避他人、环境的行为。

（3）帮助患者纠正负性认知：帮助患者找到自己的负性自动思维，告诉患者其认知评价（即各种想法）是如何导致不良情绪反应和行为表现的，指导患者通过与现实的检验，帮助患者发现自己的消极认知和信念是不符合实际的，并找出认知歪曲与负性情绪的关系，从而矫正这些认知障碍。

（4）暴露疗法技术：暴露可以通过想象实现，也可以是真正进入某种情境，如在车祸后重新乘车或驾驶车辆，让患者面对与创伤有关的特定的情境、人、物体、记忆或情绪。反复的暴露可使患者认识到他所害怕和回避的场所不再危险，以帮助患者面对痛苦的记忆和感受，控制情绪，理性处事，正视现实，最大限度地消除不合理理念。

（5）帮助患者学习应对技能：①教会患者管理焦虑的方法，如放松训练、呼吸训练、自信训练等。②帮助患者学习以问题解决法处理压力情景。③帮助患者学会处理应激的各种积极、有效的认知和行为技能，并在实际生活中积极应用。积极有效的认知和行为技能包括选择性忽视、选择性重视、改变原有的价值系统、改变愿望满足的方式、降低自己的期望值及转移刺激等。④帮助患者运用社会支持系统应对应激，以减轻应激反应，促进身心康复。

5. 家庭干预　帮助患者及家属学习疾病知识，帮助家属理解患者的痛苦和困境，指导家属协助患者合理安排工作、生活，恰当处理与患者的关系。

6. 药物护理 遵医嘱给予相应治疗药物,如抗焦虑药、抗抑郁药、抗精神病药等,帮助患者了解和自行观察药物的作用和不良反应。

（五）护理评价

（1）患者是否发生自杀、自伤、冲动、伤人行为,是否造成跌伤、走失后果。

（2）患者的生理需要是否得到满足。

（3）患者能否正确认识和应对应激源。

（4）患者是否学会调整和控制情绪。

（5）患者的适应能力是否改善。

🏥 小 结

神经症作为一组常见的精神障碍,主要见于综合医院的内科、神经科、中医科及心理咨询门诊,很少有患者到精神科就诊。神经症是一组精神障碍的总称,主要表现为烦恼、紧张、抑郁、焦虑、恐怖、强迫症状、疑病症状或神经衰弱症状等。其起病多与人格特征或精神应激有关;体格检查不能发现脑器质性病变或躯体疾病作为临床症状的基础;患者自知力大多良好,有痛苦感,有求治要求;社会功能相对完好,行为一般保持在社会规范允许范围之内;病程多持续迁延或呈发作性。形成神经症的原因有人格特征、应激源、家庭环境、遗传等。神经症的治疗方法有很多,总体可分为两大类,即药物治疗和心理治疗。两种方法常可结合使用,在不同的患者或同一患者不同的治疗阶段可有所侧重。神经症的护理重点在于心理护理,指导患者正确认识神经症,认识到个体特征与疾病的关系,掌握有效的应对方式,从容面对生活中可能发生的应激源。让患者掌握一到两种心理放松技巧。护士可参与治疗方案的探讨并对家属进行健康教育。

应激相关障碍是一组主要由心理、社会（环境）因素所致的精神障碍,也称反应性精神障碍,包括急性应激障碍、创伤后应激障碍、适应障碍等。其共同特点:①心理社会因素是发病的直接原因;②症状表现与心理社会因素的内容有关;③病程、预后与精神因素的消除有关;④病因大多为剧烈或持久的精神创伤因素。治疗主要为心理治疗与药物治疗相结合。治疗的关键在于尽可能去除精神因素或脱离引起精神创伤的环境,转移或消除应激源;改善个体素质如不良认知方式、行为模式等。应激相关障碍的护理包括生理、心理和社会功能等多方面的综合护理,由于应激源不同、患者临床表现不同,因此不同类型患者的护理措施也各有侧重。对急性应激障碍发作期的患者,护理的重点在于保障患者的安全、满足患者的基本生理需要以及稳定患者情绪;对缓解期患者主要在于增强其应对能力。对创伤后应激障碍患者的护理,疾病早期以保障患者安全、消除情绪障碍为主,后期则以帮助其建立有效应对机制为主。对适应障碍患者的护理主要在于帮助患者提高应对能力。

🏥 参考文献

［1］ 郝伟,陆林.精神病学［M］.8 版.北京:人民卫生出版社,2018.

［2］ 刘哲宁,杨芳宇.精神科护理学［M］.4 版.北京:人民卫生出版社,2017.

［3］ 雷慧.精神科护理学［M］.3 版.北京:人民卫生出版社,2014.

（肖艳萍）

直通护考
在线答题

Note

第七章　器质性精神障碍患者的护理

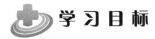

学习目标

1. 知识目标

（1）描述器质性精神障碍的概念和分类。

（2）识别不同类型器质性精神障碍的主要临床表现。

（3）解释不同类型器质性精神障碍的主要病因。

2. 能力目标

评估患者整体情况，针对患者的临床特征实施相应的护理措施。

3. 素质目标

（1）具有良好的职业道德。

（2）具有同情心、同理心，能尊重患者。

扫码看PPT

　　器质性精神障碍（organic mental disorder）是指由脑部疾病、脑损伤或躯体疾病引起的一组精神障碍的总称。前者称为脑器质性精神障碍，包括脑变性疾病、脑血管病、颅内感染、脑外伤、颅内肿瘤、癫痫等所致精神障碍。后者是由脑部以外的躯体疾病引起的，如躯体感染、内脏器官疾病、内分泌疾病等。因此，脑器质性精神障碍与躯体疾病所致精神障碍既有区别，又有一定的联系。随着人口老龄化快速发展及医疗技术的不断进步，器质性精神障碍有增多的趋势，护理人员无论在精神专科医院，还是在综合医院都可能遇到器质性精神障碍患者，这要求护理人员不仅要掌握常见器质性精神障碍的病因和临床特征，而且要掌握其护理要点。

第一节　概　　述

一、器质性精神障碍的临床特征

　　器质性精神障碍的临床特征多种多样，主要取决于起病缓急、病变部位及范围和脑功能损害的广泛程度，而不是取决于病因的特异性，分为急性器质性精神综合征和慢性器质性精神综合征。急性器质性精神综合征的基本特征为迅速发生的意识障碍，多由感染、中毒、代谢紊乱等急性脑功能失调引起。由于意识障碍程度和伴随症状的不同，其大致可分为谵妄和痴呆两种表现形式。慢性器质性精神综合征多见于颅内感染、酒精或重金属中毒、严重或反复的颅脑损伤、颅内占位性病变、脑退行性病变、脑血管病、缺氧性脑病、代谢障碍和维生素缺乏症等。此外，器质性精神障碍患者都具有躯体体征及实验室阳性结果。

二、常见综合征

　　器质性精神障碍在临床上主要表现为谵妄、痴呆、遗忘综合征、器质性幻觉症、器质性妄想障碍、器

Note

103

质性心境障碍等。下面着重介绍谵妄和痴呆这两种最常见的临床综合征。

（一）谵妄

谵妄（delirium）是指起病急、病程短、病情发展迅速、预后较好的认知障碍，常有定向障碍，是在意识清晰度下降的基础上出现意识内容的障碍，表现为注意、知觉、思维、记忆、精神运动性行为、情绪障碍和睡眠-觉醒周期紊乱。谵妄是器质性疾病的常见并发症，据调查，急诊入院的老年患者中，有24%～65%的患者在住院过程中会出现谵妄。谵妄通常起病急，多见于夜间发作，症状变化大，一般持续数小时或数天。具体临床表现如下所示。

1. 临床表现

（1）意识障碍：谵妄的核心症状主要是意识清晰度下降，患者出现神志恍惚、注意不集中、对周围环境与事物的觉察清晰度降低等。根据原发病的性质和严重程度，谵妄变化幅度较大，轻度仅有嗜睡，中度呈意识混浊状态，重度可达昏迷。意识障碍的严重程度在24 h内有显著的波动，呈现昼轻夜重的特点（又称"日落效应"），由于患者注意涣散，多出现周围环境定向障碍，严重者还可出现自我定向障碍。

（2）错觉和幻觉：谵妄最常见的症状，多以恐怖性的错视和幻视为主。例如将绳子看成蛇，房顶出现来回跑动的人。因此，临床上对表现为幻视的患者要考虑器质性精神障碍的可能。

（3）思维障碍：主要表现为思维不连贯，言语混乱，如"蚂蚁……光……楼房……虫子"。临床上注意与思维破裂相鉴别，要注意谵妄状态下的思维不连贯是在意识障碍的基础上出现的。

（4）心境异常：情绪异常突出，多表现为恐惧、焦虑、抑郁、愤怒、欣快等症状。

（5）记忆障碍：以即刻记忆和近记忆障碍最为突出，特别是对新近发生的事情难以识记。

（6）睡眠-觉醒周期紊乱：常表现为睡眠减少、质量差、昼夜颠倒等。

2. 诊断　通常可根据典型的临床症状做出相应的诊断：急性起病，意识障碍，定向障碍，伴随波动性认知功能损害等。智力检查可显示认知功能损伤。此外，还可根据病史、体格检查及实验室检查来明确谵妄的病因，如躯体疾病、电解质平衡紊乱、感染、酒精或其他物质依赖等。根据患者病情的需要，可进行相应的辅助检查。

3. 治疗　谵妄的治疗主要包括病因治疗、支持治疗和对症治疗。病因治疗是指针对原发脑部器质性疾病的治疗。支持治疗包括维持水、电解质平衡，适当补充营养，创造安静、舒适的环境等。对症治疗是针对患者的精神症状给予相应的药物治疗。

给药应尽量小剂量，短期治疗。抗精神病药如氟哌啶醇，因其嗜睡、低血压等副作用小，可首先考虑。有肝脏疾病者和酒精依赖的患者应避免使用氯丙嗪，以免引起癫痫发作。睡眠障碍患者可给予适量镇静催眠药以改善睡眠。

（二）痴呆

痴呆（dementia）是指较严重的、持续的认知障碍，临床上以缓慢出现的智力减退为主要特征，伴有不同程度的人格改变，但没有意识障碍。起病隐渐，病程进展缓慢，少数病例可在环境突然改变或一次躯体疾病后症状迅速加剧，而有短暂的意识模糊，故又称为慢性脑综合征（chronic brain syndrome）。流行病学调查发现，在65岁老人中，明显痴呆占3%～5%，随年龄增大，发病率逐渐增高，80岁以上者增高到20%左右。

1. 病因　引起痴呆的病因很多（表7-1），如能及时发现和及时治疗，预后相对较好，10%～15%的患者针对病因治疗后可获得部分程度的改善。

表7-1　痴呆的病因

病因	疾病
中枢神经系统变性疾病	阿尔茨海默病、额-颞叶痴呆、路易体痴呆、帕金森病、亨廷顿病
脑血管病变	血管性痴呆
脑占位性病变	肿瘤、慢性硬膜下血肿、慢性脑脓肿
感染、创伤	脑炎、脑膜炎、神经梅毒、艾滋病痴呆、脑外伤

病因	疾病
代谢障碍和中毒	艾迪生病,库欣综合征,高胰岛素血症,垂体功能减退,甲状腺功能减退,肝衰竭,肾衰竭,肺衰竭,维生素缺乏症,酒精、重金属、一氧化碳、药物中毒,肝豆状核变性

2. 临床表现 痴呆的发生多缓慢隐匿,记忆减退是其必备且早发症状。随着病情的进一步发展,远记忆也受损,学习新事物的能力明显减退,严重者甚至找不到回家的路,常以虚构的形式来弥补记忆方面的缺损。患者可出现人格改变、思维缓慢、思维贫乏、抽象思维丧失,对一般事物的理解力和判断力变差,可出现时间、地点和人物定向障碍。

除上述认知功能障碍外,患者还常伴有语言障碍。在疾病初期,患者语言表达仍属正常,随着病情发展,可逐渐表现为用词困难、命名不能,甚至出现语言重复、刻板、不连贯等语言功能障碍。重度痴呆患者表现缄默。患者可出现部分情绪症状,包括焦虑、易激惹、抑郁和情绪不稳等,并可有"灾难反应",即当患者对问题不能做出相应反应或不能完成工作时,表现出突然放声大哭或愤怒的反应。有些患者会出现坐立不安、谩骂、尖叫和不恰当的甚至是攻击性行为。此外,患者的社会功能受损,早期不能完成自己熟悉的工作,晚期生活不能自理。

3. 诊断 首先要熟悉病史,包括何时开始发病,是否伴有头痛、步态不稳或大小便失禁,是否有家族史、脑外伤、卒中或酒精及药物滥用等病史。了解患者是否有智力减退和社会功能下降表现。智力检查有助于确定是否出现意识障碍及全面或局部的认知功能不全。简易精神状态检查(表7-2)对认知功能损害的评定十分有效。

体格检查也非常重要,患者常出现神经系统定位体征,可借以明确诊断。实验室检查有助于明确诊断。对怀疑痴呆的患者,需检查血常规,血清钙、磷,血糖,肝、肾功能和甲状腺功能,血维生素 B_{12} 和叶酸,以及做梅毒、艾滋病的血清学筛查,也可按临床需要做神经系统影像学检查。

表 7-2　简易精神状态检查(MMSE)

序号	项目	分数	最高分
1	请告诉我今天的日子。1(年份);2(季节);3(月份);4(几号);5(星期几)		5
2	请告诉我们所处的地方。1(中国);2(上海);3(医院);4(地方名字);5(地方位置)		5
3	我会讲3样东西的名字,讲完后,请你重复讲一次。(5 min后我会重复问一次)		3
4	请你用100减7,然后再减7,如此一直算下去,直到我叫你停为止。(减5次后便停)		6
5	我前面叫你记住的3样东西的名字是什么?		3
6	这是什么东西?(铅笔)(手表)2 请你跟我讲句话。(山上有44只红凤凰)1 台子上有一张白纸,请你用你的右手拿起白纸。1 用两只手一起将这张白纸对折,然后将纸放在台子上。2 请读出这张纸上面的字,然后照着做。(举起一只手)1 请你讲出一句完整的话给我听。例如"我的家在上海""今天的天气很不错"1 这里有幅图,请你照着画一遍。1		9

4. 治疗 首先应及早治疗可治疗的病因;其次,需评估患者认知功能和社会功能损害的程度,以及精神症状、行为问题和患者家庭与社区资源等。治疗原则为提高患者的生活质量,减轻患者给家庭带来

的负担。痴呆患者实际上仍具有一定的学习能力,因此,可通过非药物治疗改善其生活能力、情绪和行为问题。目前尚缺乏治疗认知功能缺损的特效药物。虽然部分益智药短期内能改善患者接受新事物的能力,延缓痴呆的进一步加重,但其长期疗效仍有待观察。

抗精神病药可用于对抗精神病性症状、激越行为或攻击行为,用药应从低剂量开始,缓慢加量,症状改善后需逐渐减量或停止用药。抗抑郁药可用于痴呆伴发抑郁的患者,可明显改善痴呆综合征。镇静催眠药虽可控制痴呆患者的行为问题,但也可引起意识混浊、跌倒和药物依赖等,使用需谨慎。

第二节　脑器质性精神障碍患者的护理

案例引导7-1

患者,女,60岁,于5年前无明显诱因渐出现记忆减退,主要表现为记忆力下降、反应迟钝、说话不清楚,后期手脚行动不便。刚开始时与她说一件事,几分钟后她便忘记了,问她的时候,她反问"你说什么了吗?"慢慢她生活不能自理,在家坐不住,把之前整理好的东西搬来搬去,不知道自己在干什么。她经常嘴里不停地说什么,家人问她讲什么她说没有,又不停地自言自语。她对最近的事基本记不住,以前的事只要一提示她也会想起。她出了家门就找不到回家的路,随时要家人去把她找回来。给她什么食物,她就吃什么,一般不会自己主动索要。家人问她哪里疼或者不舒服时她不能回答,给治疗和检查带来很大的困难,经检查基本排除器质性损伤。

请思考:

(1) 该患者最可能的诊断是什么?

(2) 该患者的护理问题和护理措施有哪些?

一、阿尔茨海默病

(一) 概述

阿尔茨海默病(Alzheimer's disease,AD)是一种起病隐匿的进行性发展的神经系统退行性疾病。临床上以记忆障碍、失语、失用、失认、视空间技能损害、执行功能障碍以及人格和行为改变等全面性痴呆表现为特征,病因迄今未明。病理改变主要为皮质弥漫性萎缩,脑回变窄,脑沟增宽,脑室扩大,神经元大量减少,并可见老年斑,神经元纤维缠结等病变。脑组织中的乙酰胆碱含量显著减少。

AD是最常见的痴呆类型,占痴呆总数的60%～70%。研究表明,50%～70%的AD的发病与年龄呈正相关,女性多于男性。65岁以上的老年人中痴呆的患病率约为5%。患病率随年龄的增加而增高,80岁以上的患病率可达20%以上。AD的发病危险因素包括年老、女性、痴呆家族史、21-三体综合征家族史、脑外伤史、抑郁症史、低教育水平家族等。此外,丧偶者患病率高于有配偶者;经济水平低者患病率高。

(二) 临床表现

该病起病缓慢而隐匿,患者及家属常说不清何时起病。多见于70岁以上(男性平均73岁,女性平均75岁)的老年人,少数患者在躯体疾病、骨折或精神受到刺激后症状迅速明朗化。女性较男性多(女男比为3:1)。主要表现为认知功能下降、精神症状和行为障碍、日常生活能力下降。根据认知能力和身体机能的恶化程度分为轻度、中度和重度。

1. 轻度　表现为学习新知识能力明显下降,记忆减退,对近记忆的损害最突出;判断能力下降,患者不能对事件进行分析、思考、判断,难以处理复杂的问题;工作或家务劳动漫不经心,不能独立进行购物、处理经济事务等;社交困难;出现时间定向障碍,对所处的场所和人物能定向,对所处地理位置定向困难,复杂结构的视空间能力差;患者对近记忆下降讳莫如深,不肯承认。最初的人格改变表现为主动性不足,活动减少,孤独,自私,对周围环境兴趣减少,对人缺乏热情。此后兴趣范围愈加狭窄,对人冷淡,情绪变化大,易激惹。抑郁情绪是 AD 患者较为常见的心境障碍。

2. 中度 表现为远记忆和近记忆均严重受损,简单结构的视空间能力下降,时间、地点定向障碍;在处理问题、辨别事物的相似点和差异点方面有严重损害;不能独立进行室外活动,忘记自己的家庭地址及亲友姓名;不能计算;有时记忆减退而出现错构和虚构,情感由淡漠变为急躁不安,常走动不停,可见尿失禁;语言功能障碍明显,讲话无序,内容空洞;言语词汇减少,命名困难。此外,患者的精神和行为障碍也比较突出,情绪波动不稳定,可能会出现妄想、幻觉等精神病性症状。

3. 重度 患者已经完全依赖照护者,记忆力、思维及其他认知功能皆严重受损,仅存片段的记忆;忘记自己的姓名和年龄,不认识亲人;语言表达能力进一步退化,只有自言自语,内容单调或反复;日常生活不能自理,大小便失禁,呈现缄默、肢体僵直,体格检查可见锥体束征阳性,有强握、摸索和吸吮等原始反射。

（三）治疗及预后

AD 目前尚无特效疗法,主要治疗原则为治疗行为方面症状,改善 AD 认知功能,减慢疾病进展速度,延缓疾病发生。石杉碱甲对 AD 有一定疗效,可针对性地给予抗焦虑药、抗抑郁药或抗精神病药治疗。除了对患者进行早期干预和治疗外,还需对患者家属进行相关知识的健康教育以及为患者提供各种社会服务。

AD 一般经历 2~12 年,常最终因压疮、骨折、肺炎、营养不良等继发躯体疾病或衰竭而死亡。

二、血管性痴呆

（一）概述

血管性痴呆(vascular dementia,VD)是指由缺血性卒中、出血性卒中造成记忆力、认知和行为等脑区低灌注的脑血管疾病所致的严重认知功能障碍综合征。VD 通常包括记忆力、认知力、情绪与行为等一系列的症状与体征,并且持续数月或半年以上。该病急性或亚急性起病,病程的进展具有明显的阶梯性、波动性,有时可在较长时间内处于稳定阶段,有的患者可因脑血流供应改善而出现记忆力改善或好转。VD 病因主要是脑血管病变(包括出血性和缺血性)引起的脑组织血液供应障碍,导致脑功能衰退。可以是这些血管本身的病变,也可以是颅外大血管及心脏的病变,间接影响脑内血管,因供血不足而致脑组织缺血缺氧性改变,最终使大脑功能全面衰退。导致 VD 的危险因素主要包括高血压、高血脂、糖尿病、吸烟、心房颤动,以及惯于久坐的生活习惯等。

VD 是老年期痴呆的第二个常见原因。我国 VD 的患病率为 1.1%~3.0%,60 岁以上老年人 VD 的患病率约为 1.5%,占老年期痴呆的 20.7%,低于日本和其他亚洲国家和地区。VD 多于 50 岁以后起病,男性多于女性,患病率随年龄的增长而增高。

（二）临床表现

VD 的临床症状主要为构成痴呆的精神症状和血管病继发的脑损害神经症状。

在构成痴呆的精神症状中,记忆衰退是早期的核心症状,包括近记忆、远记忆以及即刻识记,但最早出现的是近记忆的缺损。随着记忆减退,患者逐渐出现注意不集中、计算力、定向力、理解力均有不同程度的减退。

脑损害神经症状中,根据脑损害部位不同可出现各种相关的神经精神症状。一般来说,位于左大脑半球皮质(优势半球)的病变,可能有失语、失用、失读、失写、失算等症状;位于右大脑半球的皮质病变,可能有视觉空间障碍;位于皮质下神经核团及其传导束的病变,可能出现相应的运动、感觉及锥体外系障碍,也可出现强哭、强笑等假性延髓性麻痹的症状,有时还可出现幻觉、自言自语、木僵、缄默、淡漠等精神症状。

（三）治疗及预后

AD 最主要的是预防和治疗原发脑血管病变,治疗原则:改善血流,预防再发脑梗死,促进大脑代谢,以阻止疾病进展,改善和缓解症状。

他汀类药物可以降低胆固醇含量,对预防脑血管病有积极意义;维生素 E、维生素 C 和银杏叶制剂等可能有一定的辅助治疗作用;既往有短暂性脑缺血发作(transient ischemic attack,TIA)或非出血性疾病致卒中史的患者,使用抗血小板聚集疗法可降低发病的危险性,可使用小剂量阿司匹林。卒中或 TIA 患者伴发严重的颈动脉狭窄时,颈动脉内膜切除术或支架成形术是有效的治疗方法。

如患者出现精神症状、各种不良的行为、睡眠障碍等,应给予相应的药物治疗。

三、麻痹性痴呆

（一）概述

麻痹性痴呆是由梅毒螺旋体侵犯大脑引起的以神经麻痹、进行性痴呆及人格障碍为特点的一类慢性脑膜炎。其病理表现为神经细胞出现退行性病变,大量神经细胞脱失和坏死,皮质内部结构大部分遭到严重破坏,其中以额叶最为明显。本病往往是逐渐发展进行的,最终发生躯体功能减退、智力损害、人格衰退和肢体麻痹。

麻痹性痴呆的潜伏期一般为 5～25 年,通常在感染后 15～20 年内出现,以 40～50 岁人群多见,男性患病率高于女性。

（二）临床表现

麻痹性痴呆的临床表现可分为精神症状和躯体症状。

1. 精神症状 麻痹性痴呆一般起病隐袭,精神障碍最先引起人们的注意。核心症状是进行性痴呆,按其临床进展可分为以下三个阶段(表 7-3)。

表 7-3 麻痹性痴呆不同阶段的精神症状表现

分期	临床表现
早期阶段	(1) 出现类似神经衰弱的症状,如头痛、头晕、睡眠障碍、易兴奋、易激惹、注意不集中、记忆减退、易疲劳 (2) 仔细观察发现患者工作能力降低,思维活动迟缓,理解、分析和判断能力下降 (3) 多表现为抑郁等负性情绪,脾气和兴趣较之前有改变
发展阶段	(1) 行为和智力方面的改变:行为方面的改变为举止轻浮,极度自私,不修边幅;智力方面的改变为计算力丧失,抽象、概括、推理等逻辑思维能力受损;部分患者表现为妄想 (2) 情绪不稳定,易激惹,部分表现为情感脆弱和强制性哭笑
晚期阶段	患者智力衰退严重,无法理解简单问题,言语模糊、不知所云,对家人不能辨认,情感淡漠

2. 躯体症状和体征 包括神经系统症状和体征,多发生于中、晚期,病理变化不仅侵犯大脑实质和脑膜,还侵犯脑神经及脊髓等。常见神经体征有视神经萎缩,吐字不清或单调脱节,书写障碍,眼睑、口唇、舌部、手指震颤,感觉性共济失调与锥体束征;癫痫样发作,大小便失禁、尿潴留或便秘等。

（三）治疗及预后

麻痹性痴呆的治疗原则为对症治疗和支持治疗。用青霉素或其他抗生素治疗神经梅毒,治疗剂量需确保脑脊液中达到有效治疗浓度。对症治疗选用抗精神病药和抗抑郁药。

本病一旦确立,便会迅速发展,在智力和社会活动方面都陷入病废无能状态,晚期体力亦无能为力,如不治疗,一般 3～5 年就会死亡。

四、癫痫性精神障碍

(一) 概述

癫痫是由于多种原因导致大脑细胞异常过度放电而引起的慢性反复发作性短暂脑功能失调综合征。流行病学资料显示,我国癫痫的患病率为 $4\%\sim7\%$。活动性癫痫患病率为 4.6%,年发病率在 30/10 万左右。据此估算,我国约有 600 万活动性癫痫患者。癫痫是神经内科最常见的疾病之一。癫痫患者的死亡危险性为一般人群的 $2\sim3$ 倍。

癫痫性精神障碍又称癫痫所致精神障碍。目前本病的发病机制并未完全阐明,根据癫痫的发作是否与某些确定原因有关,分为原发性与继发性两类,原发性癫痫与遗传有关;继发性癫痫又称症状性癫痫,是由脑外伤、肿瘤、脑器质性病变等引起,或因中毒、感染、缺氧、代谢性疾病等全身性疾病引起。原发性及继发性癫痫均可发生精神障碍,主要表现为癫痫患者在癫痫发作前、发作时、发作后或发作间歇期的精神活动异常。

(二) 临床表现

癫痫性精神障碍可分为发作前的精神障碍、发作时的精神障碍、发作后的精神障碍和发作间歇期精神障碍。

1. 发作前的精神障碍 部分患者在发作前数分钟或数天出现焦虑、紧张、易激惹、冲动、抑郁、淡漠等心境恶劣症状,或面红、潮热等自主神经功能紊乱症状,使患者预知癫痫发作即将来临。

2. 发作时的精神障碍

(1) 知觉障碍:表现为历时短暂的各种异常感知体验,如看到光、听到音乐、嗅到气味、简单到复杂的幻视、视物变形、自身幻视等。

(2) 记忆障碍:对熟悉的环境出现完全陌生的感受,在新的环境却出现似乎过去早已体验过的感觉,或突然不能回忆某些熟悉的名字。

(3) 思维障碍:患者感觉自己的思维突然停止,或大脑思维不受自己意愿支配,大量涌现在脑内。部分患者出现被害妄想。

(4) 情感障碍:出现情感暴发,发作性惊恐、易怒,以及躁动、攻击、破坏等狂暴行为。

(5) 自动症:有的患者可突然出现意识障碍,目光呆滞,咀嚼舐唇,解系纽扣,动作笨拙、重复、缺乏目的性。当患者意识状态逐渐恢复时,往往不能回忆。

3. 发作后的精神障碍 发作后的精神障碍表现为意识模糊、定向障碍、幻觉、妄想及兴奋等症状,之后患者可能逐渐入睡或意识模糊逐渐减轻。

4. 发作间歇期精神障碍

(1) 精神分裂症样状态:患者出现幻觉、妄想等精神病性症状,如被害妄想、被控制感、思维被洞悉感、评论性或命令性幻听等,伴有情感抑郁、恐惧、焦虑等。

(2) 人格障碍:常伴随智力减退出现,表现为两极性,一方面患者表现固执、自私、易激惹、纠缠、报复心强、好记仇、暴躁、易怒等;另一方面又表现为过分殷勤、细腻、温柔恭顺,这两种表现可同时在一个患者身上交替出现。有的患者可表现多种人格障碍和反社会行为。初发年龄越小,对智力影响越大,人格损害也更明显。

(3) 智力障碍:少数癫痫患者表现为智力水平低下。癫痫发病年龄越早,越容易出现智力衰退。有些患者的癫痫发作被控制后,智力可有一定程度的恢复。

(三) 治疗及预后

癫痫性精神障碍的治疗,应根据不同情况区别对待。对发作前及发作后的精神障碍,治疗时应调整抗癫痫药物的种类和剂量,以控制癫痫发作。对发作间歇期的精神障碍则与非癫痫患者相同,但许多抗精神病药有增加癫痫抽搐发作的风险,应注意谨慎使用抗精神病药。有智力障碍和人格改变的患者,应加强教育和管理,并实施心理治疗和作业治疗等康复措施。

Note

五、脑器质性精神障碍患者的护理

（一）护理评估

1. 生理功能

（1）一般情况：包括生命体征、营养状况、进食情况、睡眠状况及二便是否正常等。

（2）意识状况：包括意识清晰度、意识范围、意识内容、定向和意识障碍发作时间及规律等。

（3）原发病病情：原发病主要症状表现、发展趋势、治疗及疗效等。

（4）神经系统症状：观察肌力和肌张力是否正常，有无震颤、病理性反射或偏瘫等。

（5）自理能力：患者饮食、如厕、洗浴、活动等日常生活自理能力。

2. 精神症状

（1）认知障碍：

①感知觉障碍：评估患者有无感知觉过敏、感知觉减退或感知综合障碍，评估有无错觉或幻觉。

②注意障碍：评估患者有无注意狭窄、注意涣散、注意固定等。

③记忆障碍：评估患者的即刻记忆、近记忆和远记忆。

④智力障碍：评估患者的理解力、计算力、判断力等。

⑤思维障碍：评估患者是否存在思维联想障碍、思维逻辑障碍或思维内容障碍。

（2）情感障碍：患者的表情、言语和姿势均可作为判断情感障碍的参考。一般情况下，评估患者是否有情感迟钝、情感控制能力丧失以及悲观抑郁、欣快等情感表现。

（3）意志行为障碍：评估患者是否出现行为异常或人格改变。

3. 心理社会因素

（1）个性特征：评估患者病前个性特征、兴趣爱好、生活、学习、工作能力等。

（2）应对方式：评估患者患病前是否发生过严重的生活事件及反应。

（3）社会功能：评估患者是否存在家庭或社会角色适应不良。

（4）家庭支持系统：评估患者家庭经济状况、居住环境、家庭成员之间的关系、家属照护能力及对疾病的了解程度等。

（5）社区情况：评估社区中同类患者的统计与分布情况，社区康复设施的配置，社区人群对该疾病的认知，社区防治机构的条件与分布等。

（二）护理诊断

1. 急性/慢性意识障碍：嗜睡、意识模糊、谵妄等　与颅内感染、脑外伤、脑变性改变、颅内肿瘤等疾病有关。

2. 睡眠形态紊乱：入睡困难、易醒、睡眠不实、睡眠规律颠倒等　与脑部病变导致缺氧、焦虑、环境改变有关。

3. 营养失调：低于机体需要量　与生活自理能力差有关，与情绪焦虑有关，与合并感染、机体消耗大有关。

4. 走失的危险　与意识障碍、痴呆、记忆力下降有关。

5. 卫生/穿着/进食/如厕自理缺陷　与意识障碍、痴呆、原发脑部疾病、精神症状有关。

6. 排便失禁、便秘、尿潴留　与意识障碍、痴呆、精神药物不良反应有关。

7. 语言沟通障碍　与认知功能障碍有关。

8. 有暴力的危险（对他人和自己）　与精神症状（幻觉、错觉、妄想）有关，与意识障碍有关。

9. 有皮肤完整性受损的危险　与长时间卧床有关。

10. 有感染的危险　与体质虚弱、自理能力差有关。

11. 有受伤的危险　与脑部病变导致缺氧、意识障碍、精神症状导致行为紊乱有关。

12. 社会交往障碍　与原发病和精神症状有关。

13. 记忆受损　与脑功能障碍有关。

（三）护理目标

（1）患者意识恢复正常，生命体征平稳。

（2）患者营养状况得到改善。

（3）患者的生理需求得到满足。

（4）患者的精神症状得到有效的护理。

（5）患者未出现相关并发症。

（6）患者的社会功能得到改善。

（7）患者家属得到心理支持。

（四）护理措施

1. 生理功能护理

（1）观察患者的生命体征：包括体温、脉搏、呼吸及血压的变化。颅内感染的患者要密切关注体温变化，其体温可升至 39～40 ℃；其他患者体温升高时，应注意是否有合并感染的可能。当患者出现血压升高，脉搏缓慢有力，呼吸慢而深的现象时应考虑是否有颅内压急性增高的可能。观察两侧瞳孔是否等大、等圆，若两侧瞳孔不等大，对光反射迟钝，散大瞳孔对侧肢体无力或瘫痪，可考虑发生脑疝。

（2）观察患者意识的变化：一般检查患者的时间、地点、人物定向力以及对疼痛刺激和言语刺激的反应等。意识由清醒转为嗜睡、朦胧甚至昏迷时，可考虑发生脑疝。

（3）自理能力照顾：对病情严重的患者，护理人员应保障患者清洁、舒适，防止并发症的发生。对尚保存部分自理能力的患者，则给予指导、帮助其料理生活，以延缓生活功能的减退，提高其生活质量。

（4）饮食护理：保证营养、水和电解质平衡。一般患者应给予高营养、易消化的软质食物。对颅内感染伴高热的患者注意给予足够的饮用水。对生活自理能力差的患者，应耐心、细心、周到地实施护理。对出现意识障碍或吞咽功能障碍的患者不要强行喂食，防止因吞咽困难而发生吸入性肺炎或噎食，可采取鼻饲混合奶或静脉输液的办法补充营养，意识恢复后，改为经口进食。癫痫伴发精神障碍的患者避免过饱，因为过度饮水和饱餐均可诱发癫痫的发作。

（5）睡眠护理：为患者创造一个安静、舒适的睡眠环境，消除陌生感和不安全感。护理人员还要帮助患者做好入睡前的准备，如洗漱、泡脚、关闭亮灯、打开暗灯等。对睡眠规律颠倒的患者，嘱其白天多活动，少卧床。

2. 精神症状针对性护理

（1）谵妄的护理：谵妄状态的患者，意识清晰度下降，伴有幻觉、错觉、妄想，可表现为情绪激动、恐惧，产生冲动或逃避的行为。护理人员应在病床两边加床档，控制患者的活动范围，必要时进行保护性约束，遵医嘱给予镇静剂。同时照护者坚持陪伴，耐心地予以安慰，稳定患者情绪。

（2）痴呆的护理：护理人员应态度真诚、清楚而完整地给予解释，如果患者拒绝参加活动，不要强行要求其参加，以免患者焦虑不安或行为失控。护理人员还要维持患者现有的日常生活能力，帮助其养成基本的生活习惯，同时协助其进行难度适宜的智力与功能训练。

（3）人格改变的护理：脑器质性精神障碍患者的人格改变表现形式不一。护理人员应充分掌握其易猜疑、易激惹、好报复的性格特点，不要与其产生争执，避免激惹患者。护理人员应注意服务态度，不要流露出厌烦、轻视的情绪，表示同情和理解，照顾好患者的生活，并维护其尊严。

（4）木僵状态的护理：护理方法基本同精神分裂症紧张性木僵状态的护理。但有的脑器质性疾病患者的首发症状是木僵状态，对此不要误认为功能性精神障碍而贻误治疗，当发现患者出现神经系统的症状和体征时，应该引起重视，并报告医生，以便正确诊断和及时治疗。

（5）语言沟通障碍的护理：在与语言沟通障碍的患者交流时要与患者的目光对视，使用简短的语言，每次交谈只谈一个话题。给患者检查或操作前，要解释清楚，以免产生误会。对视力和听力有障碍的患者，应协助其戴上眼镜或助听器，可有助于患者获得信息。

3. 心理社会功能方面 患者受疾病的影响，自理能力下降，护理人员要有高度的责任心和耐心对待患者，满足患者合理需求，保护其隐私。针对患者的情况，开展相应的技能训练，鼓励患者多参加康复活动,促进社会功能的恢复。患者家属因长期照顾患者需要承受身体和心理上的压力,可能会产生负性情绪,因此,护理人员要给予家属适当的心理支持,以减轻家属的焦虑情绪。有条件的情况下,白天可将患者送到社区日间康复机构,分担家属的护理任务。若患者丧失自理能力,可送入养老机构。

4. 对症护理 针对脑器质性精神障碍患者出现的头痛、恶心、呕吐、高热以及昏迷等躯体症状的护理同内科学护理相关内容。

5. 健康教育 向患者和其家属宣教本病与脑器质性病变的关系,告知他们疾病急性期和慢性期的表现,照顾好患者的日常生活,防止发生营养缺乏、感染、跌伤、骨折、压疮等。向家属讲解药物治疗的相关知识,并指导家属督促患者科学服药,不可自行减药或停药。护理人员还需指导家属掌握观察病情变化的方法,如发现不良反应,及时送入医院。

（五）护理评价

（1）患者生命体征和意识是否稳定。

（2）患者精神症状是否得到改善。

（3）患者基本生活需要是否得到满足。

（4）患者是否出现因精神症状导致自伤或伤人的不良后果。

（5）患者是否发生感染、压疮、骨折等并发症。

（6）患者的社会功能是否得到改善和维持。

第三节　躯体疾病所致精神障碍患者的护理

一、概述

躯体疾病所致精神障碍(mental disorder due to medical condition)是指由中枢神经系统以外的各种躯体疾病如感染、内脏器官疾病、内分泌疾病、营养代谢疾病及结缔组织疾病等造成躯体血流动力学改变、水和电解质平衡紊乱、代谢障碍等情况,进而造成中枢神经系统功能紊乱所致的精神障碍的总称。此外,饥饿、疲劳、外科手术所致精神障碍也归属于躯体疾病所致精神障碍。各种躯体疾病因素并非引起此类精神障碍的唯一因素,性别、年龄、遗传因素、人格特征、应激状态、环境因素、缺乏社会支持以及既往神经精神病史等也可以影响此类精神障碍的发生。

二、躯体疾病所致精神障碍的临床表现

（一）躯体疾病所致精神障碍临床表现的共同特征

（1）精神障碍与原发躯体疾病的病程变化一致。随躯体疾病的发生而出现,随躯体疾病的加重而明显,随躯体疾病的缓解或治愈而消失。

（2）精神症状常出现在躯体疾病的高峰期。

（3）急性躯体疾病常引起意识障碍,慢性躯体疾病常引起智力障碍和人格改变。

（4）精神障碍缺少独特症状,同一疾病可以表现出不同的精神症状,不同疾病又可表现出类似的精神症状。

（5）有相应的躯体疾病的症状、体征及实验室检查的阳性发现。

（6）病程和预后取决于躯体疾病的病程和严重程度。

（二）常见躯体疾病所致精神障碍的临床表现

1. 躯体感染所致精神障碍

（1）流行性感冒所致精神障碍:高热时可出现意识障碍或谵妄状态,在恢复期可出现抑郁症状,部

分患者可出现判断幻觉和妄想。

（2）肺炎所致精神障碍：高热时可出现谵妄状态，也可出现焦虑、烦躁、嗜睡、短暂的定向障碍。

（3）病毒性肝炎所致精神障碍：患者在疾病过程中表现为情绪不稳定、精神和躯体易疲劳、失眠等，病情严重时，可出现意识障碍、谵妄，甚至昏迷。

2. 内脏器官疾病所致精神障碍

（1）肺脑综合征：严重肺部疾病所致，临床主要表现为以意识障碍为主的急性脑病综合征，有的患者出现幻觉、妄想等精神病性症状。

（2）心脏疾病所致精神障碍：在冠心病的急性期同时伴有脑梗死的患者，可出现各种类型的意识障碍，而症状不明显的冠心病患者可以出现脑衰弱综合征的症状；风湿性心脏病所致精神障碍以脑衰弱综合征多见，有的患者还可出现情绪低落、兴趣下降、言语动作减少等抑郁症状。

（3）肝脑综合征：严重肝脏疾病引起的中枢神经系统功能障碍称为肝脑综合征，其临床表现分为前驱期、昏迷前期、昏睡期和昏迷期四期。

①前驱期：患者以情绪障碍和行为障碍为主要表现，患者出现易激惹、情绪低落或情感淡漠等情绪问题和意志减退、生活懒散等行为问题。

②昏迷前期：患者主要表现为嗜睡、定向障碍、判断力减退、记忆力明显减退等，有的患者在此期出现兴奋、躁动、易激惹。

③昏睡期：患者意识清晰度明显下降，对言语刺激反应基本消失，对疼痛、声、光、冷、热等有部分反应。

④昏迷期：患者意识清晰度严重障碍，对言语和非言语的刺激均完全无反应。

3. 内分泌疾病所致精神障碍

（1）腺垂体功能异常所致精神障碍：腺垂体功能亢进或减退导致的精神症状主要表现为情绪不稳和易激惹，甚至出现冲动行为；认知功能下降，反应慢、领悟力差，部分出现智力障碍；敏感、多疑等。

（2）甲状腺功能亢进所致精神障碍：患者出现情绪易激惹、睡眠需要减少等躁狂症的表现，有的患者还可出现幻觉、妄想等精神病性症状。当患者出现甲状腺危象时，可出现意识障碍。

（3）甲状腺功能减退所致精神障碍：患者出现情绪低落、思维迟缓、动作缓慢、记忆力下降、注意不集中、食欲减退、嗜睡等抑郁症的表现。

（4）库欣综合征：该病是由于肾上腺皮质功能亢进或减退所致的精神障碍，以抑郁症状最常见。

（5）性激素异常所致精神障碍：在月经前期出现的情绪不稳、抑郁、焦虑、睡眠障碍；妊娠期出现的焦虑、抑郁、睡眠障碍、脑衰弱综合征等；更年期出现的头痛、抑郁、焦虑、偏执等。

（6）糖尿病所致精神障碍：糖尿病患者普遍存在抑郁情绪。

4. 免疫性疾病所致精神障碍 系统性红斑狼疮患者可出现急性脑病综合征、慢性脑病综合征、躁狂综合征、抑郁综合征、分裂样精神障碍、各种类型的焦虑等精神症状。

三、躯体疾病所致精神障碍的护理

（一）护理评估

1. 生理功能

（1）患者一般状况：包括生命体征、营养状况、饮食情况、睡眠情况以及二便情况等。

（2）躯体疾病：包括该病主要症状、发展趋势、治疗及与精神症状的相关因素等。

（3）自理能力：包括患者饮食、睡眠、如厕、沐浴、活动等日常生活自理能力。

2. 精神症状

（1）评估患者的意识状态、定向力、注意力、记忆力、判断力和自知力等。

（2）评估患者是否存在幻觉、妄想等精神病性症状。

（3）评估患者是否有药物滥用史、精神障碍史或家族史。

3. 心理社会功能

（1）评估患者患病前的生活经历、工作及受教育情况等。

（2）评估患者是否有药物或酒精滥用史及精神病史。

（3）评估患者是否有焦虑、抑郁、偏执等人格特点，是否存在应激或长期的心理矛盾或冲突。

（4）评估家庭成员对患者疾病的认识、态度等。

（二）护理诊断

1. 营养失调：低于机体需要量　与生活自理能力欠缺导致营养摄入不足有关。

2. 睡眠形态紊乱　与情绪不稳定、环境改变、躯体不适等有关。

3. 有受伤的危险　与意识障碍、神经系统症状、精神症状有关。

4. 感知觉紊乱　与躯体疾病导致病理生理改变、注意力改变、思维障碍等有关。

5. 焦虑　与对疾病缺乏科学认识和评价、环境改变等有关。

6. 恐惧　与对疾病缺乏恰当的认知、担心疾病的治疗及预后等有关。

7. 自我认同紊乱　与躯体疾病所致的外表改变有关。

8. 语言沟通障碍　与躯体疾病所致局部功能障碍有关，与患者存在焦虑、恐惧、抑郁等负性情绪有关。

9. 健康维护能力低下　与躯体疾病所造成的感觉及知觉受损、沟通障碍、个人应对无效、缺乏相关知识等有关。

（三）护理目标

（1）患者一般生理需求得到满足，如能够摄入足够的营养，保证水、电解质的平衡。睡眠状况得到改善。患者生活自理能力逐步提高。

（2）患者意识障碍得到有效缓解。

（3）患者精神症状得到有效的护理。

（4）患者对自己和疾病有恰当的认识和评价，负性情绪有所缓解。

（5）患者的社会功能得到改善或维持。

（6）患者家属得到心理支持。

（四）护理措施

1. 生活护理

（1）饮食护理：结合原发病的情况，为患者提供易消化、营养丰富的饮食。为患者提供安静、舒适的用餐环境。对于吞咽困难、呛咳、不能进食的患者，应通过鼻饲或静脉输液补充营养。老年患者嘱其细嚼慢咽。

（2）睡眠护理：创造良好的睡眠环境，避免噪声影响患者休息；指导患者建立良好的睡眠习惯，避免喝浓茶、咖啡等刺激性的饮料；鼓励睡前泡脚、听舒缓音乐等辅助睡眠的方法。必要时，按照医嘱给予睡眠药物辅助。

（3）排泄护理：仔细观察患者二便的次数、形态和量，并做好记录；嘱患者多饮水、多活动，食粗纤维食物，以保持大便通畅；对长期卧床患者，定时给予排便器，使患者适应床上排泄，训练患者养成规律排便的习惯。

（4）个人卫生：督促或协助患者料理个人卫生，包括沐浴、更衣、洗漱、理发、修剪指甲等；保持床单位的整洁和干燥，防止患者压疮或感染的发生。

2. 安全护理

（1）提供安全的治疗环境：保持病房环境安静，光线、温度适宜，避免强光、噪声刺激，尽量减少摆放障碍物和危险物品。对有意识障碍的患者应加床栏或约束，防止其坠床或出现暴力行为；对兴奋躁动的患者应安置在单人病房，病房设置应简单、安全，减少周围环境对其的影响；对有自杀、自伤行为的患者，应安置于安全、照护者易观察的环境中。

（2）严密观察病情变化：做好周围环境的安全巡视和危险物品检查，防止患者出现自杀或自伤等暴力行为。

3. 心理护理

（1）建立良好的护患关系，主动关心患者的身心需求。

（2）给患者提供相应的心理支持，鼓励其表达自己的感受和想法，给予其宣泄负性情绪的机会，从而减轻患者焦虑和抑郁情绪。

（3）鼓励患者多参加集体活动，感受集体活动带来的正能量和欢乐情绪，提高其社交功能。对严重心理问题的患者，及时提供积极的心理干预。

（4）增加社会支持，提高社区和家庭对患者的照护能力，使患者更好地适应社会生活。

4. 健康教育 正确提供疾病的相关信息，减少患者和家属对疾病的陌生感和不确定感，以缓解其心理压力。同时，帮助患者树立信心，正确认识自身人格的不足，指导患者应对压力时应采取适当的解决方法。

（五）护理评价

（1）患者一般生理需求是否得到满足。

（2）患者精神症状是否得到有效缓解。

（4）患者和家属对疾病的认识是否正确。

（5）患者的社会功能是否得到改善或维持。

（6）患者家属是否得到心理支持。

小 结

器质性精神障碍是指由脑部疾病或躯体疾病引起的精神障碍。前者称为脑器质性精神障碍，包括脑变性疾病、脑血管病、颅内感染、脑外伤、颅内肿瘤、癫痫等所致精神障碍。后者是由脑部以外的躯体疾病引起的，如躯体感染、内脏器官疾病、内分泌疾病等。但脑器质性精神障碍与躯体疾病所致精神障碍往往不能截然分开。伴随着人口老龄化快速发展以及医疗技术的不断进步，器质性精神障碍有增多的趋势，护理人员无论在精神专科医院，还是综合医院的急诊科、内外科病房、重症监护病房都可能遇到器质性精神障碍患者，这要求护理人员不仅要对器质性精神障碍有相当的认识，而且要掌握其护理要点。

参考文献

［1］ 刘哲宁,杨芳宇.精神科护理学[M].4 版.北京:人民卫生出版社,2017.

［2］ 历萍,曹枫林.护理心理学实验教程[M].济南:山东大学出版社,2007.

［3］ 刘哲宁.精神科护理学[M].3 版.北京:人民卫生出版社,2012.

［4］ 威廉·詹姆斯.心理学原理[M].唐钺,译.北京:北京大学出版社,2013.

（方　蕾）

直通护考
在线答题

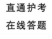

Note

第八章 精神活性物质所致精神障碍患者的护理

扫码看PPT

 学习目标

1. 知识目标

(1) 描述精神活性物质、依赖、耐受性、戒断状态、强制性觅药行为、药物滥用等基本概念。

(2) 区分精神活性物质的分类。

(3) 解释精神活性物质所致精神障碍的发病原因。

(4) 识别精神活性物质所致精神障碍的临床表现。

2. 能力目标

能熟练地运用护理程序对患者进行全面的护理评估,做出正确的护理诊断,设定可行的护理目标,采取有效的护理措施,准确进行护理评价。

3. 素质目标

(1) 具有良好的职业道德与慎独精神。

(2) 对患者宽容、体贴、关心,并尊重患者。

第一节 概 述

案例引导8-1

患者,男,30岁,3年来经常吸食"麻果""摇头丸"等毒品,吸食次数和吸食量逐渐增大,吸食后精神抖擞、脑筋灵活,反之则全身无力、反应迟钝。情绪不稳,经常和他人发生冲突。近两个月来患者听到有人和他说话,怀疑有人跟踪陷害,在家里到处安装监控器。患者因怀疑自己妻子有外遇,在家3天不睡觉而入院。管床护士发现患者严重消瘦,神情紧张。

请思考:

1. 患者属于何种精神活性物质所致精神障碍?

2. 患者有何精神症状?

3. 护士应该首先采取何种护理措施进行干预?

精神活性物质的滥用已引起全世界的关注。据联合国毒品和犯罪问题办公室统计,全球有170多个国家和地区涉及毒品贩运问题,130多个国家和地区存在毒品消费问题,2.5亿人沾染毒品。在毒品问题全球化的背景下,世界范围内毒品泛滥对中国构成重大威胁和严重影响。截至2016年底,我国有吸毒人员250.5万名。与此同时,饮酒、吸烟及其他物质依赖人群也成为较为严重的社会问题和医学问题。

Note

一、基本概念

(一) 精神活性物质

精神活性物质(psychoactive substance)又称成瘾物质,是指来自体外,可改变人类情绪、行为、意识状态,并可使人产生依赖的一类化学物质,包括阿片类、酒类、镇静催眠类、兴奋剂、致幻剂、烟草等。使用这些物质后,人类心理、生理会出现各种症状,导致行为或反应方式的改变,使精神活动能力或社会功能明显下降。

(二) 依赖

依赖(dependence)是指一组由反复使用精神活性物质所引起的行为、认知和生理症候群,包括对精神活性物质强烈的渴求,尽管明知对自身有害,但仍难以控制,持续使用。依赖的结果是导致耐受性增加、戒断症状和强制性觅药行为。

依赖分为躯体依赖和心理依赖。躯体依赖又称生理依赖,是指由于反复使用精神活性物质使机体产生了病理性适应改变,以致机体持续需要精神活性物质,否则机体不能正常工作,表现为耐受性增加和戒断症状。心理依赖又称精神依赖,是指患者对精神活性物质强烈的渴求,以期获得服用后的特殊快感。

(三) 耐受性

耐受性(tolerance)是指长期持续使用某物质,若欲达到预期效果,则需要增大该物质的剂量,如果使用原来的剂量则效果明显降低或达不到所需要的效果。

(四) 戒断症状

戒断症状(withdrawal symptom)是指因减少或停用精神活性物质或使用拮抗剂所致的一组综合征,主要表现为躯体症状、精神症状以及社会功能受损。其是由于长期用药后,突然停药引起的适应性反跳。戒断综合征的典型表现是患者停药后 8~12 h 出现打哈欠、流涕、出汗等症状;12~15 h 出现焦虑、烦躁、寒战、畏寒、软弱无力、顽固失眠、全身疼痛等症状。

(五) 强制性觅药行为

强制性觅药行为(compulsive drug seeking behavior)是指使用者将寻找药物作为自己一切活动的中心,高于任何其他活动,如责任、义务、道德等,是失去自我控制的表现,不是人们通常理解的意志薄弱、道德败坏。

(六) 滥用

滥用(abuse)又称有害使用(harmful use),是一种适应不良方式,由于反复使用精神活性物质导致明显的不良后果,如不能完成工作、学业,损害了躯体、心理健康等。滥用强调的是不良后果,滥用者无明显的耐受性增加、戒断症状和强制性觅药行为。

> **知识链接**
>
> #### 6 月 26 日——国际禁毒日
>
> 1987 年 6 月 12 日至 26 日,联合国在维也纳召开了由 138 个国家和地区的 3000 名代表参加的"麻醉品滥用和非法贩运问题"部长级会议。会议提出了"爱生命,不吸毒"的口号。同时,为了进一步引起世界各国对毒品问题的重视,号召全世界人民共同抵御毒品的侵袭,与毒品犯罪活动做坚决的斗争,同时也为了纪念这次意义重大的国际禁毒会议,大会结束时,与会代表一致建议,将每年的 6 月 26 日定为"国际禁毒日"。
>
> 2019 年 6 月 26 日是第 32 个"国际禁毒日",主题为"健康人生,绿色无毒"。

Note

二、精神活性物质的分类

精神活性物质的种类很多,范围很广,分类方法也有多种。从来源来看,可分为天然药物、半合成药物和合成药物三大类。从自然属性来看,可分为麻醉药品和精神药品。从流行时间顺序来看,可分为传统药物和新型药物。传统药物一般指阿片、海洛因等较早流行的阿片类毒品;新型药物主要指冰毒、"摇头丸"等人工化学合成的致幻剂、兴奋剂类毒品。

根据精神活性物质的药理特性,目前将其分为以下七大类。

1. 中枢神经系统抑制剂 能抑制中枢神经系统,如酒精、巴比妥类、苯二氮䓬类等。

2. 中枢神经系统兴奋剂 能兴奋中枢神经系统,如咖啡因、苯丙胺、可卡因等。

3. 大麻 最古老、最有名的致幻剂,适量使用可使人产生欣快感,增加剂量可使人进入梦幻,陷入深沉而爽快的睡眠中,主要成分为四氢大麻酚。

4. 致幻剂 能改变人的意识状态和感知觉,如氯胺酮、麦角酸二乙酰胺(LSD)、仙人掌毒素等。

5. 阿片类 能使人产生欣快感并缓解疼痛的物质,包括天然、人工合成或半合成的阿片类物质,如阿片、吗啡、海洛因、哌替啶、美沙酮等。

6. 挥发性溶剂 能使人产生短暂的兴奋感,随后对中枢神经系统产生抑制作用,如丙酮、甲苯等。

7. 烟草 烟草带来的危害日益受到人们的重视,吸烟是诱发肺癌的主要因素。

三、精神活性物质使用的相关因素

目前认为,生物学因素、心理因素、社会因素共同参与了精神活性物质使用的整个过程。

(一) 生物学因素

现已发现,脑内存在对吗啡有特殊亲和力的吗啡受体,推测依赖的形成与外源性吗啡和吗啡受体结合有关。另外,位于中脑边缘系统的"犒赏系统"是导致依赖的结构基础,是产生精神依赖和强制性觅药行为的根本动因。精神活性物质对"犒赏系统"的作用需神经递质的参与。例如,某些精神活性物质阻断突触间隙多巴胺的重吸收,使突触间隙中多巴胺增多,使大脑"犒赏中枢"发出愉悦的信号,使吸食者主观上产生陶醉感和欣快感。某些酶的异常在精神活性物质所致精神障碍中起到一定作用,如天生缺乏乙醛脱氢酶的个体,饮酒后乙醇变成乙醛,但乙醛不能继续转变为乙酸,导致乙醛在体内堆积,而造成醉酒反应,阻止个体继续饮酒,则个体不易形成酒依赖,反之则易于形成酒依赖。此外,家系研究、双生子及寄养子研究发现,遗传因素在精神活性物质的依赖中起到重要作用。

(二) 心理因素

研究发现,吸食者有明显的个性问题,如反社会性、易冲动、过度敏感、适应不良、缺乏有效的防御机制、追求即刻满足等。此外,许多患者处于未成年期,其心理处于不稳定期,容易受外界因素的影响而产生对某些精神活性物质的依赖。目前多用行为理论阐述精神活性物质产生依赖的形成机制。行为理论认为,精神活性物质具有明显的正性强化作用,如吸食后的欣快感;精神活性物质同样具有负性强化作用,例如,形成依赖后,由于戒断症状的出现,使用者不能自拔,必须反复使用精神活性物质才能解除戒断症状,最终使依赖行为成为顽固的牢不可破的行为模式。

(三) 社会因素

社会环境、社会文化背景、社会制度、社会生活状况对精神活性物质的使用都有影响,社会环境决定了药物的可获得性,社会环境的动荡是加剧或促进酗酒及吸毒的因素。社会文化背景决定了某些精神活性物质的可接受性;社会制度决定了药物滥用和毒品的流行。另外,家庭矛盾、家庭成员吸毒等对个体精神活性物质的使用都有影响。

四、精神活性物质依赖的诊断标准

(1) 有长期或反复使用精神活性物质的历史。

（2）对精神活性物质有强烈的渴求及耐受性,至少有下述情况之二:①不能摆脱使用这种物质的欲望;②对觅取这种物质的意志明显增强;③为使用这种物质而经常放弃其他活动或爱好;④明知这种物质有害,仍继续使用,或为自己诡辩,或想不用或少用,但做不到或反复失败;⑤使用时体验到欣快感;⑥对这种物质耐受性增大;⑦停用后出现戒断综合征。

五、精神活性物质所致精神障碍的防治原则

（一）脱毒治疗

这是整个治疗计划的第一步,由于患者对精神活性物质的强烈渴求,必须在隔离的环境中进行脱毒治疗,治疗期间应杜绝一切成瘾物质的来源。

（二）综合性治疗及个体化治疗

治疗精神活性物质所致精神障碍时需运用全程性综合性治疗,包括药物治疗、心理治疗、康复治疗等。在运用时,应根据个体的具体情况,制订切实可行的治疗方案。

（三）健康教育

在对患者进行脱毒治疗的同时,还应加强对家属及相关人群的健康教育,争取最大限度的社会支持来帮助脱毒者康复,防止其再次滥用精神活性物质。加强社会干预,改善环境,消除各种不良因素,促进患者的职业康复,提高社会适应能力。

第二节 常见精神活性物质所致精神障碍

一、阿片类物质所致精神障碍

《2019年世界毒品问题报告》指出,阿片类物质是全世界最有害的毒品类型,全世界70%的毒品使用障碍相关的负面健康影响与阿片类物质有关。

（一）药理作用

阿片类物质是指任何天然的或合成的对机体产生类似吗啡效应的一类物质,包括阿片、阿片中提取的生物碱吗啡、吗啡衍生物海洛因,以及人工合成的哌替啶、美沙酮等。阿片类物质可通过不同的途径给药,如口服、注射、吸入等。

阿片类物质的主要药理作用包括镇痛、镇静作用,抑制呼吸中枢,抑制咳嗽中枢,抑制胃肠蠕动,兴奋呕吐中枢,缩瞳,致欣快作用。

（二）临床表现

1. 阿片类物质依赖 常见的是吗啡和海洛因依赖。初次使用阿片类物质时,绝大多数吸毒者会出现不愉快的体验,如恶心、呕吐、头晕、乏力、视物模糊等。随着重复用药,不适感逐渐减轻或消失,快感逐渐显露,表现为强烈的电击般快感,继之0.5~2 h的松弛状态,其间似睡非睡,自觉所有忧愁烦恼全消,内心宁静、温暖、愉悦、幻想生动,进入飘飘欲仙的销魂状态。之后吸毒者出现短暂的精神振奋期,自我感觉良好,办事效率提高,可持续2~4 h。随着用药次数的增加,快感逐渐减弱或消失,代之出现以下不适症状。

（1）精神症状:记忆力下降,注意不集中;情绪低落、消沉、易激惹;性格变化明显,自私,说谎,诡辩,缺乏责任感。

（2）躯体症状:营养状况差,食欲减退,体重下降;性欲减退,男性出现阳痿,女性出现月经紊乱、闭经;头晕,出冷汗,体温升高或降低、心悸,睡眠障碍等。

（3）神经系统症状:震颤、步态不稳、缩瞳、腱反射亢进等。

2. 戒断综合征 严重程度与阿片类物质的种类、剂量、使用时间、使用途径、停药速度有关。症状在戒断后 8～12 h 出现,36～72 h 达高峰,持续 3～10 天后明显减轻或消失。最初表现为打哈欠、流泪、流涕、寒战、出汗等,随后出现各种戒断症状,如厌食、恶心、呕吐、腹泻、腹痛、瞳孔扩大、全身骨骼肌肉酸痛及肌肉抽搐、心跳加速、呼吸急促、血压升高、失眠、抑郁、烦躁不安、意识障碍、嗜睡、谵妄,伴有生动的幻觉等。在戒断反应期间,患者可出现抱怨、恳求、不择手段的求药行为。在戒断反应的任何时期,若恢复使用阿片类物质,能迅速消除上述症状。

3. 过量中毒 表现为意识不清甚至深度昏迷。呼吸极慢,甚至 2～4 次/分。皮肤冰冷、体温下降、血压下降。瞳孔缩小,缺氧严重时,瞳孔可扩大,对光反射消失。极严重者的特征性表现是昏迷、呼吸抑制、针尖样瞳孔三联征。严重者常因休克、呼吸衰竭导致死亡。

4. 并发症 主要为营养不良、便秘和感染性疾病。静脉注射可引起肝炎、肺炎、梅毒、破伤风、皮肤脓肿、蜂窝织炎、血栓性静脉炎、败血症、细菌性心内膜炎、艾滋病等。孕妇可出现死胎、早产、婴儿体重过低、新生儿死亡率高等。

5. 复吸 复吸是依赖者在主动或被动躯体脱毒后重新开始吸毒的行为,一般发生在脱毒后 1～2 周,调查显示半年复吸率达 95％。依赖者的吸毒模式为吸毒-脱毒-复吸-再脱毒-再复吸的无限循环、不断加重的有害方式。

(三) 治疗

阿片类物质依赖的患者应首先进行脱毒治疗。脱毒治疗一般在隔离的环境中进行,切断一切成瘾物质的来源。根据所使用的药物可分为替代治疗和非替代治疗。

1. 替代治疗 其理论基础是利用与毒品有相似作用的药物来替代毒品,以减轻戒断症状的严重程度,使患者能较好地耐受,然后在一定时间(2～3 周)内将替代药物逐渐减量,最后停止。目前常用的替代药物有美沙酮和丁丙诺啡等,使用剂量视患者情况而定。

2. 非替代治疗 可乐定(clonidine)为 α_2 肾上腺素受体激动剂,主要用于脱毒治疗的辅助治疗,在停用美沙酮后可抑制停药后出现的流涕、流泪、寒战、出汗、打哈欠、恶心、呕吐、厌食、心悸等症状,对于渴求、肌肉酸痛等效果较差。不良反应有直立性低血压、口干和嗜睡,剂量必须个体化。此外,还可用中草药、针灸等方法促进食欲,有助康复。

3. 急性中毒治疗 最重要的是保持呼吸道通畅,必要时可行气管插管、气管切开或使用呼吸机,给予吸氧,密切监测;其次,及时给予特异性阿片受体拮抗剂纳洛酮治疗,可迅速出现疗效,表现为呼吸加快、瞳孔扩大,必要时可重复给药。

4. 对症支持治疗 主要治疗躯体症状和精神症状。对幻觉、妄想、兴奋躁动、谵妄等症状,可使用小剂量抗精神病药治疗。对于失眠、焦虑等情绪反应可使用苯二氮䓬类药物或三环类药物治疗。此外,要加强营养支持和补充各种维生素(B 族维生素、维生素 C 等)。还可用能量合剂促进脑细胞代谢。

5. 预防复吸 纳曲酮是阿片受体拮抗剂,可作为阿片类物质依赖者吸毒后预防复吸的药物。必须在脱毒治疗结束 7～10 天后开始使用纳曲酮,以避免其产生促瘾作用。脱毒后的患者服用纳曲酮后,即使滥用阿片类物质也不会产生欣快作用,以减轻心理渴求。

6. 康复治疗 对脱毒者进行社会心理综合康复治疗,给予认知行为治疗、家庭治疗等;协助患者接受不同内容的心理训练、技能训练,鼓励其参加兴趣小组和互助小组等;接受拒绝毒品的训练,争取社会支持。这些措施对促使患者戒毒成功、避免复吸、促进康复具有重要意义。

7. 吸毒预防 吸毒不仅是一个医学问题,也是一个社会问题,仅靠医务人员不可能彻底解决,还需全社会乃至全世界的共同努力。首先应改变环境,消除毒品供应,禁止非法种植罂粟及阿片类物质的加工、生产、运输和出售,严格控制医用麻醉品,以杜绝毒品来源;其次,减少需求,加强毒品危害的宣传,提高人民对精神活性物质的警觉性,自觉远离毒品。

二、酒精所致精神障碍

(一) 概述

酒精(乙醇)是世界上应用最为广泛的成瘾物质。酒精中毒已成为严重的社会问题和医学问题,引起了全世界的普遍关注。2009 年 WHO 发布的《全球健康风险》报告指出,酒精有害使用是全球疾病负担第三位健康危险因素。随着我国经济的发展,酒的生产量和消耗量也随之增加,目前我国饮酒者已超过 5 亿人次,因酒精使用导致的公共卫生问题日益严重。

（二）酒精的代谢

酒精经口摄入后大多数在小肠吸收,经血液循环进入全身脏器,少部分经呼出的气体、尿、汗排泄;大部分在肝脏内经乙醇脱氢酶系统和微粒体乙醇氧化系统代谢为乙醛、乙酸,最后代谢为水和二氧化碳,此过程需相关酶及辅酶的参与,产生一些中间产物,如氢离子、丙酮酸、嘌呤类物质等。大量饮酒后易出现高乳酸血症、高尿酸血症。长期大量饮酒使体内脂肪氧化受阻,形成脂肪肝、高脂血症、动脉硬化等。酒精能够损害肝细胞,导致酒精性肝炎、肝硬化等。

（三）临床表现

酒精是亲神经物质,被吸收后广泛分布在身体的各器官和系统中。少量饮酒时,人可产生欣快、健谈、控制能力下降及轻度的行为障碍;一次大量饮酒可引起急性精神神经症状;长期饮酒可以引起各种精神障碍。酒精所致精神障碍大体上分为急性酒精中毒和慢性酒精中毒两类。

1. 急性酒精中毒

（1）单纯性醉酒:又称普通醉酒状态,是由一次大量饮酒引起的急性中毒状态,其严重程度与血液酒精浓度及酒精代谢速度有关,主要表现为冲动行为、易激惹、判断力及社交功能受损,并有口齿不清、共济失调、步态不稳、眼球震颤、呕吐等表现。若中毒较深,可出现意识障碍,甚至可致呼吸、心跳抑制,有生命危险。

（2）病理性醉酒:个体特异性体质对酒精产生的过敏反应,表现为小量饮酒引起精神病性发作,出现意识障碍、定向力受损,多伴有紧张惊恐、片段幻觉妄想,常突然产生攻击行为。病理性醉酒发生突然,持续数分钟到数小时,多以深睡告终,醒后患者对发作过程不能回忆起来。

（3）复杂性醉酒:介于单纯性醉酒和病理性醉酒之间的一种中间状态。患者均有脑器质性疾病或躯体疾病,如癫痫、颅脑外伤、脑血管病等,在此基础上,患者对酒精耐受力下降,当饮酒过量时,发生急性中毒反应,出现意识障碍,常伴有错觉、幻觉、被害妄想、攻击行为。少数患者处于极度抑制状态:号啕大哭、自责自罪,易出现自杀行为,发作持续数小时,醒后对事件经过可部分回忆。

2. 慢性酒精中毒 慢性酒精中毒是由于长期饮酒导致的精神和躯体方面受损及社会功能受损,其临床表现及并发症包括如下几种。

（1）酒依赖:俗称酒瘾,由于长期饮酒所致的一种特殊心理状态。其特征为对饮酒的渴求,无法控制。固定的饮酒模式,即必须在固定时间饮酒而不顾场合,以缓解戒断症状。饮酒高于一切,高于事业、家庭和社会活动。耐受性逐渐增加,饮酒量逐渐增加。当减少饮酒量或延长饮酒间隔时间,体内酒精浓度下降时,会出现戒断症状,常见症状为四肢和躯干震颤,共济失调、情绪急躁及出汗、恶心、呕吐等。若及时饮酒,以上症状可马上消失。反复出现戒酒后重新饮酒,并可在短时间内再次出现原来的状态。

（2）戒断综合征:长期大量饮酒者停用或减少饮酒量后所引起的一系列躯体症状和精神症状及社会功能受损。

①单纯性酒精戒断反应:长期大量饮酒者停用或骤减饮酒量,数小时后出现自主神经功能亢进,如出汗、心动过速、血压升高,眼睑、舌、双手震颤,失眠、厌食、焦虑、头痛、恶心、呕吐等。一般在戒酒后 6～12 h 出现,24～72 h 达高峰,4～5 天减轻。

②震颤谵妄:长期大量饮酒者突然停用或减少饮酒量引发的一种历时短暂,并伴有躯体症状的急性意识模糊状态。常在停饮后 3～4 天出现。其主要表现为经典的三联征,包括伴有生动的幻觉或错觉的谵妄、全身肌肉震颤和行为紊乱。幻觉多为恐怖性幻视,如可怕的小动物、丑陋的面孔等,患者出现极度恐惧或冲动行为,常伴有自主神经功能亢进,昼轻夜重。震颤谵妄持续时间一般为 2～3 天,恢复后部分或全部遗忘。少数患者因感染、衰竭、外伤而死亡。

③酒精性癫痫:约 30% 的患者在戒酒期间出现癫痫性痉挛发作,多在停饮后 12～48 h 后出现,表现为意识丧失、两眼上翻、四肢抽搐、角弓反张、口吐白沫等,持续时间不定,一般 5～15 min 后恢复意识。

（3）酒精中毒性幻觉症：长期饮酒者突然停用或减少饮酒量后 48 h 内出现幻觉症，常见现象为原始性幻视及评论性和命令性幻听，内容对患者不利，如责骂、威胁等。病程可为数小时、数天或数周，不超过 6 个月。

（4）酒精中毒性妄想症：慢性酒精中毒者，在意识清楚下出现嫉妒妄想与被害妄想，受妄想支配可出现攻击、凶杀行为。起病缓慢，病程迁延，若坚持戒酒，症状可逐渐减轻。

（5）酒精中毒性脑病：长期（一般长于 5 年）大量饮酒引起严重脑器质性损害，是最为严重的精神障碍状态。临床上以谵妄、记忆力缺损、痴呆和人格改变为特征，大部分患者不能恢复正常。

①科萨科夫综合征：临床以近记忆缺损、虚构和错构、定向力损害为主要表现，也可表现为幼稚、欣快和感觉运动失调。多数预后不良，最终发展为痴呆。

②韦尼克脑病：一种代谢性脑病，因大量饮酒又不进食，引起维生素 B_1 缺乏。临床表现为眼球震颤、眼球不能外展、意识障碍，伴有定向障碍、记忆力障碍、震颤谵妄等。大量补充维生素 B_1 可使眼球症状很快消失，但记忆力障碍很难恢复。部分患者转为科萨科夫综合征或痴呆。

③酒精中毒性痴呆：缓慢起病，表现为短期、长期记忆力障碍，抽象思维及理解判断障碍，人格改变，部分患者有大脑皮质功能受损的表现，如失语、失认、失用等。严重者生活不能自理，多因躯体并发症死亡。

（四）治疗

治疗原则是戒酒治疗及对症支持治疗。目前对于酒精所致精神障碍，尤其是慢性酒精中毒的治疗多采用综合疗法。

1. 戒酒　根据病情选择戒酒进度，轻者可尝试一次性戒断，重者可采用递减法逐渐戒酒。也可采用厌恶疗法（如使用戒酒硫）。戒酒过程中密切观察病情变化，特别是戒酒开始后的第 1 周，应密切观察患者的生命体征、意识状态和定向力，及时处理可能出现的阶段反应。

2. 对症支持治疗　对紧张、焦虑的患者，可用抗焦虑药如地西泮、氯硝西泮等；对幻觉、妄想的患者，可给予小剂量抗精神病药如氯丙嗪、奋乃静等；对情绪抑郁者，可给予抗抑郁药治疗。在对症治疗的同时，应加强支持治疗，补充各种维生素，尤其是 B 族维生素；注意维持水、电解质平衡；由于多数患者有神经系统损害，因此还应补充神经营养剂。

3. 急性酒精中毒治疗　急性酒精中毒可危及生命，应立即催吐、洗胃，维持生命体征，促进代谢，尽快使用纳洛酮催醒。纳洛酮是纯阿片受体拮抗剂，其安全、有效、副作用小，可反复使用，使用后可使酒精含量明显下降，减少或避免意识不清患者出现呕吐、窒息等并发症。

4. 康复治疗　对戒酒者进行心理社会干预，如认知行为治疗、支持性心理治疗、家庭治疗等，鼓励其参加各种问题活动，激发其保持长期戒酒的意愿，促进职业康复，帮助患者回归家庭和社会。

知识链接

匿名戒酒者协会

匿名戒酒者协会（Alcoholics Anonymous，AA）是一个国际性互助戒酒组织，也称作嗜酒者互诫会、戒酒互助会。最早由美国人比尔·威尔逊和医生鲍勃·史密斯于 1935 年在美国俄亥俄州阿克伦成立。匿名戒酒者协会的目标是完全戒酒，核心方案是"12 步骤戒酒法"。每一个加入匿名戒酒者协会的酒依赖者都沿着"12 步戒酒法"逐步前进，逐步成长。匿名戒酒者协会是一个同舟共济的团体，参与成员必须公开承认自己是酒瘾者，并承诺彼此互相帮助，当一名成员成功戒酒后，他会被指派为另一名新成员的帮助者，所有成员通过相互分享、相互支持、相互鼓励，共同解决酒瘾问题，并帮助更多人戒除酒瘾，恢复健康。目前匿名戒酒者协会已有 220 余万名会员，遍及 150 个国家，包含 10 万余个分会，每个分会定期举行聚会，在活动中，酗酒者相互讨论、分享、支持，使酗酒者感受到归属感和同伴的支持，对酒精依赖患者的长期康复做出了巨大的贡献。

三、苯丙胺类物质所致精神障碍

自20世纪90年代以来,苯丙胺类物质在我国的滥用增长势头迅猛,已超过海洛因、可卡因等麻醉品。

(一)苯丙胺类物质及其药理作用

苯丙胺类中枢兴奋剂(amphetamine-type stimulant,ATS)指苯丙胺及其同类化合物,包括苯丙胺(安非他明,amphetamine)、甲基苯丙胺(冰毒,methamphetamine)、3,4-亚甲二氧基甲基苯丙胺(MDMA,"摇头丸")、麻黄碱(ephedrine)、芬氟拉明(fenfluramine)、西布曲明(sibutramine)、哌甲酯(利他林,methylphenidate)、匹莫林(pemoline)、伪麻黄碱(pseudoephedrine)等。目前,ATS在医疗上主要用于减肥(如芬氟拉明、西布曲明)、儿童多动症(如哌甲酯、匹莫林等)和发作性睡病(如苯丙胺)。非法兴奋剂如甲基苯丙胺、MDMA等则被滥用者用于各自不同的目的,导致一系列不良后果。ATS常见滥用方式为口服,也有鼻吸、注射或掺入饮料一起饮用,甲基苯丙胺(冰毒)常在熏燃后以烟雾的形式抽吸。

ATS具有强烈的中枢神经兴奋作用和致欣快作用。研究表明,ATS主要作用于中枢神经系统(主要是边缘系统)儿茶酚胺神经细胞的突触前膜,通过促进突触前膜内单胺能神经递质(如多巴胺、去甲肾上腺素和5-羟色胺等)的释放、阻止递质再吸收、抑制单胺氧化酶的活性而发挥作用。这是造成欣快效应和药物滥用的主要原因,而毒性作用在很大程度上可认为是药理学作用的加剧。此外,ATS使外周和中枢单胺能神经递质水平升高,还可导致使用者心率加快、血压升高、体温升高、胃肠蠕动功能降低、食欲下降、支气管扩张以及呼吸系统变化等拟交感效应。

(二)临床表现

使用ATS后,使用者可很快出现头脑活跃、精力充沛,体验到飘飘欲仙的感觉或全身电流传导般的快感。但数小时后进入"苯丙胺沮丧期",即出现全身乏力、沮丧、疲倦等表现。这种正性和负性体验导致吸毒者陷入反复使用的恶性循环,这也是形成精神依赖的主要原因之一。

1. 急性中毒 ATS急性中毒主要表现为中枢神经系统和交感神经系统的兴奋症状。轻度中毒表现为瞳孔扩大、血压升高、脉搏加快,出汗、口干、呼吸困难、震颤、头痛、兴奋躁动等症状;中度中毒时出现精神错乱、谵妄、幻觉、被害妄想等精神症状;重度中毒时出现心律失常、痉挛、循环衰竭、出血或凝血、高热、胸痛、昏迷甚至死亡。

2. 慢性中毒 长期滥用者在最初用药的欣快感后往往代之以突发的情绪变化,表现为情绪不稳、易激惹,还可出现注意力和记忆力损害。长期用药还可能出现"苯丙胺性精神病",出现分裂样精神障碍、躁狂抑郁状态及人格和现实解体症状、焦虑状态、认知功能损害,还可出现明显的暴力和犯罪倾向。精神症状在停止滥用后数周内可自行恢复,但一旦再次使用又会诱发。

(三)治疗

ATS滥用可以产生精神依赖,但与海洛因、大麻等毒品不同,在突然停吸后常不会产生严重的躯体戒断症状。对于ATS的中毒和戒断症状,主要是对症处理。

1. 急性中毒的治疗 将患者安置于安静的环境,减少环境刺激;严密监测生命体征,保持呼吸道通畅,维持水、电解质平衡,必要时给氧,发热时可进行物理降温,鼓励患者多饮水。如果服药时间不超过4 h,可行洗胃催吐;出现惊厥、兴奋激越、谵妄症状时可缓慢静脉注射苯二氮䓬类药物,并注意观察有无呼吸抑制;出现幻觉妄想症状时,可用氟哌啶醇,剂量不宜过大,以免加重意识障碍。

2. 戒断综合征的治疗 目前尚无可推荐的替代药物,若能保证充足的睡眠和营养,多数患者症状可在几天后逐渐消失。部分滥用者在停药后出现严重的抑郁情绪,甚至可导致自杀行为,需密切注意,同时给予抗抑郁药进行对症治疗。

3. 心理社会治疗 心理社会治疗可采取认知治疗、行为治疗、集体心理治疗、动机访谈等多种方法和措施。心理社会治疗有助于滥用者身心全面康复,为患者回归社会和预防复吸奠定基础。

四、氯胺酮所致精神障碍

（一）概述

氯胺酮（ketamine）是一种人工合成的分离性麻醉药，氯胺酮注射液在临床上主要用于手术麻醉剂或者麻醉诱导剂。氯胺酮注射液经简单加工后即可得到固体氯胺酮，变成毒品，即俗称的"K 粉"。20世纪 90 年代以来，氯胺酮作为一种常见的合成毒品在世界范围内开始流行，并逐渐蔓延到亚洲地区，其产生的成瘾性问题引起了全社会的关注。

（二）药理作用和使用方式

氯胺酮可抑制丘脑-新皮层系统，选择性地阻断痛觉。静脉注射后的 30 s（肌内注射后 3～4 min）即产生麻醉作用。氯胺酮麻醉的特点为痛觉消失，意识模糊但不完全丧失，是一种意识和感觉分离状态，称为"分离性麻醉"。氯胺酮还可作用于边缘系统，有致欣快作用。

滥用者常采取鼻吸氯胺酮粉剂或将氯胺酮溶于饮料或红酒后饮用，毒瘾深的吸食者将液态氯胺酮直接进行肌内注射或静脉注射。多数使用者常将氯胺酮与其他药物，如冰毒、"摇头丸"等毒品一起滥用，这些药物可相互作用产生"协同效应"。

（三）临床表现

1. 急性中毒　滥用"K 粉"至 70 mg 会导致中毒，在使用过程中或使用后迅速发生中毒，主要包括精神与躯体症状。行为方面表现为兴奋、话多、自我评价过高等，患者出现理解力、判断力障碍，可导致冲动、自伤或伤害他人行为。情绪症状表现为焦虑、紧张、烦躁不安、濒死感等。剂量较大者可出现意识清晰度降低、行为紊乱、错觉、幻觉等以谵妄为主的症状，严重者可出现昏迷。躯体症状表现为心悸、气短、大汗淋漓、血压增高等心血管症状；中枢神经系统可出现眼球震颤、肌肉僵硬、构音困难、共济失调、对疼痛刺激反应降低等表现，严重者可出现高热，颅内出血，呼吸循环抑制，甚至死亡。

2. 依赖综合征　主要表现为耐受性增加，戒断症状和强迫性觅药行为。在长期使用药物后，滥用者需要增加使用剂量和频度才能取得所追求的效果。戒断症状通常在停药后 12～48 h 出现，患者表现烦躁不安、焦虑、抑郁、精神差、疲乏无力、失眠、心悸、皮肤蚁走感、手震颤等症状。此外，滥用者有不同程度的心理渴求，明知有害仍然滥用。

3. 精神病性症状　氯胺酮滥用者常出现精神病性症状，与精神分裂症非常相似。主要表现为幻觉、妄想、易激惹、行为紊乱等症状。幻觉以生动鲜明的幻觉为主，妄想多为被害妄想、关系妄想等；行为紊乱主要表现为冲动、攻击和自伤行为。少数患者会出现淡漠、退缩和意志减退等症状。患者亦可有感知综合障碍，如感到自己的四肢变形等。

4. 认知功能损害　滥用者表现为学习能力下降，执行任务困难，注意不集中，记忆力下降等。由于氯胺酮的神经毒性作用，慢性使用者的认知功能损害持续时间可长达数周、数月或更长，损害较难逆转。

5. 躯体并发症　较常见的躯体并发症是泌尿系统损害和鼻部并发症等。氯胺酮所致泌尿系统损害是一种以下尿路症状为主要临床表现的全尿路炎性损害，主要症状为排尿困难、尿频、尿急、尿痛、血尿、夜尿增多以及急迫性尿失禁等，可伴有憋尿时耻骨上膀胱区疼痛感，同时伴有不同程度的肾功能损害。鼻部并发症主要因鼻吸氯胺酮粉末导致，可并发慢性鼻炎、鼻中隔穿孔和鼻出血等。

（四）治疗

1. 急性中毒的治疗　对于氯胺酮中毒，无特异性解毒剂，处理原则与其他药物中毒相同。如出现呼吸、心搏骤停，应给予必要的呼吸、循环支持，及时转运到有条件的医院进行抢救。如患者出现急性谵妄状态，必要时给予约束，保护患者安全。对兴奋躁动者可给予氟哌啶醇，每次 25～100 mg，肌内注射，必要时可以重复，每日总剂量不宜超过 200 mg。

2. 依赖综合征的治疗　目前尚无减轻氯胺酮心理渴求和抗复吸治疗的药物。治疗上以心理社会干预措施为主。针对氯胺酮戒断症状治疗主要是对症治疗，如使用镇静催眠药等，同时辅以支持疗法，补充水、电解质，加强营养。

3. 精神病性症状的治疗 针对患者出现的精神病性症状,推荐使用非典型抗精神病药,如利培酮、奥氮平等口服,精神病性症状消失后可逐渐减少药物剂量,视情况给予维持治疗。对于抑郁症状,可使用 SSRIs、SNRIs 等新型抗抑郁药。急性焦虑症状可使用苯二氮䓬类药物。

4. 心理社会治疗 可采取认知治疗、行为治疗、集体心理治疗、动机访谈等多种方法和措施,主要目标是强化患者治疗动机,改变药物滥用相关错误认知,帮助其识别及应对复吸高危因素,提高生活技能,适应社会生活,预防复吸。

> **知识链接**
>
> **老药新用**
>
> 氯胺酮是一种非选择性 N-甲基-D-天冬氨酸(NMDA)受体拮抗剂,常作为全身麻醉药用于临床。近年来研究发现,氯胺酮具有快速、有效、持久的抗抑郁作用,氯胺酮可在 2~4 h 内产生显著的抗抑郁作用,单次用药效果长达数天至 2 周,且对难治性抑郁症患者亦有较好的疗效,不良反应轻微且易于耐受。这些特点使其成为目前抑郁症治疗领域的研究热点。

五、镇静催眠药和抗焦虑药所致精神障碍

(一)概述

镇静催眠药和抗焦虑药都是临床使用较广的治疗药物,属于处方用药,已列入国际精神药物公约管制,使用广泛,品种较多,如使用不当极可能产生滥用乃至形成药物依赖。能引起依赖的药物主要为巴比妥类药物(barbiturates)和苯二氮䓬类药物(benzodiazepines)。

(二)药理作用

巴比妥类药物是较早的镇静催眠药。按照半衰期的长短可分为超短效、短效、中效和长效药物。短效和中效巴比妥类药物更易产生依赖,并具有快速耐受性,主要包括司可巴比妥(速可眠)和戊巴比妥。临床上主要用于失眠的治疗,药物滥用现象很常见。巴比妥类药物与酒精、麻醉药均有交叉耐受性。小剂量巴比妥类药物可抑制大脑皮质,产生镇静催眠作用;较大剂量可使感觉迟钝、活动减少,引起困倦和睡眠;中毒剂量可致麻醉、昏迷乃至死亡。

苯二氮䓬类药物的主要药理作用是抗焦虑、松弛肌肉、抗癫痫、催眠等。这类药物安全性好,过量时也不导致生命危险,目前应用范围已远远超过巴比妥类药物。

(三)临床表现

1. 药物依赖 长期大量使用巴比妥类药物的慢性中毒者可出现人格改变和智力障碍。人格改变表现为丧失进取心,意志薄弱,对家庭和社会失去责任感,甚至出现说谎、欺骗、偷窃等行为。智力障碍表现为记忆力下降,注意不集中,计算力和理解力损害等。

长期服用苯二氮䓬类药物可出现慢性中毒症状,患者躯体状况变差,出现消瘦、疲乏无力、面色苍白、焦虑不安等症状。智力障碍不明显,但可有一定程度的人格改变。

2. 戒断综合征 长期大量使用巴比妥类药物的患者突然停药数小时至数天后出现戒断反应,其严重程度取决于滥用或依赖的时间和剂量。轻者表现为全身不适、心动过速、出汗、流泪、恶心、呕吐、眩晕、失眠等症状;重者可出现短暂幻觉或错觉、精神活动激越、双手粗大震颤、全身肌肉抽搐、癫痫大发作等。

对苯二氮䓬类药物依赖的患者在停药后 1~3 天出现戒断症状,常见失眠、焦虑、易激惹、欣快、人格解体、幻觉、妄想、震颤、癫痫,甚至出现谵妄状态。患者表现和巴比妥类药物戒断症状相似,但严重的戒断症状较少见。

3. 急性中毒 一次大量服用或周期性大量服用巴比妥类药物时可引起急性中毒,典型表现为意识障碍和轻躁狂状态。意识障碍可表现为躁动不安或复杂的意识蒙眬状态,持续时间较短暂。轻躁狂状

态表现为易疲劳、欣快。患者还会出现注意力和记忆力损害、情绪不稳、攻击行为、共济失调、眼球震颤等。

（四）治疗

1. 戒药　一般采用逐渐减少剂量的方法，可根据需要使用一些辅助药，如卡马西平、抗抑郁药等。国外常采用替代治疗，如以长效的药物替代短效药物，然后逐渐减少替代药物剂量。

2. 预防与康复　要充分认识滥用药物的危害性，提高对镇静催眠药及抗焦虑药形成依赖的警惕性。同时，应严格控制并加强此类药物的管理和临床使用，以减少个体对此类药物产生依赖的机会。

六、烟草所致精神障碍

（一）概述

烟草危害是全球最严重的公共卫生问题之一。据 WHO 估计，全球目前吸烟人数约有 11 亿人，每年因吸烟而死亡者达 500 万人，至 2030 年，全球每年因吸烟导致疾病的死亡人数将达到 1000 万人。我国是世界上最大的烟草生产国、消费国和受害国，烟草生产量占全世界总量的 1/3，现有烟民约 3.3 亿人，直接或间接受烟草危害者高达 7 亿人。我国每年死于烟草相关疾病的人数为 100 万人，超过因艾滋病、结核病、交通事故以及自杀死亡人数的总和，占全部死亡人数的 12%。因此，吸烟所造成的危害将成为全球，尤其是中国最大的健康负担之一。

（二）烟草的药理作用特点和吸烟对躯体的危害

烟草燃烟中含有的化学物质多达 4000 多种，包含多种有害物质，其中有 40 余种为已知的一级致癌物。尼古丁（nicotine）是烟草成瘾的主要成分，烟草依赖的实质就是尼古丁依赖。尼古丁具有高成瘾物质的全部特征，具有正性强化作用，能增加正性情绪，减少负性情绪，增强吸烟者的注意力和操作能力等。短期内会使吸烟者感觉喜悦、头脑敏捷、脑力增强、焦虑减轻和食欲抑制等，长期吸入会导致烟草依赖，如成瘾后突然戒断，可出现唾液增多、头痛、易激惹、失眠、血压下降等戒断症状，令吸烟者难以摆脱尼古丁的控制。

烟草会严重影响吸烟者的躯体健康。大量研究证实，吸烟导致的躯体疾病主要有以下几种：①肺癌及多种恶性肿瘤：吸烟者肺癌发病率为非吸烟者的 18 倍，吸烟还可引起口腔癌、喉癌、食管癌、胃癌、胰腺癌等。②慢性阻塞性肺疾病：烟雾中的焦油和其他有害物质长期刺激呼吸道，使吸烟者极易患慢性支气管炎、哮喘、肺气肿，最后导致慢性阻塞性肺疾病、肺心病。③心血管病：烟草中的焦油、一氧化碳、尼古丁等多种有毒物质，可损害心肌和血管壁、引起脂质代谢紊乱、血液黏稠度增高，可导致高血压、高胆固醇血症、冠心病等。④脑血管病：吸烟可增加脑出血、脑梗死和蛛网膜下腔出血的风险。⑤消化系统疾病：吸烟可引起消化性溃疡、胃炎和食管、结肠疾病。此外，吸烟还会导致口腔疾病，导致男性性功能障碍，孕妇吸烟易流产、出血和早产等。

（三）临床表现

1. 烟草（尼古丁）依赖　主要表现为心理依赖和躯体依赖。心理依赖主要是无法控制的对烟草的强烈渴求，强迫性地连续使用尼古丁以体验其带来的欣快感和愉悦感，并避免可能产生的戒断症状；不能吸烟时出现情绪不稳、注意不集中、坐立不安、易激惹等。躯体依赖主要为出现心率减慢、食欲增加、体重增加、皮肤温度降低等躯体症状。长期吸入尼古丁可导致机体活力下降、记忆减退、工作效率低下，甚至造成多种器官受累的综合病变。尼古丁依赖同样存在个体差异，可能在开始吸烟后几天内即可出现成瘾。

2. 烟草戒断综合征　烟草使用量较大者（每日吸烟 10 支以上），在突然停止吸烟后可出现戒断症状，戒断症状在停吸后 2 h 出现，24 h 达到高峰，之后数天内逐渐减轻，可能持续数周。主要表现为对烟草的渴求、烦躁、易激惹、焦虑、抑郁、注意不集中、坐立不安、失眠、心率降低、震颤、头痛、食欲增加等症状。

（四）治疗

烟草依赖的治疗需要足疗程系统治疗,包括药物治疗、非药物治疗等。

1. 药物戒烟治疗 常用戒烟药物治疗包括尼古丁替代治疗、盐酸安非他酮治疗和伐尼克兰治疗等。尼古丁替代治疗是一种有效的戒烟手段,即用低剂量、安全性好的尼古丁制剂取代烟草,如尼古丁咀嚼胶,可减轻戒断症状,降低复吸率,提高戒烟成功率。盐酸安非他酮是第一个用于戒烟的非尼古丁处方药。对于尼古丁严重依赖的吸烟者,本药与尼古丁替代治疗并用时效果会增加。伐尼克兰是一种新型非尼古丁戒烟药,能降低吸烟的愉快感,降低对吸烟的渴求,并能有效控制戒断症状,降低复吸的可能性。

2. 非药物戒烟治疗 主要采用心理咨询和心理治疗的方法。心理咨询的内容可包括吸烟史、戒烟的动机、阻碍戒烟的因素、指导应对阻碍因素的策略等。此外,认知行为治疗(厌恶疗法、放松训练、改变认知模式等)、自助式戒烟治疗等也有一定的效果。

3. 复吸预防 复吸发生的时间多数在戒烟最初的 3 个月中,但也可发生于戒烟后若干年。研究发现,过去尝试戒烟次数越多者,越有可能戒烟成功。预防复吸的措施包括鼓励戒烟者参与戒烟益处的讨论,综合采取药物治疗、心理咨询、社会支持、定期随访等措施,解决由戒烟引起的体重增加等不良反应和持续存在的戒断症状等问题,帮助吸烟者彻底戒烟。

4. 吸烟预防 要减少吸烟对人们健康的危害,首先应提高公众对吸烟危害的意识,如积极开展吸烟有害健康和戒烟运动的宣传活动,使吸烟有害健康这一信念深入人心;其次应创造无烟环境,大力推进立法,规定公共场所全面禁烟;此外,应加大对青少年的戒烟教育,因为第一次尝试吸烟的年龄多数在青少年时期,教育青少年不吸烟是减少烟草依赖的重点。

第三节 精神活性物质所致精神障碍患者的护理

一、护理评估

（一）精神活性物质滥用方面

1. 精神活性物质应用史 患者用药种类、方式、持续时间、每次使用量、目前使用量及间隔时间等;饮酒史、饮酒量、饮酒的种类、饮酒的模式等;吸烟史、烟瘾程度等。

2. 治疗情况 患者既往戒毒、戒酒、戒烟史;治疗用药及效果,药物不良反应;主动或被动就医等。

（二）生理方面

1. 一般状况 生命体征是否平稳;是否存在营养不良、极度消瘦;皮肤有无注射痕迹或瘢痕等。

2. 神经系统状况 有无腱反射改变、周围神经损伤等。

3. 躯体戒断症状 有无打哈欠、流涕、发热、肌肉疼痛、腹痛、恶心、呕吐、腹泻、震颤、共济失调、睡眠障碍等。

4. 并发症 有无感染、消化系统疾病、心血管系统疾病、性病等。

5. 实验室及其他辅助检查 血、尿、便常规,心电图、脑电图等。

（三）心理方面

1. 认知活动 有无知觉障碍,如出现幻觉;有无思维障碍,如酒精中毒出现的妄想;有无智力与记忆力障碍,如遗忘、错构、虚构症等;有无注意和定向障碍;是否有自知力。

2. 情感活动 戒断时有无情绪变化,如出现焦虑、抑郁、紧张、恐惧等不良情绪。急性酒精中毒时,有无兴奋、吵闹、易激惹、情绪不稳等。停药时,患者是否对以往行为感到自责、悲伤、羞愧等。

127

3. 意志行为活动　了解患者的用药动机,如好奇、追求快感、逃避现实等;用药后是否改变了原有的生活方式;在戒断过程中防卫机制的应用情况,如有无抱怨、诉苦、争执等;在脱瘾治疗时是否不惜一切代价持续用药。了解患者是否存在人格缺陷、缺乏自信、缺乏决策能力等。

（四）社会方面

（1）有无社会功能受损,特别是人际交往与沟通能力。

（2）与家庭成员的关系有无受损,有无子女教养不良、婚姻破裂等。

（3）社会支持系统的状况是否正常,家庭成员是否使用精神活性物质,家庭成员、朋友、同事对患者的关心及支持程度。

（4）不良行为的程度,有无逃学、偷窃等不负责任、不讲道德的行为,甚至有无严重影响社会安定的犯罪行为等。

此外,还可运用相关评估工具对个体精神活性物质使用情况、使用原因以及戒断症状等进行评估,常用的评估工具包括酒精及其他精神活性物质使用问题的访谈量表、阿片戒断症状评价量表、酒精依赖性疾病识别测试、Fagerstrom 尼古丁依赖检验量表等。

二、护理诊断

（一）生理方面

1. 营养失调：低于机体需要量　与消化系统功能障碍、缺乏食欲等有关。

2. 睡眠形态紊乱　与情绪障碍导致入睡困难或戒断症状有关。

3. 有感染的危险　与机体抵抗力下降、共用注射器有关。

4. 有受伤的危险　与意识不清、躁动、头晕有关。

5. 有中毒的危险　与过量使用精神活性物质、过高估计耐受程度有关。

（二）心理方面

1. 感知改变　与酒精或药物过量中毒、戒断症状等有关。

2. 思维过程改变　与酒精或药物过量中毒、药物依赖导致中枢神经系统受损、戒断症状有关。

3. 焦虑　与调适困难、需要未获满足、戒断症状有关。

4. 自我概念紊乱　与缺乏正向反馈、家庭关系不良、社会支持缺乏等有关。

5. 个人应对机制无效　与不适当的调适方法、认知歪曲、支持系统缺乏等有关。

（三）社会方面

1. 生活自理能力缺陷　与躯体症状、戒断症状等有关。

2. 暴力危险　与酒精或药物中毒、戒断症状或个人应对机制无效有关。

3. 有出走的危险　与认知障碍、自控能力降低有关。

4. 社交障碍　与人格改变、行为退缩等有关。

5. 自我概念紊乱　有感染的危险等。

三、护理目标

（一）生理方面

（1）患者能够维持正常的营养状态。

（2）患者的睡眠得到改善。

（3）患者未发生躯体感染性疾病。

（4）急性中毒患者生命体征平稳,未出现并发症。

（二）心理方面

（1）患者戒断症状得到控制,感知和思维过程恢复正常。

（2）患者能够控制自己的不良情绪和行为,未发生暴力冲动和出走行为。

（3）患者能纠正不正确的认知,出院后能认真执行戒毒、戒酒计划并主动配合。

（4）患者能够建立正向的自我概念和积极的应对机制。

（三）社会方面

（1）患者的生活自理能力得到提高。

（2）患者未发生暴力行为和出走行为。

（3）患者能够建立正确的行为模式和有效的人际交往关系,主动承担家庭和社会责任。

（4）患者能主动参与各种社会活动,有效利用社会支持资源。

四、护理措施与健康教育

（一）生活护理

1. 饮食护理 精神活性物质依赖者饮食无规律,大多食欲下降、厌食,戒断症状重者甚至拒食,护理人员应观察患者进食情况,给予易消化、营养丰富的饮食,食物应色、香、味俱全以唤起患者的食欲。对进食困难者,由护理人员协助喂食,必要时鼻饲或静脉给予营养支持。

2. 睡眠护理 患者在戒断后常常出现失眠,如不及时纠正,患者的注意会集中在躯体不适感上,易诱发复吸或对镇静催眠药的依赖,应协助患者改善睡眠状况,如为患者创造舒适、安静的睡眠环境。指导患者建立规律的作息时间,白天参加各种工娱治疗活动,睡前避免剧烈运动,避免过度兴奋,不宜过饱或太饿,不宜大量饮水;可听一些轻柔的音乐,用温水洗澡,可做足部按摩促进睡眠,护理人员应密切观察患者的睡眠状况。

3. 个人卫生护理 保持床单位清洁、干燥、舒适。加强口腔护理、皮肤护理、排泄护理等。

（二）安全护理

首先为患者提供安全的环境,定期安全检查,加强危险品管理,保证断绝酒和各种精神活性物质的来源,并密切观察患者有无再次使用毒品的行为。对于有人格障碍的患者,注意方式、方法,既要坚持原则,又要正确疏导,避免直接冲突,必要时给予保护性约束。戒断症状严重的患者,难以克制生理上的痛苦和心理上的依赖,会有出走行为,护理人员要注意防范。

（三）对症护理

1. 戒断症状护理 脱瘾者出现流泪、流涕、打哈欠后出现全身酸痛、心悸、胸闷、发热、发冷、出汗等全身症状,护理人员需密切观察,尽早发现症状,适时用药,减轻患者痛苦。在戒毒期间患者应卧床休息,避免剧烈活动,站立时应缓慢,不宜突然改变体位。

2. 过量中毒护理 首先确定是何种精神活性物质,再给予适当的处理,如洗胃、给予拮抗剂等。急性酒精中毒患者入院后应尽快使用纳洛酮,促使其快速清醒。同时密切观察患者的生命体征,保持呼吸道通畅,保持水、电解质和酸碱平衡,预防各种并发症的发生。

（四）并发症护理

该类患者多伴有其他疾病,如心血管疾病、肝功能异常等消化系统疾病、神经系统损害、传染性疾病等,对此进行相应的护理。对心血管系统疾病的患者,应密切监测血压、脉搏;对肝功能异常及其他消化系统疾病的患者,应减少刺激性食物对消化系统的损害;对神经系统损害的患者,应加强照顾,防止发生跌倒或其他意外;护士在操作时严格按照无菌规程,防止交叉感染。

（五）用药护理

用药治疗期间,严格遵守用药制度,按时给药,应密切观察用药后的疗效和可能发生的不良反应,注意其有无藏药行为。做好危重患者的抢救和护理。同时病房内备好抢救药品及用品。

（六）心理护理

首先应建立良好的治疗性护患关系,尊重患者,耐心倾听患者的叙述,传递出愿意帮助患者的愿望。加强认知干预,帮助患者认识到滥用物质的危害,促使其自觉配合戒除精神活性物质。矫正患者的不良行为,护理人员应努力规范患者的行为,对患者的操纵行为或不合理要求,应予以适当设限,严防复吸行为。培养患者采取正确的应对方式来对待和处理心理问题,帮助患者重新认识自己,以积极的态度看待自己,重拾信心。

（七）社会支持

精神活性物质的滥用是一个社会问题,对患者的护理需要家庭、社区、社会三方的参与。鼓励患者参与各种文体活动,如绘画、下棋、听音乐等,转移其对精神活性物质的心理渴求。对患者进行社会交往技能训练,促使患者回归社会。协助患者家属了解相关知识,强化家庭功能,充分发挥家庭的支持作用。同时,还可借助过渡性安置机构,帮助患者逐步适应社区生活。

（八）健康教育

加强精神活性物质的宣传工作,严格执行药政管理法,预防和控制对成瘾药物的非法需求,打击非法种植和贩运毒品的违法行为,加强心理咨询和健康教育,重点加强对高危人群的宣传和管理。

五、护理评价

（一）生理方面

（1）患者营养状态、睡眠状况等是否得到改善。

（2）患者有无躯体感染性疾病及其他并发症。

（3）急性中毒患者生命体征是否平稳,是否发生并发症。

（二）心理方面

（1）患者的戒断症状是否得到控制,感知和思维过程是否恢复正常。

（2）患者能否控制不良情绪,纠正不正确的认知,认真执行戒毒、戒酒、戒烟计划。

（3）患者是否建立正向的自我概念和积极的应对机制。

（三）社会方面

（1）患者的生活自理能力有无提高。

（2）患者有无冲动行为、自杀行为和出走行为。

（3）患者是否可以与他人有效沟通,建立有效的人际关系,并主动承担社会责任。

（4）患者能否主动参与各种活动,利用社会支持资源。

小　结

精神活性物质是指来自体外,可改变人类情绪、行为、意识状态,并可使人产生依赖的一类化学物质。社会、心理和生理因素的共同作用致使精神活性物质的过量使用,使用过程中易出现依赖、耐受性、戒断症状和滥用等问题。对于精神活性物质所致精神障碍的治疗,应遵循脱毒治疗、综合性治疗及个体化治疗和健康教育的基本防治原则。常见的精神活性物质包括阿片类物质、酒精、苯丙胺类物质、氯胺酮、镇静催眠药和抗焦虑药、烟草,其引起的精神障碍在临床表现和治疗上各有不同。护士应该应用护理程序对精神活性物质所致精神障碍患者进行护理,从生理、心理、社会三个方面对患者进行全面的护理评估和护理诊断,并做好生活护理、安全护理、对症护理、并发症护理、用药护理、心理护理、社会支持、健康教育,从而解决护理问题,达到护理目标。

参 考 文 献

［1］ 刘哲宁,杨芳宇.精神科护理学［M］.4 版.北京:人民卫生出版社,2017.
［2］ 雷慧.精神科护理学［M］.3 版.北京:人民卫生出版社,2014.
［3］ 邓荆云.精神疾病护理［M］.北京:人民卫生出版社,2014.

（刘雨晴）

直通护考
在线答题

Note

第九章 心理因素相关生理障碍患者的护理

扫码看PPT

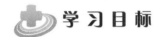

1. 知识目标
（1）描述进食障碍、睡眠障碍的基本概念、治疗原则。
（2）识别不同类型的进食障碍、睡眠障碍主要临床表现。
（3）解释进食障碍、睡眠障碍的主要病因。

2. 能力目标
能全面评估患者的情况，明确患者存在的护理问题，并实施有针对性的护理。

3. 素质目标
（1）具有良好的职业道德与慎独精神。
（2）具有同情心、同理心，能接纳和尊重患者。

心理生理障碍又称心理因素相关生理障碍，是指一组与心理社会因素有关的包括进食障碍（神经性厌食症、神经性贪食症、神经性呕吐）、睡眠障碍（失眠症、嗜睡症和发作性睡病）、性功能障碍（性欲减退、阳痿、早泄、性高潮障碍、阴道痉挛、性交疼痛）为主的精神障碍。

本章着重介绍对进食障碍、睡眠障碍患者的护理。

第一节 进食障碍患者的护理

 案例引导9-1

她说："你们看我的模样，就知道我有问题，但是我当初不知道这是一种病，只知道工作压力很大，自己又缺乏社交活动，不知不觉地就把情绪发泄在食物上。"

她继续说道："最初是因为忙着工作，不吃午餐，晚饭时又吃得过饱，早上醒来因不饿而不吃早餐，渐渐地一天三餐都集中在晚饭上，吃饱了也不离席，白天滴水不沾，晚上却大喝特喝，把家中的水都喝干了，就喝自来水，喝到呕吐为止。"

她说："我什么压力都能承受，只要晚上吃一大顿。一直吃，一直吃，心中有一种空虚感，像一个洞，怎么也填不满……"

请思考：

1. 患者出现了哪些精神症状？

2. 如何对患者进行护理评估？

3. 针对该患者主要的护理措施有哪些？

Note

一、概念

进食障碍(eating disorder)是一组以进食行为异常为主的精神障碍,伴发显著体重改变和生理功能紊乱,主要包括神经性厌食症、神经性贪食症和神经性呕吐。

进食障碍较易发生在青少年和成年早期人群中,尤其是女性群体。患病率约为4%,男女比例为1:6~1:10。有0.3%~3.7%的女性患有神经性厌食症,其中以舞蹈演员、运动员为多见。初发年龄一般为13~20岁,神经性厌食症的病死率约为5%。贪食症较厌食症为多见,发病率为1%~4%,其中4%~15%为女性中学生,发病年龄比神经性厌食症稍晚,多为18~25岁。大部分是由神经性厌食症发展而来。

二、病因与发病机制

进食障碍的病因及发病机制尚未完全阐明,可能与下列几类因素有关。

1. 生物学因素 与进食有关的神经内分泌中枢功能失调可能是进食障碍的生物学基础。

2. 家庭因素 家庭环境中的不良因素与进食障碍也有密切相关性,如家庭教育方式、父母过度保护、家庭中有相关疾病或类似经历者,或者家庭成员过多谈论有关话题。另外,个人童年经历也有一定的关系。

3. 社会文化因素 随着我国社会经济体制改革的日益深入,生活节奏的加快,社会竞争不断加剧,家庭结构发生变化,人们所面临的压力越来越大,精神卫生问题日益凸显。社会文化因素在发病中起着很重要的作用。受现代社会文化的影响,女性的身材苗条成为举止文雅、自我约束、有吸引力的象征,因而使众多女性追求苗条。同时社会竞争加剧,使女性为适应社会要求,对自身形体要求提高;媒体大力宣传减肥的功效,鼓吹极致身材人人皆可拥有,也让追求完美、幻想极致的女孩更容易陷进去,从而促进了进食障碍的发生。

4. 个体因素 患者具有追求自我控制、追求完美的特点。在青春期容易出现自主性和依赖性的强烈冲突,从而引发进食的问题。

三、临床表现

(一) 神经性厌食症(anorexia nervosa)

神经性厌食症是以患者对自己体像的感知有歪曲,担心发胖从而故意节食,导致体重显著下降为主要特征的一种进食障碍。

1. 恐惧肥胖,关注体型 本病以对肥胖的强烈恐惧和对体型体重的过度关注为核心症状。多数患者为自己制订了明显低于正常的体重标准,有些患者无限制要求地追求体重下降,表述为身体的某一部位过于肥胖,如臂部太大、腿太粗等,即使他人解释劝说也无效,这种现象称为体像障碍。有些患者虽否认有怕胖的心理,但即使自己体重已低于标准值,仍觉得自己很胖,不肯进食和改善健康状况。

2. 采取各种措施控制体重 为避免体重增加或达到自己制订的体重标准,患者以清水煮菜叶充饥,或者是以一些媒体推崇的代餐食物作为日常食物,多数患者对各种食物的成分很了解,严格控制每日摄入热量,导致营养成分单一,拒绝食用任何可以使人发胖的食物。患者进食时速度非常缓慢,常常将食物分成很小块,或者按固定的顺序进餐。绝大多数患者初期并不厌食,存在过度运动避免体重增加,如每日锻炼、走动、跑步、游泳、做家务等,有的在屋中也拒绝坐着。这些活动强度与体力极不相称,让人觉得患者是在自我折磨,自我惩罚。运动的习惯一旦形成,往往不会在短期内消失,更有人进食后立即用手指刺激咽后壁进行引吐或使用大量泻药、利尿剂和减肥药避免体重增加,患者通常秘密进行,需要观察才能发现。

3. 存在精神障碍 大约三分之二的厌食症患者合并一种或多种精神障碍,其中约60%患有抑郁症,表现为情绪低落、情绪不稳、易冲动,有些患者有自杀的危险。33%有焦虑症状,惊恐发作,恐惧也较常见。部分患者存在强迫性的特征,表现为一定要说服别人,做事刻板,有特定顺序,做事追求完美。

案例应用
9-1

Note

20％～80％的患者有人格障碍。个别患者还有偷窃食物、储藏食物的行为。

4. 生理功能紊乱 长期热量摄入不足，导致各种生理功能改变，患者出现一系列的躯体并发症。轻者消瘦，皮肤干燥，脱发，代谢减慢，便秘，畏寒，头痛，多尿和睡眠障碍等；严重者器官功能低下，水、电解质平衡紊乱。严重的营养不良、水和电解质失衡不能纠正时，可导致死亡。当患者体重低于正常体重的60％时，死亡率较高。在这些并发症中，性功能异常是常见症状。女性患者常表现为闭经，月经稀少或初潮不来，约20％的女性患者闭经出现在体重下降之前，所以常以治疗闭经为目的就医，而不是治疗进食障碍。性欲减退、第二性征发育停滞等症状及特征也较常见。如果厌食症发生在月经初潮前，则会导致患者身材矮小、乳房发育不良，长期停经还会引起骨质疏松。男性常出现痔疮和无性欲。体格检查可发现水肿、低血压、阴毛稀疏、脉搏迟缓、心律失常和幼稚子宫。

（二）神经性贪食症

神经性贪食症（bulimia nervosa）是以反复出现的强烈进食欲望，和难以控制的、冲动性的暴食以及有惧怕发胖的观念为主要特征的一种进食障碍。

1. 不可控制的暴食 不可控制的发作性暴食是本病的主要特征。暴食发作时，患者有无法自控的大量进食的强烈欲望，吃得又多又快，甚至来不及咀嚼，较喜欢高热量的松软甜食和含油多的食物，进食量远大于一般人的平均水平，进食时伴失控感，每次均吃到腹部胀痛或恶心为止。个别患者见到可食之物就往嘴里放，甚至是自己所吐之物。患者进食时常常避开他人，在公共场所则尽量克制进食。

2. 避免体重增加 为抵消暴食引起的体重增加，患者常采用自我诱吐、导泄、过度运动的方法减少热量的摄入。自我诱吐是借催吐剂或用手指刺激咽后壁后发生，因此此患者手背上常带有特征性的损伤。随着病程的发展，部分患者甚至可以不借助任何方法而随心所欲地吐出食物。患者对自己的体像非常关注，很在意他人对自己身材的评价，其体重常由于反复暴食和增加排泄而发生波动，但大多限于正常范围内。

3. 生理功能受损 频繁的呕吐和泻药、利尿剂的滥用，可引起一系列躯体并发症，导致患者发生脱水和电解质失衡，胃酸和呕吐物致牙釉质腐蚀，少数病例可发生胃、食管黏膜损伤。部分患者可合并精神障碍，如焦虑、心境障碍等。其他常见症状还包括头痛、咽喉肿痛、唾液腺肿大、腹痛腹胀、软弱无力。月经紊乱、闭经也较为常见。胃扩张和胃破裂也可发生。

4. 精神障碍 暴食前患者通常会有抑郁心境或因进食冲动所致的内心紧张，暴食可以帮助患者缓解这种紧张感，但过后患者会感到更加抑郁，甚至悔恨。神经性贪食症和神经性厌食症可同时发生于同一个体，约50％的神经性厌食症患者合并贪食症状。

四、治疗与预后

神经性厌食症的病程变异较大，有的一次发作不久即完全缓解，但更多的则是迁延多年不愈。完全治愈的病例不多，部分患者症状虽有好转，但仍会持续存在体像障碍、进食障碍和心理问题。死因主要是营养不良及其并发症，包括肺炎、心律失常或自杀。长期使用利尿剂者还可因电解质平衡紊乱导致死亡。

神经性贪食症呈慢性病程，症状可迁延数年，但在无电解质平衡紊乱或代谢低下的并发症时，对患者的生命没有严重伤害。约30％的患者可完全缓解，40％的患者残留部分症状。

与进食障碍预后良好相关的因素：发病年龄小、病程短、病前的心理社会适应情况较好、体重降低不太明显、对疾病的自我认识水平较高。预后不良的因素：父母矛盾突出，病前的心理社会适应情况差，社会经济水平低，体重降低过多，对疾病认识不足，有暴食、诱吐、服用泻剂、行为异常和强迫症状。

进食障碍的治疗以综合治疗为主，包括药物治疗、行为治疗、认知治疗和家庭治疗。进食障碍的患者大多数可以在门诊进行治疗，当患者出现严重营养不良、电解质平衡紊乱或有严重的自伤、自杀行为时，应及早住院治疗以避免更严重的后果。

1. 支持治疗 急性期患者以支持治疗为主，包括纠正水、电解质平衡，给予足够的维持生命的能量，以尽快解除生命威胁，恢复患者正常营养状态。

案例应用
9-2

Note

2. 心理治疗 急性期过后，治疗方法以心理治疗为主，特别是行为治疗，同时配以躯体及药物治疗。治疗目标在于恢复理想体重和重建正常进食行为模式。心理治疗是治疗进食障碍的重要方法，包括认知治疗和行为治疗。

（1）认知治疗：可以帮助患者正确认识自己的体像和疾病。具体方法：探讨和了解患者的错误感知，深入了解患者的心理问题，帮助患者消除心理冲突，纠正不良认知，提高治疗信心，合理安排饮食，培养良好的生活规律。

（2）行为治疗：对短期内增加体重有一定的治疗效果。当患者能逐渐改善饮食行为并主动进食时应及时给予正强化（表扬）。例如，作为奖励，给予一些特权或较多的行动自由。对于拒绝治疗，不按计划进食或自我诱吐的患者则给予负强化（惩罚）。如取消某些特权或对行动自由加以限制。行为治疗通过充分利用正强化和负强化的方法，调动患者的积极性，可以有效地改善呕吐行为，逐渐建立规律适宜的饮食习惯。

（3）家庭治疗：对家庭矛盾冲突的患者应配合家庭心理治疗，尤其是对发病年龄早的病例有一定效果，同时应帮助患者家属及亲友正确认识该症的发病原因，避免对患者进食问题的过分关注和不安，纠正对患者厌食症状不恰当的处理方式，协助患者建立良好而规律的生活习惯，以消除厌食行为，促进该症尽快康复。

3. 药物治疗 目前尚无确切有效的药物治疗进食障碍，药物和锂盐不能直接改善患者怕胖的观念，但对患者的恐惧、易激惹、沮丧情绪等有一定的疗效，可间接促进患者行为的改善，并用于治疗合并精神障碍的患者。

五、进食障碍的护理

（一）护理评估

对进食障碍患者需要进行综合全面的评估，包括生理、心理、社会、文化等心理疾病史、药物滥用史、家庭情况评估等。

（1）患者的体重变化情况以及患者所认为的理想体重。

（2）患者对自身身材的评价。

（3）患者的饮食习惯和结构，包括种类、量、偏好以及对食物的认识。

（4）催吐剂、导泻剂以及其他催吐方法的使用情况。

（5）患者与家属的关系以及家属对疾病的了解和态度。

（二）护理诊断

1. 营养失调：低于机体需要量 与拒绝进食有关。

2. 营养失调：高于机体需要量 与强迫进食有关。

3. 潜在或现存的体液不足 与液体量摄入减少、自我诱吐、使用利尿剂等有关。

4. 体像改变 与对自身体像不满有关。

5. 焦虑 与无助感、对生活缺乏控制有关。

（三）护理措施

1. 生理护理 保证营养，维持正常体重。当患者出现营养不良、电解质平衡紊乱时，最首要的护理措施是保证患者的入量。首先要评估患者的体重情况，以及患者对限制自己体重所采取的措施，包括自我诱吐、使用泻剂或利尿剂的情况。在此基础上，与营养师和患者一起制订体重增长计划，鼓励患者按照计划进食，按照液体饮食、半流质饮食、软食、普通饮食的顺序过渡，使患者胃肠道逐渐适应，在体重恢复过程中要特别注意体重增加的速度，应以每周增加 0.5～1 kg 为宜，过快易导致急性胃扩张和急性心力衰竭。使用固定体重计每日定时测量患者体重。密切观察和记录患者的生命体征、出入量、心电图、实验室检查结果（电解质、酸碱度、白蛋白等）直至正常。

Note

2. 心理护理

(1) 纠正体像障碍：对于有体像障碍的患者，应首先与患者建立信任，鼓励患者表达对自己体像的看法，鼓励患者进行适当的自身修饰和打扮，鼓励患者总结自己的优点，鼓励患者参与决策，以增加患者对环境的控制感。

(2) 重建正常进食行为模式：帮助患者正确理解身材与食物的关系。对于厌食的患者，要提供安静、舒适的进食环境，鼓励患者自行选择食物种类，或提供适合患者口味的饮食。并对患者进食时长加以限制，确保患者按量摄入食物，无诱吐发生。对于神经性贪食症患者，要制订限制饮食的计划，在符合患者以往饮食习惯的前提下，逐步限制高脂、高糖食物和进食量，以使患者易于接受，逐渐建立规律适量的饮食习惯。

(3) 其他：要注重对患者情绪反应的评估，如有无抑郁以及有无自杀等危险情况，根据情况进行相应的心理护理。对患者家庭进行健康教育，帮助他们关注患者的病情，并鼓励其参与家庭治疗和集体治疗，对于因家庭矛盾冲突而患病的患者，该措施有重要意义。

第二节　睡眠障碍患者的护理

一、概念

睡眠是一种周期性的可逆的静息现象，它与醒觉交替进行，且与昼夜节律相一致，这种昼夜节律的变化是人体生物体系的重要功能之一，它为个体提供了恰当的生理及心理环境，使人们在夜里有良好的休息，在白天能进行适当的活动。如果正常睡眠的启动和调节过程发生障碍，就会产生各种睡眠障碍，包括失眠症、嗜睡症和某些发作性睡眠异常情况（睡行症、夜惊、梦魇等）。睡眠量不正常以及睡眠中出现异常行为的表现，也是睡眠和觉醒正常节律性交替紊乱的表现，可由多种因素引起，常与躯体疾病有关，包括睡眠失调和异态睡眠。睡眠与人的健康息息相关。调查显示，很多人患有睡眠方面的障碍或者与睡眠相关的疾病，成年人出现睡眠障碍的比例高达 30%。专家指出睡眠是维持人体生命的极其重要的生理功能，对人体必不可少。

二、病因与发病机制

睡眠根据脑电图、眼动图变化分为两个时期，即非快速眼动期（HREM）和快速眼动期（REM）。非快速眼动期，肌张力降低，无明显的眼球运动，脑电图显示慢而同步，此期被唤醒则有倦怠感。快速眼动期，肌张力明显降低，出现快速水平眼球运动，脑电图显示与觉醒时类似的状态，此期唤醒，意识清楚，无倦怠感，此期出现丰富多彩的梦。研究发现脑干尾端与睡眠有非常重要的关系，被认为是睡眠中枢之所在。此部位各种刺激性病变引起过度睡眠，而破坏性病变引起睡眠减少。另外还发现睡眠时有中枢神经介质的参与，刺激 5-羟色胺能神经元或注射 5-羟色胺酸，可产生非快速眼动期睡眠，而给予 5-羟色胺拮抗药，产生睡眠减少。使用去甲肾上腺素拮抗药，则快速眼动期睡眠减少，而给去甲肾上腺素激动药，快速眼动期睡眠增多。

三、临床表现

(一) 失眠症

失眠症（insomnia）是一种对睡眠的质和量持续相当长时间的不满意状况之一，如果没有明显的发病原因，即称为原发性失眠症。

失眠症的临床表现主要为入睡困难、睡不深、易惊醒、自觉多梦、早醒就寝时感到紧张和焦虑而无法入睡。这种不良的情绪常造成患者对时间认知上的困惑、焦虑、抑郁、易激惹和对自身的过分关注，导致工作或学习效率下降,甚至影响社会功能。部分患者可有睡眠感丧失。对失眠症的焦虑、恐惧心理可形成人格损失、考试前焦虑、精神紧张、不安恐惧等。失眠症的躯体因素有疼痛、瘙痒等,生物药剂因素有咖啡、浓茶、中枢兴奋药物等,此外还有其他因素如其他神经系统和精神障碍。人格特征、遗传因素等也是引起失眠症的一个原因。据估计,每年有 30%~40% 的成年人发生失眠。65 岁以上的老年人及退休、家庭收入低、单身等患者治疗效果不理想。

1. 诊断 睡眠时间的长短不能作为判断失眠严重程度的标准,因为睡眠时间和深度有很大的个体差异,大部分成年人需 7~9 h,有的人长期睡眠时间为 3~4 h,人对自身睡眠的主观评定很不可靠,因此要得出较为准确的诊断,最好将失眠症的主观标准与客观标准结合起来。符合以下诊断标准才应考虑为失眠症。

(1)几乎以失眠为唯一的症状,包括难以入睡、睡眠不深、多梦、早醒,或醒后不易入睡,醒后不适感、疲乏,或白天困倦等。

(2)每周失眠 3 次,持续 1 个月以上,且对社会功能有损害或失眠引起显著的苦恼或精神活动效率低下。

(3)排除躯体疾病或精神症状导致的继发性失眠。

2. 治疗 失眠症的治疗首先应针对病因,消除或减轻造成失眠的各种因素。一般以心理治疗为主,适当配合镇静催眠药治疗。另外各种放松训练疗法、生物反馈药物作为辅助治疗手段,可短期使用,避免长期用药,一般以 1~2 周为宜,尤其慢性失眠症患者,长期用药往往无效,并可导致药物依赖。常用镇静催眠药主要为苯二氮䓬类,该类药物可缩短入睡潜伏期,减少夜间醒转次数,但快速眼动期时间缩短且次数增加,其缺点是易形成药物依赖。苯二氮䓬类药物按清除半衰期长短可分为超短效、短效、中效、长效 4 种类型。使用时,应根据睡眠障碍的情况来选不同类型的苯二氮䓬类药物,如入睡困难者应选用超短效类药物作为催眠用;夜间易醒、多梦者可用短效或中效类药物,以加深睡眠;早醒者则使用中效至长效类药物,可起到延长睡眠时间的作用。

(二)嗜睡症

嗜睡症(hypersomnia)是指在不存在睡眠量不足的情况下出现白天睡眠过多,或醒来时达到完全觉醒状态的过渡时间延长的情况。此状况并非由于睡眠不足或存在发作性睡病等其他精神障碍所致,而是常与心理因素有关。本病表现为白昼睡眠时间延长,醒转时要想达到完全的觉醒状态非常困难,醒转后常有短暂意识模糊,呼吸及心率增快,常可伴有抑郁情绪。部分患者可有白天睡眠发作,发作前多有难以控制的困倦感,常影响工作、学习和生活,患者常为此感到苦恼。脑电波检查为正常的睡眠脑波。本病病因较多,包括心理社会因素、精神障碍及躯体器质性疾病等。部分患者有家族遗传倾向。

1. 诊断

日常生活中也常见睡眠过多的情况,但是否为嗜睡症,需要符合以下诊断。

(1)白天睡眠过多或睡眠发作。

(2)不存在睡眠时间不足。

(3)不存在从唤醒到完全清醒的时间延长或睡眠中呼吸暂停。

(4)无发作性睡病的附加症状(如猝倒症、睡眠瘫痪、入睡前幻觉、醒前幻觉)。

(5)几乎每天发生,并至少 1 个月。

(6)不是由于药物、酒精、躯体疾病所致,也不是精神障碍的一部分。

2. 治疗 主要是对症治疗,首先消除发病的诱导因素,此外可适当给予中枢神经兴奋剂,如哌甲酯、苯丙胺、匹莫林等,药物应从小剂量开始,症状改善后及时停药。其次可辅以支持疗法和疏导疗法,以达到治疗和预防疾病的目的。白天主动安排短时小睡,可减少甚至终止嗜睡发作。

(三)发作性睡病

发作性睡病(narcolepsy)也称为醒觉不全综合征,是一种原因不明的睡眠障碍。本病的发病机制不清,可能与睡眠递质功能异常有关。发作时常在 1~2 min 内进入睡眠状态,时间一般持续数分钟至十余分钟。发作后自然转醒或被他人唤醒,清醒后常有持续数小时的精神振奋。睡眠发作的后果有时候很严重,发作性睡病的发病率不高,约为 1% ,有遗传倾向。病初主要表现为睡眠过多,逐渐发展为猝倒,到中年后病情稳定,有终生带病的可能。本病的病因不明,可能与遗传、环境等多种因素有关。

发作性睡病尚无特效疗法,主要的治疗方法是减少症状发作,常用药物有抗抑郁药等。对家属和患者的健康宣教是治疗中的另一个重要内容,让患者及家属了解疾病的性质,做好终生带病生活的思想准备,使患者减少发作的次数。另外应尽量避免参加可能发生危险的活动,防止意外。

（四）异态睡眠

异态睡眠(parasomnia)是指在睡眠过程或觉醒过程中所发生的异常现象,包括神经系统、运动系统和认知过程的异常。DSM-Ⅳ将这些异常分为三类:梦魇症、夜惊症和睡行症。其中以梦魇症的发生率最多,近一半的人曾有过类似经历。

1. 梦魇症 梦魇症是指在睡眠过程中为梦所惊醒,梦境内容通常涉及有关生存、安全的恐怖事件,如被怪物追赶、攻击,或是伤及自尊的事件。该症的显著特征是患者醒后对梦境中的恐怖内容能清晰回忆,伴有心跳加快和出汗,但患者能很快恢复定向力,处于清醒状态,部分患者难以再次入睡,有的在一晚上会反复出现几次。由于夜间睡眠受扰,患者白天常会出现头晕、注意不集中、易激惹等症状,使工作、生活能力受到影响。梦魇多发生在睡眠后期的快速眼动期阶段,近一半的成年人曾有过梦魇经历,其中女性多于男性,在儿童中无性别差异,该病症一般初发于 $3\sim6$ 岁,随年龄增长逐渐减少。

2. 夜惊症 出现在夜间的极度恐惧和惊恐发作,伴有强烈的言语、运动形式和自主神经系统的高度兴奋状态。患者表现为在睡眠中突然惊叫、哭喊、坐起,双目圆睁,表情恐惧,大汗淋漓,呼吸急促,心率增快(可达 $150\sim170$ 次/分),有的还伴有重复机械动作,有定向障碍,对别人的问话、劝慰无反应,历时数分钟而转醒或继续安睡。患者此时若转醒,仅能对发作过程有片断回忆,次晨完全遗忘,且无梦境体验。夜惊症通常发生在睡眠的前 2/3 期,持续 $1\sim10$ min。发病原因可能与遗传有关,发热、过度疲劳或睡眠不足也会促进此病的发作。本病多发生于儿童,以 $5\sim7$ 岁为最多,至青年期消失,偶有成年病例。本症难以同一些器质性疾病所致的相似症状相鉴别,如中枢神经系统的感染、肿瘤等。另外,癫痫的自动症如果出现在夜间,也难以与夜惊症鉴别。脑电图检查对这些疾病的鉴别有帮助。

3. 睡行症 俗称梦游症,是睡眠和觉醒现象同时存在的一种意识模糊状态。主要表现为患者在睡眠中突然起身下床,徘徊数分钟至半小时,或走出家门、进食、穿衣等,有的口中还念念有词,但口齿欠清,常答非所问,无法交谈。睡行时患者表情茫然,双目凝视,难以唤醒,一般历时数分钟,少数持续 0.5 $\sim$ 1 h,继而自行上床或随地躺下入睡,次日醒后对所有经过不能回忆起来,若在睡行期内强行唤醒,患者可有短暂的意识模糊。睡行症常发生在睡眠的前 1/3 期,多发生于生长发育期的儿童,以 $11\sim12$ 岁年龄段为最多。家系调查表明睡行症的患者中其家族有阳性史者较多,说明该症与遗传因素有一定的关系。躯体内部刺激如膀胱充盈和外部刺激如噪声等,可以诱发睡行的发生,睡眠不足、发热、过度疲劳、精神压力等也与睡行的发作有一定的关系。儿童期偶有睡行发作,大多于青少年时期自行停止。成年人若经常出现睡行发作,则需要排除精神运动性癫痫的可能。

对异态睡眠的治疗包括减少发作次数和防止发作时意外事故的发生两个方面。首先向家属及患者解释该病的特点及发生原因,消除或减轻发病的诱发因素如减轻心理压力。保持日常生活规律,避免过度疲劳和高度紧张,养成良好的睡眠习惯,以及使用某些药物如苯二氮䓬类、中枢兴奋剂、小剂量的三环抗抑郁药等对减少异态睡眠的发作有一定疗效。对睡行症患者还要保证其睡眠环境的安全性,如睡前关好门窗、收好各种危险物品、清除障碍物等,以防睡行发作时外出走失或引起伤害自己及他人的事件。偶尔少数几次发作者无须治疗。发作频繁者,可用苯二氮䓬类药物加深睡眠,对某些患者有效。

四、护理

（一）护理评估

对睡眠障碍患者的评估应是多方面的,包括生理、心理和药物史,以及睡眠日志等,有的患者还需要接受睡眠多导监护仪的测试以及其他睡眠生理功能的检查。对睡眠的评估不能简单地问患者"昨晚睡得怎么样",而是必须明确患者是否存在入睡困难、是否早醒、再次入睡的难易度以及次日的精神状况等。

（二）护理诊断/问题

1. 睡眠形态紊乱 与社会心理因素刺激、焦虑、睡眠环境改变、药物影响等有关。

2. 疲乏 与失眠、异态睡眠引起的不适状态有关。

3. 绝望 与长期处于失眠或异态睡眠状态有关。

4. 应对无效 与长期处于失眠或异态睡眠状态有关。

5. 恐惧 与异态睡眠引起的幻觉、梦魇有关。

（三）护理措施

1. 对失眠症患者的护理 对失眠症患者的护理重在心理护理，通过各种心理护理措施，帮助患者认识失眠，纠正不良睡眠习惯，重建规律、有质量的睡眠模式。

1）消除诱因

（1）建立信任的护患关系：对于由于心理因素、不愉快情绪导致的失眠，心理护理的重点在于建立良好的护患关系，加强护患间的理解和沟通，了解患者深层次的心理问题。

（2）支持性心理治疗：运用支持性心理治疗，帮助患者认识心理刺激、不良情绪对睡眠的影响，使患者学会自行调节情绪，正确面对心理因素，消除失眠诱因。

（3）认知治疗：失眠患者由于过分担心失眠，常常出现焦虑情绪，结果更加睡不着，形成恶性循环，这也是失眠的诱因之一。对这样的患者，需要使用认知治疗，帮助其了解睡眠的基本知识，如睡眠的生理、睡眠质量的高低不在于睡眠时间的长短、失眠的原因和根源，并帮助患者达到以下几点要求：①对睡眠保持符合实际的期望；②不把白天发生的不愉快都归咎于失眠；③不试图强迫自己入睡，不给睡眠施加压力；④一夜睡不好后不要悲观；⑤学会承受睡眠缺失的后果。引导患者认识睡眠，以正确的态度对待失眠，消除对失眠的顾虑，解除心理负担、纠正恶性循环状态。

2）睡眠卫生宣教 教会患者自我处理失眠的各种措施，包括生活规律，三餐、睡眠、工作的时间尽量固定；睡前 2 h 避免易兴奋的活动，如看刺激紧张的电视节目、长久谈话、进食等，避用浓茶、咖啡、巧克力、可乐等让人兴奋的食品；白天多在户外活动，接受太阳光照；用熟悉的物品或习惯帮助入睡，如听音乐等；使用睡前诱导放松的方法，包括腹式呼吸、肌肉松弛法等，使患者学会有意识地控制自身的心理生理活动，降低唤醒水平；营造最佳的睡眠环境：避免光线过亮或直射脸部；维持适当的温度和湿度；保持空气流通；避免噪声干扰；选择合适的寝具；镇静催眠药的正确应用。

3）重建规律、有质量的睡眠模式

（1）刺激控制训练：属于行为治疗的一种，主要是帮助失眠者减少与睡眠无关的行为和建立规律性睡眠-觉醒模式的手段。具体方法为要求患者做到以下几点：①把床当作睡眠的专用场所；②感到想睡觉才上床，而不是一累就上床；③不在床上从事与睡眠无关的活动，如看书等；④睡不着或无法再入睡（无睡眠 20 min 后）时立刻起床到另一房间，直到睡意袭来再回到床上；⑤无论夜间睡眠质量如何，都必须按时起床；避免白天睡觉。这些方法看似容易，但患者由于各种客观或主观因素往往不能完全做到，因此需要护理人员有规律地随访、督促和指导。

（2）睡眠定量疗法：也是行为治疗的一种。失眠症患者常常是在床上待很长时间，希望能弥补一些失去的睡眠，但结果往往适得其反。因此睡眠定量疗法的主要目的是教导失眠者缩短在床上的非睡眠时间，限制待在床上的时间，在于拥有有效的入睡时间。具体方法：如果患者每晚在床上的时间是 9 h，但实际睡眠时间为 5.5 h，即通过推迟上床或提前起床来缩短患者在床上的时间至 5.5 h，然后将患者上床睡眠的时间每周增加 15 min，每晨固定时间起床，以保证在床上的时间至少有 85%～90%用于睡眠。这种方法可使轻度患者不断改善，获得较好的睡眠，但这种方法的代价是睡眠时间的相对减少，另外也需要对患者进行随访。

（3）其他疗法：

①根据患者失眠的情况，可适当选用暗示疗法，适合于暗示性较强的失眠症患者，通常选用某些营养药物作为安慰剂，配合暗示性语言，诱导患者进入睡眠。

②光疗,即给予一定强度的光(1200～7000 lx)和适当时间的光照,以改变睡眠-觉醒节律。

③矛盾意向训练,就是说服患者强迫自己处于清醒状态。如果失眠者试着不睡,减少了为入睡做出的过分努力,其紧张焦虑情绪就会逐渐减轻,失眠症状就会改善。

④还可选用各种健身术(气功、瑜伽、太极拳等)及音乐疗法等。

通过以上方法,引导患者养成良好的睡眠卫生习惯,逐步纠正睡-醒程序,使之符合通常的昼夜节律,从而获得满意的睡眠质量。

2. 其他睡眠障碍的护理 对嗜睡症、发作性睡眠病、睡行症等睡眠障碍患者的护理主要在于保障患者发作时的安全、如何消除或减轻发病的诱发因素以减少发作次数以及消除患者和家属的恐惧心理。

(1)保障患者安全:对家属和患者进行健康宣教,帮助其认识该病,增强他们的安全意识,有效防范意外的发生。对于睡行症患者,要保证夜间睡眠环境安全,如给门窗加锁,防止患者睡行时外出、走失;清除环境中的障碍物,防止患者绊倒、摔伤;收好各种危险物品,防止患者伤害自己和他人。嗜睡症、发作性睡眠病患者要避免从事可能因睡眠障碍而导致意外的各种工作或活动,如高空作业、开车、进行带危险性的操作等。

(2)消除心理恐惧:多数患者和家属对异态睡眠、发作性睡病等带有恐惧心理,甚至带有迷信的看法,影响他们生活的往往不是疾病本身,而是他们因为对疾病不了解所产生的惧怕、恐慌心理。因此,对此类患者及其家属要进行详尽的健康宣教,帮助他们认识该病的实质、特点及发生原因,以纠正其对该病的错误认识,消除恐惧、害怕心理,同时又要客观面对该病,做好终生带病生活的思想准备。

(3)减少发作次数:帮助患者及其家属认识和探索疾病的诱发因素,尽量减少可能诱使疾病发作的因素,如睡眠不足、饮酒等。另外,建立生活规律,减轻心理压力,避免过度疲劳和高度紧张,白天定时小睡等,都可使患者减少发作次数。发作频繁者,可在医生指导下服用相应药物,也可达到减少发作次数的目的。

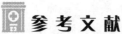

小 结

心理因素相关生理障碍,是一组在病因方面以心理社会因素为主要原因,临床方面以生理障碍为主要表现形式的疾病,包括进食障碍(神经性厌食症、神经性贪食症、神经性呕吐)、睡眠障碍(失眠症、嗜睡症、发作性睡病、异态睡眠)、性功能障碍(性欲减退、阳痿、早泄、性高潮障碍、阴道痉挛、性交疼痛)。随着社会的发展,生活、工作节律的加快,人们的生活方式、行为方式发生变化,心理因素相关生理障碍越发引起关注。本章着重介绍了进食障碍和睡眠障碍的相关知识,熟练掌握其临床分型,运用科学的方法诊断、治疗和护理,对恢复患者的日常生活及社会功能、提高生活质量有着十分重要的意义。

 参考文献

[1] 刘哲宁,杨芳宇.精神科护理学[M].4 版.北京:人民卫生出版社,2017.

[2] 雷慧.精神科护理学[M].3 版.北京:人民卫生出版社,2014.

[3] 邓荆云.精神疾病护理[M].北京:人民卫生出版社,2014.

(张 胜)

直通护考
在线答题

第十章 儿童及少年期精神障碍患者的护理

学习目标

1. 知识目标

（1）说出精神发育迟滞的等级及临床表现。

（2）阐述孤独症的概念。

（3）举例说明儿童孤独症、注意缺陷与多动障碍的临床表现。

2. 能力目标

能应用护理程序为儿童孤独症、注意缺陷与多动障碍患儿提供个体化的护理。

3. 素质目标

（1）具有良好的职业道德与慎独精神。

（2）具有较强的爱伤观念，同情、接纳患者。

随着社会的进步和工作、学习竞争的日趋激烈，儿童和少年的精神障碍已越来越引起社会、学校、家长及医疗机构的重视。此外，随着医学的发展，人们在研究某些精神障碍的病因时，会追溯到患者儿童期的情况，且有研究表明精神分裂症与儿童期精神障碍可能有联系。因此，儿童及少年期的心理健康对于人的一生是至关重要的，提高对儿童及少年期精神障碍的认识、早期发现、及时治疗和护理具有十分重要的意义。

儿童及少年正处在生长发育的重要阶段，其躯体和心理都在不断地成长变化，趋向成熟，容易受到多种因素的影响，导致发育障碍、行为偏异或精神障碍。患儿的精神症状在许多方面有一定的特点，具体表现在以下几个方面。①思维与感知：儿童的思维处于逐步发育阶段，因此儿童期的感知障碍多于思维障碍，感性认识多于理性认识。当出现病理状态时，形象性幻觉和错觉较言语性幻觉多见，幻觉内容多为不完整的片断形象。儿童的思维能力薄弱，因而妄想比较少见，如有妄想，其内容也较简单，易变而不稳定，且缺乏系统性。由于儿童的词汇较缺乏，对幻觉体验及妄想内容多不能以言语形式表达。②情感：由于儿童期大脑处在尚未成熟阶段，大脑皮质下活动的控制能力相对薄弱，兴奋过程占主导地位，兴奋与抑制之间的平衡较成年人容易遭到破坏，因此儿童期易出现情绪波动。在病理状态时其情绪不稳定，呈暴发性，易发生冲动毁物的行为。少年期常可有恐惧、紧张或焦虑情感。③意志和行为：运动性抑制和运动性兴奋是儿童及少年期精神障碍中最常见的表现。儿童的高级神经活动不稳定，控制及约束能力较差，因此儿童易出现缄默、紧张状态和易兴奋、冲动、语言运动显著增多、症状易变化等。儿童及少年期精神障碍包括精神发育迟滞、言语和语言发育障碍、广泛性发育障碍，以及起病于儿童期和少年期的行为与情绪障碍，如注意缺陷与多动障碍、品行障碍、抽动障碍和特发于童年的情绪障碍等。

本章简要介绍几种临床常见的儿童及少年期精神障碍的临床特点和护理。

Note

第一节　精神发育迟滞患者的护理

患儿,男,8岁,二年级学生,因学习不能跟上班内其他同学而就诊。患儿父母说他学东西一直很慢,但直到今年5岁的小女儿开始上学,他们才意识到问题的严重性。女儿比8岁的儿子进步更快,学东西更容易。老师反映患儿有攻击别人的倾向,但现在很少有这种行为。患儿和其他孩子能够很好地相处,然而似乎更喜欢和妹妹的朋友一起玩,而不是和同龄人一起玩。

家长称,患儿整体发育程度处于正常范围内的下限,但是儿科医生让他们不要担心。患儿从未有过重大躯体疾病,胎儿期和围生期正常。

采用《韦氏儿童智力量表第四版》(WISC-Ⅳ)测试患儿的IQ为65分。

请思考:

1. 患儿的临床诊断是什么?

2. 如何对患儿进行护理评估?

3. 针对该患儿主要的护理措施有哪些?

精神发育迟滞(mental retardation)是指个体在发育阶段(通常指18岁以前)因先天或后天的各种不利因素导致精神发育停滞或受阻,造成以智力水平低下和社会功能异常为特征的一组发育障碍性疾病。

精神发育迟滞是常见的精神疾病,也是导致精神障碍的主要原因之一。世界卫生组织(WHO)报告在发达国家重度精神发育迟滞的患病率为0.3%～0.4%,轻度精神发育迟滞的患病率为2%～3%。1993年我国在7个地区进行的精神疾病流行病学调查显示,中重度精神发育迟滞的患病率为0.27%,男性略多于女性,患病率农村高于城市,低收入、低文化家庭中常见。

一、精神发育迟滞的概述

(一)病因

从胎儿到18岁以前影响中枢神经系统发育的因素都可能成为致病原因。①遗传因素,如脆性X染色体综合征、唐氏综合征、苯丙酮尿症、半乳糖血症等;②宫内不良因素,如胎儿期感染、放射性损害、药物损害、毒物损害、化学毒素损害、母体健康状况差、胎盘功能低下等;③先天性颅脑畸形,如家族性小头畸形、先天性脑积水、神经管闭合不全等。出生时因素有胎位异常、难产、产程过长、产伤等,这些因素可造成新生儿窒息、新生儿缺氧、缺血性脑病、新生儿颅内出血而导致中枢神经系统损害。出生后因素有中枢神经系统感染(如脑炎、脑膜炎等)、核黄疸、重度营养不良、铅中毒、甲状腺功能低下等。此外,后天不良的心理、社会因素也有一定的影响。

(二)临床表现

智力水平低下和社会功能异常为本病的主要表现。部分患儿可伴有一些精神症状如注意缺陷、情绪易激动、冲动行为、刻板行为或强迫行为,有的患儿同时存在相应躯体疾病的症状和体征。WHO根据智商(intelligence quotient,IQ)程度水平将精神发育迟滞分为以下四个等级。

1. 轻度精神发育迟滞　智商在50～69之间,成年以后可达到9～12岁的心理年龄,约占精神发育迟滞总病例的85%。患者在幼儿期即可表现出智力发育较同龄儿童迟缓现象,如语言发育迟缓、词汇不丰富、理解能力和分析能力差、抽象思维不发达等。就读小学以后学习困难,学习成绩经常不及格,但经努力可勉强完成小学学业。患者能进行日常的语言交流,但对语言的理解和使用能力差。通过职业训练只能从事简单非技术性工作,且工作缺乏主动性。

2. 中度精神发育迟滞　智商在 35～49 之间,成年以后可达到 6～9 岁的心理年龄,约占精神发育迟滞总病例的 10%。患者从幼年开始智力和运动发育都明显比正常儿童迟缓,语言发育差,表现为发音含糊不清,能掌握日常生活用语,但词汇贫乏,难以完整表达意思。能计算个位数的加、减法,但不能适应普通小学。经适当训练,能完成一些简单劳动,但质量差、效率低。在他人的指导和帮助下可学会简单生活自理。

3. 重度精神发育迟滞　智商在 20～34 之间,成年以后可达到 3～6 岁的心理年龄,约占精神发育迟滞总病例的 3%～4%。患者在出生后即可出现明显的发育延迟,经过训练最终能学会简单语句,但不能进行有效语言交流。不会计数,不能学习劳动,生活需人照料,无社会行为能力,常合并较重的脑部损害。

4. 极重度精神发育迟滞　智商在 20 以下,成年以后的心理年龄在 3 岁以下,完全没有语言能力,仅以尖叫、哭闹等来表示需求,感知觉明显减退,对危险不会躲避,不认识亲人及周围环境,日常生活全部需他人照料。常合并严重的脑部损害。

知识链接

韦氏智力量表

　　智商是表示智力发展水平的指标。目前国内外最常用于测定智商的方法是韦氏智力量表,它分为成人、儿童、幼儿 3 个版本,此测验以言语智商、操作智商及总智商来表示一个人的智力水平。

（三）治疗原则与预后

本病的治疗原则是早期发现、早期诊断、查明原因、尽早干预,以教育训练为主。

大多数患儿无特异性的药物治疗,神经营养药的疗效有限。精神发育迟滞的病因复杂,且发育与病程并存,对患者心理活动的各过程和社会功能影响颇大,预后往往欠佳。因此,必须积极进行预防。监测遗传性疾病,做好围产期保健,避免围产期并发症,以及防止和尽早治疗中枢神经系统疾病是预防此类疾病的重要方式。

二、精神发育迟滞患者的护理

（一）护理评估

1. 健康史　询问患儿既往的健康状况,是否较常人容易患某些躯体疾病。

2. 生理功能　与同龄儿童比较,各项躯体发育指标如身高、体重是否达标;有无躯体畸形;有无饮食障碍;有无营养失调及睡眠障碍等。

3. 心理功能

（1）感知觉:有无感觉过敏和减退、错觉、幻觉及感知觉综合障碍等。

（2）思维:有无思维联想、连贯性、逻辑性和思维内容等方面的障碍。

（3）情感:有无焦虑、抑郁、恐惧、情绪不稳、易激惹、情感淡漠和迟钝等异常情绪。

（4）意志和行为:有无意志减退和增强、怪异行为、多动行为,有无刻板、仪式化或强迫行为,有无暴力行为和自伤、自杀行为,有无对立违拗或品行问题。

4. 社会功能

（1）生活自理能力:患儿能否独立进食、洗澡、换衣、料理大小便,能否独立外出等。

（2）环境的适应能力:①学习能力:有无现存或潜在的学习困难。②语言交流能力:有无语言障碍,能否进行有效语言交流,是否能用语言较好地表达自己的感受与意愿。③自我控制与自我保护能力:有无现存或潜在的自我控制力、自我防卫能力下降而出现伤害别人或被别人伤害的危险。④社交活动:有无人际交往障碍,是否合群,是否主动与人交往和参与游戏活动等。

5. 其他　有无不当家庭养育方式、家属对疾病有无不正确的认知和偏见,有无现存的或潜在的家庭矛盾和危机,有无家庭无法实施既定的治疗方案的可能性等。

（二）护理诊断

1. 营养失调　与智力水平低下所致食欲减退及消化不良等有关。

2. 卫生/穿着/进食/如厕自理缺陷　与智力水平低下有关。

3. 社会交往障碍　与智力水平低下、丧失语言能力及缺乏社会行为能力等有关。

4. 父母角色冲突　与智力水平低下、需要的照顾增多有关。

（三）护理目标

（1）患儿能维持正常营养状态,体重维持在正常范围。

（2）患儿不发生受伤现象。

（3）患儿的个人生活自理能力逐步改善。

（4）患儿的社交能力、学习能力逐步改善。

（5）患儿语言能力逐步改善。

（6）患儿父母的角色冲突减轻或消除。

（四）护理措施

1. 生活护理　由于患儿智力水平低下而缺乏自我照顾、自我保护的意识和能力,因此其生活需要照顾。护理人员要保障患儿正常的生活需求,如睡眠、饮食及活动环境等。由于患儿疾病的原因,且患儿的发病年龄较小,不可能将自身的不适及生活需求主动提出,这就要求护理人员密切观察患儿的进食情况,睡眠情况,大小便次数、性质及量是否正常,并针对所出现的问题进行护理干预。另外,要保证患儿有良好的个人卫生状况,做好晨晚间护理。定期给患儿洗澡、更衣、理发、修剪指（趾）甲,保持患儿的清洁卫生。

2. 安全护理　患儿居住的环境应简单实用,随时检查有无危险隐患的物品和设施,如锐器、火柴、药品等。房间窗户应有相应的安全措施,禁止患儿从事攀爬、打闹等危险活动。

3. 教育训练　教育训练对精神发育迟滞的患儿来说具有很大的实际意义。这项工作不仅涉及家庭和医疗部门,还涉及教育及社会福利部门,是一项社会性的问题。应设立专门机构和学校,在专业人员指导下对患者进行专门训练。

（1）生活自理能力训练:轻度精神发育迟滞的孩子生活尚能自理,中度、重度及以上患儿生活自理困难,理解能力差,常需别人监护。但在患儿的生长发育期,他们的智力及其他精神活动还在逐渐发展。因此,对精神发育迟滞患儿尽早进行教育、训练是非常重要的。医护人员及父母对患儿要有耐心,应坚持不懈地教育和训练,使他们逐渐适应周围环境,安排好自己的日常生活。训练培养患儿平时生活中的一些必要的技能,如洗脸,穿衣服、鞋袜,整理床铺,吃饭,收拾餐具,扫地等。

（2）语言功能训练:语言障碍和缺陷常常成为精神发育迟滞患儿思维和智力发展的障碍,重视对语言障碍和缺陷进行矫正,使他们能较好地掌握语言这一工具进行沟通和社会交往。训练时学校教育和家庭教育要密切配合,协同进行。通过生活活动进行语言缺陷的矫正训练,要有耐心,不能操之过急。

（3）劳动技能训练:通过劳动技术的教育和训练使患者能自食其力,以减轻社会和家庭的负担。劳动技术教育必须适合患者的智力水平和动作发展水平,注重现实性和适应性,重视安全教育及个体差异性。可从自我生活服务劳动培养开始如洗脸、穿衣、吃饭、扫地等,逐渐进入社会生活服务劳动技术的培养。在实际的劳动中进行日常工具的性能和使用方法的教育,进而到职业技术教育,并根据患者的心理、生理和疾病的差异,以及每个人的特点选择性地进行职业指导。

（4）品德教育:患儿由于认知水平低,对事物的分析能力差,常常不能预见自己的行为后果,往往会出现一些不自觉或不符合社会要求的行为和活动,甚至是犯罪行为。做好患儿的品德教育使其遵循普通学校品德教育的基本原则。将尊重患者与严格要求相结合,集体教育与个别教育相结合,同时还要注意患者的生理、心理特点,充分了解每位患者的缺陷,不同情况不同处理,保护患者的自尊心,把缺陷行为和不道德行为严格区别开来,对患者尽量少批评惩罚、多鼓励表扬。

4. 药物治疗的护理 因患儿对症状及药物不良反应引起不适的表达较差,在药物治疗的过程中,应严格观察病情演变及用药后的情况,及时处理不良反应。

5. 健康教育 重点是针对家长与老师,使他们正确认识疾病特征和可能的预后。从患儿的实际发展水平出发,对患儿的发展前景寄予恰当的希望。告诉他们应鼓励患儿多与外界接触、多说话,多练习,及时表扬和强化,提高患儿的学习兴趣和信心,切忌操之过急和轻视打骂。此外,宣传有关此病的一些预防知识,如产前诊断、围产期保健措施等也很重要。

（五）护理评价

（1）患儿的营养状况是否改善。

（2）患儿是否有受伤的情况发生。

（3）患儿的个人生活自理能力是否改善。

（4）患儿的社交能力、学习能力是否改善。

（5）患儿的语言能力是否改善。

（6）患儿父母的角色冲突是否减轻或消除。

第二节 儿童孤独症患者的护理

案例引导10-2

　　冬冬（化名）是名4岁的小男孩,圆圆的眼睛、胖嘟嘟的小脸。开学初见到他,给人的印象是帅气、可爱。但是接下来他的行为有些异常:集体活动时,从不参与,有时还会在小朋友的队伍中横冲直撞,制造危险,而他却浑然不觉;每次上课总是玩自己的,有时高兴了还会踮着脚尖,手舞足蹈地转圈,拍着手甚至尖叫。冬冬的记忆力很好,认识许多字;他喜欢自己玩、自己笑,生活在自己的世界里,不与其他小朋友交流,即使是主动与他搭话,他也是前言不搭后语,从不正面回答。

　　1. 患儿出现了哪些精神症状?

　　2. 如何对患儿进行护理评估?

　　3. 针对该患儿主要的护理措施有哪些?

　　儿童孤独症（autism）是广泛性发育障碍的一种类型,起病于婴幼儿期,主要表现为不同程度的人际交往障碍、语言发育障碍、兴趣狭窄和行为方式刻板。约有3/4的患儿伴有明显的精神发育迟滞,部分患儿在智力水平普遍低下的背景下,智力的某一方面相对较好或非常好。北美、欧洲和亚洲学者的流行病学研究显示,儿童孤独症的患病率为0.02%~0.12%,我国目前尚缺乏儿童孤独症的资料统计。

一、儿童孤独症的概述

（一）病因

　　儿童孤独症的病因尚未阐明,可能与遗传因素、妊娠期及围产期并发症、神经生化及免疫学因素等有关。

（二）临床表现

1. 社会交往障碍 患儿不能与他人建立正常的人际交往方式。在得到别人的关爱时也没有流露出愉快满足感。分不清亲属关系,不能与父母等亲属建立正常的依恋关系,遇到不愉快的事情或受到伤害时不会寻求父母的安慰,不主动参与同伴的游戏和其他活动。即使被迫与同伴在一起活动,也不会主动接触别人。

2. 语言交流障碍 患儿语言发育明显落后于同龄儿童,这是多数患儿就诊的主要原因。患儿在2～3岁时还不能说出有意义的单词和最简单的句子,不能用语言进行人际交流。4～5岁开始说单词、简单的句子,但不会使用代词或错用代词,如常用"你"和"他"来代替自己。说话时语句单调平淡,缺乏抑扬顿挫和感情,讲话内容也常与当时的情境缺乏联系。不会主动找人交谈,也不会向他人提出问题。常有模仿语言或刻板语言,如重复别人刚说过的话,或反复询问同一个简单的问题。

3. 兴趣狭窄、行为刻板 患儿对正常儿童所喜爱的活动、游戏、玩具都不感兴趣,却对非玩具的物品有特殊兴趣和迷恋,尤其是圆的或可以旋转的物品,并常在较长时间里专注于某种或几种游戏或活动,如着迷于旋转锅盖。患儿固执地要求保持日常活动程序不变,如每天要吃同样的饭菜,出门要走相同的路线,在固定的时间和地点解大小便,若这些行为活动程序被改变,患儿则会产生焦虑。

4. 智力障碍 75%～80%的患儿伴有不同程度的精神发育迟滞。智力损害模式具有特征性,即智力的各方面发展不平衡,智力测验显示患儿的操作智商高于言语智商。一些患儿具有很好的机械记忆、空间视觉能力,如能熟记日历、火车时刻表、汉字、车牌号等。患儿的最佳能力与最差能力之间的差距非常大,但多数患儿的最佳能力仍然低于同龄儿童。智力水平正常或接近正常者被称为高智力型孤独症,有明显智力损害者被称为低智力型孤独症。

5. 其他症状 多数患儿有注意缺陷和多动障碍,约20%合并抽动症状,其他症状有强迫行为,自伤行为,攻击和破坏行为,违拗,作态,拔毛行为,偏食、拒食、反刍及异食等进食问题,焦虑,恐惧,惊恐发作,幻觉,睡眠障碍。30%的患儿有脑电图异常,12%～20%的患儿伴有癫痫发作,以大发作类型居多,低智力型患儿的发生率较高。

（三）治疗原则与预后

儿童孤独症尚无特效治疗,但综合治疗对多数患儿有所帮助,其中少数可获得明显好转。

1. 教育和训练 改善儿童孤独症核心症状、提高患儿生活质量的最有效方法。其目标是促进患儿语言发育,提高社会交往能力,掌握基本生活技能和学习技能。目前国际和国内推荐的主要康复训练和教育方法有应用行为分析法、具有结构化教育特点的儿童孤独症以及相关障碍患儿治疗和教育课程及人际关系发展干预法。

2. 心理治疗 多采用行为治疗。主要目标是强化已经形成的良好行为,矫正影响接受教育和训练、社会交往和危害自身的异常行为,如刻板行为、攻击行为、自伤或自残等行为。

3. 药物治疗 目前尚无特异性治疗药物,药物治疗也无法改变儿童孤独症的自然病程。但对伴发的一些情绪和行为症状,如情绪不稳、注意缺陷和多动障碍、冲动攻击、自伤自杀、强迫症状以及精神病性症状等,药物对症治疗仍然有效,有利于教育训练、心理治疗的实施及维护患儿或他人的安全。药物治疗应遵循小剂量、短疗程的原则。

多数患儿病前发育正常,一般在3岁前缓慢起病,经过适当训练,随年龄增长,多数患儿的症状逐渐减轻,如语言逐渐发育,对语言的理解和语言交流能力提高。但总体来讲,儿童孤独症的远期预后差,约2/3的患儿有明显社会适应不良,难以独立生活。预后不良因素有女性,幼儿期重复刻板动作或异常行为突出,自伤行为,操作性智商低,少年期癫痫发作。另外,5岁时语言发育水平对预后影响很大,若仍缺乏有意义语言,不能会话,则预后很差。

二、儿童孤独症患者的护理

（一）护理评估

1. 健康史 询问患儿既往的健康状况,是否患有某些躯体疾病。

2. 生理功能 与同龄儿童比较,各项躯体发育指标如身高、体重是否达标;有无躯体畸形;运动功能是否受限,运动的协调性如何。

3. 心理功能

（1）认知活动:有无感知觉的异常,是否对痛觉反应迟钝;患儿是否有语言障碍。

（2）情感活动：有无焦虑、抑郁、恐惧、情绪不稳、易激惹或情感淡漠等异常情绪。

（3）意志行为活动：①观察患儿是否对某些非玩具的物品感兴趣，是否对某些物品特别依恋；患儿是否有某一方面的特殊爱好、兴趣和能力，如沉迷于某个电视节目，或对数字、地名等有不寻常的记忆力；有无刻板的生活习惯等。②患儿是否有某些奇怪的行为，是否多动，有无冲动攻击、固执违拗、重复刻板等行为。

4. 社会功能

（1）社会交往、学习方面：患儿是否依恋父母，对亲情爱抚是否有相应的情感反应；当父母离开或返回时有无相应的分离情绪和反应；是否能分辨亲疏；是否与小朋友交往、玩耍；接受新知识的兴趣和能力如何。

（2）语言交流和非语言交流方面：①语言交流：患者在婴儿期是否会咿呀学语；发育过程中是否一直不说话，或很少说话，是否在 3 岁以前可以讲话，但以后却逐渐减少；能否主动与人交谈，提出或维持话题；能否正确使用代词，讲话时的语音、语调、语速等方面有无异常；有无重复、刻板和模仿言语等。②非语言交流：患者是否常以苦恼、尖叫或其他姿势表达他们的不适或需要；有无体态语言等。

（3）生活自理能力：患者是否会自己进食、穿衣、如厕、利用公共设施等。

（二）护理诊断

1. 营养失调：低于机体需要量　与自理缺陷、行为刻板有关。

2. 有自伤的危险　与认知功能障碍有关。

3. 有对他人、自己施行暴力行为的危险　与情绪不稳有关。

4. 社会交往障碍　与社交功能缺陷有关。

5. 卫生/穿着/进食/如厕自理缺陷　与智力水平低下、认知功能障碍有关。

6. 语言沟通障碍　与语言发育障碍有关。

7. 家庭运作过程失常　与疾病知识缺乏有关。

（三）护理目标

（1）患儿的饮食摄入均衡，营养状态正常。

（2）患儿不发生受伤的现象。

（3）患儿不发生伤害别人的现象。

（4）患儿的社交能力、学习能力逐步改善。

（5）患儿的个人生活自理能力逐步改善。

（6）患儿的语言能力逐步改善。

（7）家长掌握与患儿沟通的技巧，家长的角色冲突减轻或消除。

（四）护理措施

1. 生活护理　首先要保障患儿正常的生活需求，如睡眠、饮食及活动环境等。由于患儿存在认知功能障碍、语言发育障碍，且患儿的发病年龄较小，不可能将自身的不适及生活需求主动提出，这就要求护理人员密切观察患儿的进食情况，睡眠情况，大小便次数、性质及量是否正常，并针对所出现的问题进行护理干预。其次，要保证患儿有一个良好的个人卫生状况，做好晨晚间护理。定期给患儿洗澡、更衣、理发、修剪指（趾）甲，保持患儿的清洁卫生。

2. 安全护理　患儿由于认知功能障碍及情绪不稳，可能出现暴力行为、自伤行为。针对这种不安全的行为，护理人员要密切观察患儿的活动内容，避免其接触危险物品。减少对患儿的不良刺激，若患儿的情绪处于激动、兴奋状态，鼓励其多参加有组织的活动。如出现不可避免的暴力行为和自伤行为的情况，要及时保护患儿，同时避免同样事情的发生。另外，在护理过程中，护理人员一定要保持耐心、态度和蔼，避免激惹患儿，减少对患儿的不良刺激。

3. 教育训练

（1）生活自理能力训练：根据患儿的智力以及现有的生活技能状况，制订出一个具体明确的训练计划。将每一种需要训练的生活技能分解成若干个小单元动作,由简单到复杂。并将每个训练计划分解成具体训练的步骤,如穿衣一项分为披衣、穿袖、系纽扣、翻衣领、整理等几个步骤进行。每天的训练标准要根据患儿接受和掌握的程度而定。每次实施后要对患儿接受训练的情况进行记录。另外在训练过程中,要进行强化,即对每一个小小的进步都要及时地给予言语、行动、表情及物质上的奖励。鼓励患儿持续不断地完成每一项训练内容,直到患儿掌握并固定下来,切不可半途而废。

(2)语言能力训练:语言沟通障碍作为儿童孤独症患儿的特征症状之一,将影响患儿的社会适应能力,因此要尽力去训练。由于患儿所处的家庭及社会环境不同,患儿的个体差异较大,训练应个体化。在语言训练中,根据患儿语言能力的水平,制订计划,从认物、命名到表述,从简单的音节到完整的句子,锻炼患儿用语言表达自己的需要,当达到一定程度时,让其参加语言交流的游戏。此外,还应经常带领患儿接触社会、自然环境,如动物园、公园等,使其在感知事物时进行语言功能的强化。

(3)人际交往能力训练:人际交往能力训练可改善患儿对社会的适应能力,帮助患儿自立,训练可从以下几方面入手。

①注意力训练:用一些患儿感兴趣的教材,要求他注意并正视说话人的脸,主动注视其目光,并逐渐延长注视时间,反复多次,并及时给予强化,使患儿在"一对一"情况下,注意对方的存在、言语、目光等。

②模仿动作:让患儿模仿动作,如广播体操等,使其意识到他人的存在。

③姿势性语言的学习和表情动作的理解:帮助患儿学习姿势性语言如点头、摇头等,给患儿做出示范,要求其模仿,然后反复训练,直到能理解为止。此后可利用实际动作或镜子训练患儿理解身体动作及表情,并对患儿的正确回答及时予以强化,逐渐减少提示,直到能正确辨别和理解为止。

④提高语言交往能力:可利用情景或在患儿提出要求时进行,反复训练使患儿在想满足某种要求时,能用语言表达自己的愿望。可让患儿进行传话训练,传话开始时宜短,之后逐渐延长,如此训练将使患儿能主动与他人建立关系。

⑤利用游戏改善交往:首先要与患儿建立亲密关系,要观察和关心患儿的兴趣、爱好,做患儿感兴趣的事给他看。以后逐步扩大患儿交往范围,待患儿能参加集体游戏时,游戏内容要逐渐加入购物、乘车等日常活动,让患儿扮演不同角色,掌握各种角色的行为方式,学习各种社会规范,使他们逐渐学会如何与人进行沟通与交流。

(4)行为矫正训练:可以用阳性、阴性强化法,系统脱敏法,作业疗法等具体、直观、主动的方法。同时,对患者的进步要及时给予表扬。应针对不同行为采取适当办法。

①发脾气和尖叫行为的矫正:应尽快找出原因,或带患儿离开原环境,或采取不予理睬的态度,待患儿自己平息后要立即给予关心和爱抚,对患儿自己停止发脾气或尖叫加以表扬和称赞。

②刻板、强迫或不良习惯的矫正:不要一味迁就,在患儿的日常生活中有意识地做一些小的变动,使其在不知不觉中慢慢习惯常规生活的变化。培养患儿正常合理的兴趣,积极从事一些建设性的活动,如画画、写字、做家务等,有助于改善其刻板和强迫行为。

③孤独行为矫正:父母应熟悉患儿的喜好和需要,尽量融入患儿的生活,让患儿能逐步接受大人的帮助,并逐步接受外周的世界,同时配合语言能力和社会交往能力的训练,帮助患儿走出孤独。

④自伤、自残行为矫正:应立即给予制止,如马上抓住患儿的手,或给患儿戴上手套或帽子,也可要求患儿学习"把手放在桌上"等行为,以减少自伤行为。此外,还应给患儿创造活动条件,让患儿的生活丰富充实,减少自伤行为的发生。

4. 药物治疗的护理 服药时要耐心引导患儿,服药后要检查患儿口腔,确保药物服下。要使患儿按时服药,保证剂量的准确性,以免发生严重的不良反应。服药后应注意观察患儿的反应,若出现严重的不良反应,要立即汇报医生,进行相应的处理,同时安抚劝慰,避免患儿过分紧张。

5. 健康教育 目的是帮助家长认识到疾病的性质,讲解疾病的可能原因。减少家长对疾病的恐惧心理和对孩子生病的自责和内疚感。告诉患儿家长,不要相互埋怨和指责,应正视现实,冷静和理智地接纳疾病,树立信心,积极与专业人员配合,一起训练和教育孩子。另外,对患儿的训练需要长期不懈地进行,家长是最重要的训练员,因此护理人员要将训练方法、注意事项教给家长。

（五）护理评价

（1）患儿的营养状况是否得到改善。

（2）患儿是否出现对自身的伤害。

（3）患儿是否发生对他人的伤害。

（4）患儿的社交能力、学习能力是否改善。

（5）患儿的个人生活自理能力是否改善。

（6）患儿的语言能力是否改善。

（7）家长是否掌握与患儿沟通的技巧，家长的角色冲突是否减轻或消除。

第三节　注意缺陷与多动障碍患者的护理

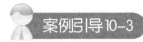 案例引导10-3

　　患儿，男，11岁，小学生，因好动、上课注意不能集中、管教困难而就诊。其母代诉：患儿自幼顽皮多动，会走路后，到处攀爬，不怕危险。入学后，上课、做作业从不专心，爱做小动作，爱搞恶作剧，老师讲话时经常插话，扰乱课堂纪律。作业经常做错或不按时完成，自己的东西也杂乱无章，经常遗失书本和其他学习用具。经常与同学发生摩擦及打架事件。学习成绩差，至今仍读小学二年级。无说谎、偷窃等不良行为。

　　出生时因母亲宫缩乏力而行产钳助产。父亲脾气暴躁，由于对患儿学习成绩不满意，经常对其训斥和打骂。

　　精神检查合作，但随着谈话时间的延长，患儿开始不安静，翻弄桌上病例，踢凳子，不专心听医生的话。韦氏智力测验结果：总体智商102，言语智商109，操作智商89。

　　请思考：

　　1. 患者出现了哪些精神症状？

　　2. 如何对患者进行护理评估？

　　3. 针对该患者主要的护理措施有哪些？

　　注意缺陷与多动障碍（attention deficit and hyperkinetic disorder，ADHD），又称多动症，主要特征是明显的注意不集中和注意持续时间短暂，活动过度和冲动，常伴有学习困难或品行障碍。国内调查此病的患病率为1.5%～10%，国外报道学龄儿童中患病率为3%～5%，男女比为9：1，男童明显多于女童。

知识链接

多动症与顽皮多动的区别

　　多动症患儿表现为活动过多，但并不是说儿童顽皮多动就是患有多动症，二者是有区别的。

　　（1）多动症患儿兴趣爱好少，即使儿童看到喜欢的游戏机、少儿电视节目等，也不能专心致志；而顽皮儿童却不同，他们对感兴趣的活动不但能全神贯注，而且还不喜欢别人的干扰和影响。

　　（2）多动症患儿的行为具有冲动性，且杂乱无章、有始无终，顽皮儿童的行为具有一定的目的，并有计划和安排。

Note

一、注意缺陷与多动障碍的概述

（一）病因

本病病因至今尚未完全明确,研究认为与遗传因素、轻微脑损伤有关。神经生理学研究发现患儿有中枢神经系统成熟延迟或大脑皮层觉醒不足的特点,提示本病具有生物学基础。神经生化研究认为,本病患儿存在神经递质及酶的异常,如去甲肾上腺素的代谢产物含量降低。也有学者认为与微量元素锌、锰、铁缺乏,铅、镉过多有关。此外,心理社会因素,如家庭环境和教育的方式对诱发和促进本病也有一定影响。

（二）临床表现

1. 注意障碍　本病的最主要症状为在听课、做作业或其他活动时注意难以持久,容易因外界刺激而分心,或不断从一种活动转向另一种活动。患儿在活动中不注意规矩和细节,交谈时心不在焉,做事丢三落四,经常遗失随身携带物品。

2. 活动过多和冲动　患儿表现为明显的活动增多,过分不安静,来回奔跑或小动作不断,在教室里不能静坐,常在座位上扭动或站起,严重时离开座位,走动或自己离开教室。行为不考虑后果,出现危险或破坏性行为,事后不会吸取教训,容易过度兴奋;也容易受挫继而出现情绪低沉或出现反抗和攻击性行为。

3. 学习困难　因为注意缺陷和多动致使学业成绩差,低于患儿的智力水平所应达到的学业水平。

4. 神经和精神的发育异常　患儿的精细动作、协调运动、空间位置觉等发育较差。如翻手、对指运动、系鞋带和扣纽扣均不灵活,左右分辨困难。少数患儿伴有语言发育延迟、语言表达能力差、智力水平低下等问题。智力测验显示部分患儿的智商偏低,言语智商高于操作智商,注意集中分量表得分较低。

5. 品行障碍　注意缺陷与多动障碍和品行障碍的同病率高达30%～58%。品行障碍表现为攻击性行为,如辱骂、打人、伤人、性攻击、破坏物品等,或一些不符合道德规范及社会准则的行为,如说谎、逃学、偷盗等行为。

（二）治疗原则与预后

中枢兴奋剂是治疗注意缺陷与多动障碍首选的药物。目前认为,注意缺陷与多动障碍的功能缺陷为大脑皮质觉醒不足,而中枢兴奋剂能增强中枢儿茶酚胺类神经递质活性,刺激网状激活系统、边缘系统、丘脑以及其他控制注意、觉醒度、抑制过程活动的脑区,从而提高觉醒度。临床上常用的药物有哌甲酯(利他林)、匹莫林。6岁以下和14岁以上儿童应尽量少用或不用中枢兴奋剂。通常节假日不上学时可停药。中枢兴奋剂无效时可改用其他药物,如三环类抗抑郁药或小剂量氟哌啶醇等。此外,非药物治疗,包括感觉统合训练、脑电生物反馈治疗、认知行为治疗及教育训练也是较为有效的治疗方法。

注意缺陷与多动障碍预后较好,大多数患儿随着年龄增长症状可逐渐减轻或消失,但也有少数病例持续到成年阶段,存在一些精神方面的障碍,包括反社会型人格障碍、酒药依赖、焦虑障碍、情感障碍甚至精神分裂症。

二、注意缺陷与多动障碍患者的护理

（一）护理评估

1. 健康史　询问患儿既往健康状况,是否较正常儿童易于患某些疾病。

2. 生理功能　有无躯体畸形和功能障碍;有无饮食障碍(贪食或食欲减退);有无营养失调及睡眠障碍(入睡困难、早醒、睡眠-觉醒节律紊乱等);有无受伤的危险;有无容易感染等生理功能下降。

3. 心理功能

(1) 认知功能:①注意:患儿是否在上课时注意涣散;做作业时是否边做边玩、不断变换作业内容或时间明显延长;注意是否容易受外界干扰;轻度患者对自己感兴趣的活动注意尚能集中,严重注意缺陷时对任何活动都不能集中注意。②有无记忆和智力障碍。

（2）情绪状态：有无焦虑、抑郁、恐惧、情绪不稳、易激惹或情感淡漠等。

（3）意志行为活动：与同龄儿童相比活动量是否明显增多；在应该安静的场合能否安静下来；是否有过分不安宁或小动作多，是否喜欢招惹别人；是否容易受外界刺激而兴奋，行为是否冲动，有无做事不顾后果、喜欢冒险等行为；有无撒谎、偷窃、逃学等品行方面的问题；患儿的伙伴关系是否良好；有无自尊低下、自卑心理等。

4. 社会功能

（1）生活自理能力：有无穿衣、吃饭、洗漱、大小便不能自理等。

（2）环境适应能力：①学习能力：有无现存或潜在的学习困难，学习成绩如何。②语言能力：有无语言沟通障碍。③自我控制与自我保护能力：有无现存或潜在的自我控制力、自我防卫能力下降。④社交活动：有无人际交往障碍，是否合群。

5. 其他 有无家庭教养方式不当，父母不称职；家长对疾病有无不正确的认知和偏见；有无现存的或潜在的家庭矛盾和危机；有无家庭无法实施既定的治疗方案的可能性存在等。

（二）护理诊断

1. 营养失调：低于机体需要量 与活动过度有关。

2. 有对自己、他人施行暴力行为的危险 与情绪不稳有关。

3. 社会交往障碍 与注意缺陷、多动有关。

（三）护理目标

（1）患儿的饮食摄入均衡，营养状态正常。

（2）患儿不发生躯体损伤。

（3）患儿未出现对他人及自身的伤害。

（4）患儿的个人生活自理能力逐步改善。

（5）患儿的社会交往能力改善。

（四）护理措施

1. 生活护理 观察患儿的进食、睡眠、大小便的自理情况，根据存在的问题进行护理。给予高热量、高维生素的食物，保证每日水的入量，同时培养患儿按时进食的习惯。对于年龄较小或生活自理能力较差的患儿，需做好患儿的日常生活护理，如注意冷暖、保证良好的卫生状况、定期洗澡、修剪指（趾）甲等。合理安排作息时间，保证充足的睡眠，培养良好的生活习惯及规律。

2. 安全护理 主要是利用各种护理手段来稳定患儿的情绪，保证患儿的安全。要专人护理，控制患儿的活动区域，避免患儿接触危险物品。密切观察患儿情绪的变化，出现意外的征兆时及时给予控制。如患儿情绪激动，避免激惹，耐心说服，及时给予引导，使患儿的愤怒与不满以正当的方式宣泄；必要时给予保护，保证患儿的安全。避免患儿参与竞争性较强或冒险的游戏，并向其讲解活动中存在的危险。

3. 教育训练

（1）生活自理能力的训练：护理人员除了协助和督促患儿做好晨晚间护理外，还应在生活自理能力方面给予指导和训练，如使患儿严格遵守作息时间，保持个人卫生，培养饭前、便后洗手，晨晚间洗漱的良好习惯等。

（2）注意的训练：通过游戏、比赛等形式对注意进行训练，使患儿集中注意的时间逐渐延长，注意障碍逐渐改善。例如，训练患儿按照提供的图案装配某件玩具，按部就班，每做一个动作，就大声讲出来，提高自己的注意，学会自我控制"10 min 计划"，告诉患儿无论玩玩具、画画还是看书，都必须坚持 10 min。目标不要设得太高，会让患儿看不到希望，对训练不利。

4. 药物治疗的护理 对需要用药物治疗的患儿，指导其遵医嘱按时服药，密切观察服药情况，以及服药后的表现，提高患儿的依从性。

5. 健康教育 使家长和老师明确患儿所患疾病的性质，不要歧视、粗暴对待。严格管理，建立简单的规矩,培养良好的习惯,如一心不能二用、吃饭时不能做别的事情、写作业时不能玩耍等。培养其做事要有始有终的良好习惯。在训练中要有耐心,不断给予强化鼓励。要加强与家庭、学校的联系。

（五）护理评价

（1）患儿的饮食摄入是否均衡,营养状况是否得到改善。

（2）患儿有无出现对他人及自身的伤害。

（3）患儿的社交能力是否改善。

小　结

本章介绍了精神发育迟滞、儿童孤独症、注意缺陷与多动障碍这三种常见的儿童及少年期精神障碍的定义、病因、临床表现及护理。这些儿童及少年期精神障碍如未能及时诊断和治疗,会影响下一阶段的精神健康,并可能继发其他精神障碍。因此关注和重视儿童及少年期精神卫生问题,提高对儿童及少年期精神障碍的认识、早期发现、及时治疗和护理具有十分重要的意义。

参考文献

［1］　刘哲宁,杨芳宇.精神科护理学［M］.4 版.北京:人民卫生出版社,2017.

［2］　雷慧.精神科护理学［M］.3 版.北京:人民卫生出版社,2014.

［3］　邓荆云.精神疾病护理［M］.北京:人民卫生出版社,2014.

（张　胜）

直通护考
在线答题

Note

第十一章　精神科治疗的观察与护理

扫码看 PPT

学习目标

1. 知识目标

（1）描述各类抗精神病药、无抽搐电休克治疗、重复经颅磁刺激的适应证和禁忌证。

（2）阐述抗精神病药、无抽搐电休克治疗、重复经颅磁刺激的不良反应。

（3）列举常见的心理治疗技术。

（4）说出工娱治疗与康复治疗的概念、组织方法及护理。

2. 能力目标

能运用药物治疗方法和心理治疗技术为精神疾病患者进行护理。

3. 素质目标

（1）具有良好的职业道德与慎独精神。

（2）具有同情心、同理心，能接纳和尊重患者。

精神障碍的治疗经历了漫长的发展过程，从 1917 年开始的高热疗法，到随后的胰岛素休克治疗、睡眠疗法、电休克治疗等，直到 20 世纪 50 年代，抗精神病药氯丙嗪的问世，精神障碍的治疗才得到革命性的改变，迈入了现代科学发展的道路。现代医学模式强调生理、心理和社会的整体医疗理念，因此，对精神障碍的治疗应考虑多种因素的影响，采取综合治疗的手段，包括药物治疗、无抽搐电休克治疗、重复经颅磁刺激治疗、心理治疗、工娱治疗和康复治疗。

本章将帮助学生了解精神科常用的治疗方法，为今后照顾精神障碍患者时，正确执行治疗方案、全面观察治疗反应、准确评估治疗效果奠定基础。

第一节　精神障碍患者的药物治疗与护理

案例引导 11-1

患者，男，35 岁，一年前逐渐出现被害妄想和幻听，诊断为"精神分裂症"，收入某精神病医院住院治疗。医生给予氟哌啶醇治疗，服用该药物 2 天后，李某突然出现斜颈、眼球上翻、面部怪相、语言障碍，并伴有焦虑、烦躁等表现。

请思考：

1. 患者服药后出现了什么不良反应？

2. 此时应该采取什么紧急处理措施？

3. 如何对该患者实施用药护理？

精神药物（psychotropic drug）是指作用于中枢神经系统，影响精神活动的药物。

Note

精神药物具有服用方便、疗效可靠、预防复发等特点,逐渐成为当今治疗精神障碍的重要手段。传统精神药物根据其临床作用特点分为以下四类:抗精神病药、抗抑郁药、心境稳定剂、抗焦虑药。

一、抗精神病药

抗精神病药又称强安定药或神经阻滞剂,是在整个精神障碍范围内均适用的药物,主要用于治疗精神分裂症及其他具有精神病性症状的精神障碍。

（一）抗精神病药的分类

抗精神病药按药理作用分为两大类,分别是典型抗精神病药（第一代抗精神病药或传统抗精神病药）、非典型抗精神病药（第二代抗精神病药或非传统抗精神病药）。

1. 典型抗精神病药　主要药理作用为阻断中枢多巴胺 D_2 受体。在治疗中可产生锥体外系不良反应和催乳素水平升高,代表药物有氯丙嗪、氟哌啶醇等。

2. 非典型抗精神病药　主要药理作用为阻断 $5\text{-}HT_{2A}$ 和 D_2 受体。在治疗中较少产生锥体外系不良反应和催乳素水平升高。代表药物有氯氮平、利培酮、奥氮平等。

> **知识链接**
>
> **精神药物的发展历程**
> - 精神疾病的现代药物治疗始于 20 世纪 50 年代。
> - 1952 年,法国精神病学家 Delay 和 Deniker 首先发现了氯丙嗪具有抗精神病作用,开创了现代精神药物治疗的新纪元。
> - 1957 年,制成了第一个抗焦虑药氯氮䓬（利眠宁）。
> - 1958 年,发现了丙米嗪的抗抑郁作用。
> - 20 世纪 60 年代,证实了碳酸锂的抗躁狂作用,同时提出了精神药物的作用机制及其理论,形成了一门新学科,即精神药理学。

（二）抗精神病药的临床应用

抗精神病药的治疗作用:①抗精神病作用,即抗幻觉、妄想作用（治疗阳性症状）和激活作用（治疗阴性症状）;②非特异性镇静作用,控制激越、兴奋、躁动或攻击行为;③预防疾病复发作用,巩固疗效。

1. 适应证　临床上主要用于治疗精神分裂症和预防精神分裂症的复发、控制躁狂发作,以及用于其他具有精神症状的非器质性或器质性精神障碍。

2. 禁忌证　严重的心血管疾病、肝脏疾病、肾脏疾病等躯体疾病,严重感染,重症肌无力,甲状腺功能减退及药物过敏者禁用。白细胞减少症患者、老年人、孕妇和哺乳期妇女慎用。

3. 急性期治疗　首次发作、首次起病或复发、病情加剧患者的治疗,均应视为急性期治疗。

（1）药物选择:主要取决于不良反应、患者个体差别、靶症状、药物的作用谱,同时结合患者的精神症状、年龄、躯体状况、既往用药情况合理选择药物。通常遵循以下原则。

①用药前必须排除禁忌证,做好常规体格检查和神经系统检查,以及血常规、血生化和心电图检查等。

②切忌频繁更换药物。当使用一种药物无效,更换另一种药物时,应注意前一种药物是否用足了剂量和时间。通常在药物足量维持 4～6 周无效后,方考虑换药。在症状取得较为彻底的缓解的基础上,维持原来的有效剂量巩固治疗,一般持续 4～6 周,然后可缓慢减量进入维持治疗。

③尽量单一用药,目前认为联合用药并不增加疗效,反而会增加不良反应。

（2）使用方法:对于服药合作的患者,给药方法以口服为主。口服给药时,通常采用逐渐加量法,从小剂量开始,经过 1～2 周逐渐加至有效治疗剂量。急性症状在有效剂量治疗 2～4 周后可开始改善。药物的治疗剂量应个体化,老年、儿童应酌情减量。对于服药不合作及兴奋、躁动的患者,给药方法多以注射为主。注射给药应短期使用,采用深部肌内注射,并固定好患者的体位,避免折针等意外发生。由于这类药物对人体局部组织有强烈的刺激作用,注射 3~5 次局部可产生硬块,因此不宜长期注射,病情稍加控制后改为口服治疗。

4. 维持治疗 经 6~8 周的急性期治疗后,即转为长期的维持治疗。抗精神病药的长期维持治疗的目的是预防和延缓精神症状的复发,提高药物依从性,恢复社会功能,回归社会。一般传统药物的维持剂量为治疗剂量的 1/4~2/3,减量需缓慢。维持治疗的时间通常需要 2~5 年,而反复发作或缓解不全的患者需终生服药。

(三) 抗精神病药的不良反应及处理

1. 锥体外系不良反应 传统抗精神病药治疗最常见的神经系统不良反应,其发生率为 50%。该不良反应主要与抗精神病药对基底核的多巴胺能受体作用有关,使原本平衡的多巴胺和乙酰胆碱失衡,多巴胺系统受抑制,乙酰胆碱系统相对亢进,因此会出现锥体外系不良反应。临床上主要有以下四种表现。

(1) 急性肌张力障碍:最早出现的症状,常在首次服药 12 h 或 4 天内发生,成年男性和儿童较成年女性更常见。临床表现为个别肌群突发的持续痉挛,以颈肌、眼肌和下颌肌受累最多见,可见痉挛性斜颈、角弓反张、咽部肌肉痉挛而引起呼吸困难、窒息,或动眼危象(眼球上翻或偏向一侧伴眼睑痉挛)。患者常伴有焦虑、烦躁、恐惧等情绪,亦可伴有瞳孔散大、出汗等自主神经症状。

处理:肌内注射东莨菪碱 0.3 mg 即可缓解。有时需要减少药物剂量,加服抗胆碱能药盐酸苯海索(安坦)2 mg,每天 3 次,或换用较少引起锥体外系不良反应的药物。

(2) 静坐不能:在治疗 1~2 周后出现,其中以使用氟哌啶醇后发生率最高。患者常表现为不能控制的激越不安、不能静坐、心神不宁又难以描述清楚,来回走动或原地踏步,显得烦躁不安,可伴有不自主运动,如下肢抖动等。易被误诊为精神病性激越或精神病情加重,而错误地增加抗精神病药剂量,从而使症状进一步恶化。

处理:轻者可安抚患者,转移其注意,重者可遵医嘱减少抗精神病药的剂量,或使用地西泮、普萘洛尔等。

(3) 类帕金森综合征:也称药源性帕金森综合征。在治疗最初 1~2 个月发生,女性较男性更常见。其表现完全类似于帕金森病患者,具有静止性震颤、肌张力增高、运动缓慢或运动不能三大特征,如"搓丸样"动作、"面具样脸"、"慌张步态",严重者出现吞咽困难,协调运动丧失。

处理:可服用抗胆碱能药盐酸苯海索,或加用抗组胺药如苯海拉明等,同时抗精神病药的使用应缓慢加药或使用最低有效剂量。

(4) 迟发性运动障碍:长期大量服用抗精神病药引起的特殊而持久的锥体外系反应,多见于持续用药几年后。主要表现为不自主、有节律的刻板动作,以口、唇、舌、面部不自主运动最为突出,称为"口-舌-颊"三联征,如吸吮、舔舌、鼓腮等,部分患者表现为肢体的不自主摇摆、躯干的舞蹈样动作、四肢的扭转运动,且上述不自主运动在精神紧张或情绪激动时加重,睡眠时消失。

处理:治疗上尚无有效药物,关键在于预防,合理应用抗精神病药,缓慢加量,避免长期用药,特别是大剂量用药。一般使用最低有效剂量或换用锥体外系反应小的药物如氯氮平。停用一切抗胆碱能药物,如东莨菪碱等。

2. 神经系统其他不良反应

(1) 恶性综合征:一种少见而极为危险的不良反应。往往出现在更换、加量或合并抗精神病药过程中。主要表现为高热、意识障碍、震颤、肌强直和自主神经功能不稳定,如心悸、出汗等。患者可伴发感染、心力衰竭、休克而死亡。

处理:立即停用抗精神病药,同时可以使用肌肉松弛剂丹曲林和促进中枢多巴胺功能的溴隐亭进行治疗,同时给予支持性治疗和对症处理,如物理降温、预防感染等。

(2) 癫痫发作:抗精神病药往往能降低抽搐阈值从而诱发癫痫,伴有癫痫的精神障碍患者可用氟哌啶醇和奋乃静等。

处理:加药宜缓慢,必要时应减药、停药或换药。也可暂时合并抗癫痫药物处理。

155

3. 精神方面不良反应 主要是过度镇静作用,表现为疲乏、嗜睡、动作缓慢;使用哌嗪类和丁酰苯类药物治疗初期,少数患者可出现兴奋、冲动等精神运动性兴奋表现;用药剂量过大易出现紧张综合征,表现为木僵、违拗等;严重者可出现意识障碍。

4. 心血管系统不良反应 体位性低血压最常见,大多数发生在治疗初期,尤其是注射给药时易发生,所以在注射给药后应指导患者至少卧床休息半小时。心电图改变也较多见,如出现心律失常、传导阻滞,或患者主诉胸闷、心悸、眩晕等不适时,应减药、停药或换药。若出现晕厥、抽搐、发绀,警惕发生心律失常和猝死,一旦发现,应停药,并密切观察患者的表现,给予相应处理。

5. 消化系统不良反应 胃肠道不良反应包括口干、恶心、呕吐、食欲减退、便秘、麻痹性肠梗阻等;肝脏不良反应包括毒性作用和免疫反应,多数为无黄疸型药源性肝病。上述症状在减药或停药后常可快速恢复。

6. 泌尿系统不良反应 尿潴留最常见,以应用吩噻嗪类药物最多见,常发生在治疗初期。处理:口服新斯的明 10～20 mg,3 次/天,上述处理无效时可遵医嘱行导尿术。

7. 造血系统不良反应 常见粒细胞减少或缺乏症、白细胞减少症,以服用氯氮平多见。一旦发现,应立即停药,使用抗生素控制感染,定期复查血常规。

8. 代谢与内分泌不良反应 可见体重增加、性功能障碍、月经异常等,一般无需处理,减少剂量或停药后可恢复。由于抗精神病药会影响生长发育,儿童不宜长期用药。

9. 其他

(1) 过敏反应:常见的有皮疹、接触性皮炎,严重者可出现剥脱性皮炎,应立即停药并积极处理。

(2) 过量中毒:过量服用时出现嗜睡、进行性意识障碍甚至昏迷。同时血压下降、心动过速,如不及时抢救,可导致重要器官功能衰竭。

(3) 抗胆碱能不良反应:主要表现为口干、尿频、视物模糊等,轻者无需特殊处理,重者应减药或停药。

(四) 常用的抗精神病药

1. 氯丙嗪(chlorpromazine) 又名冬眠宁,是临床运用最早、最广泛的抗精神病药,既有显著的抗精神病作用,又有较强的镇静作用,尤其对精神运动性兴奋、急性幻觉、幻想、思维障碍、躁狂性兴奋、行为离奇者疗效显著。多为口服给药,也可注射以快速有效地控制患者的兴奋和急性精神病性症状。

2. 氟哌啶醇(haloperidol) 口服吸收迅速,常用于处理精神科的急诊问题。该药易发生锥体外系不良反应,发生率高达 80%。有抑郁症病史者不宜服用此药;静脉注射时可引起严重的心血管反应,甚至猝死;大剂量长期使用可引起心肌损伤。

3. 氯氮平(clozapine) 非典型抗精神病药,药理作用广泛,对精神分裂症的阳性症状和阴性症状均有较好疗效,主要用于治疗难治性精神分裂症。最严重的不良反应是粒细胞缺乏症,故通常不作为精神分裂症的首选药物。

4. 舒必利(sulpiride) 又名止吐灵,主要用于紧张型、单纯型精神分裂症。静脉滴注每天 200～600 mg,7～10 天,能很好地缓解患者的紧张性症状,被称为"药物电休克"。其主要不良反应为失眠、焦虑、泌乳、体重增加等,较少出现锥体外系反应。

5. 利培酮(risperidone) 又名维思通,为非典型抗精神病药,口服后吸收迅速、完全,适用于急性、慢性精神分裂症,可改善阳性症状、阴性症状、情感症状和认知功能,对激越、攻击行为、睡眠障碍效果较好,有利于精神分裂症的全病程治疗,对难治性精神分裂症患者疗效优于典型药物。不良反应为易引起高催乳素血症,体重增加,月经紊乱等。

6. 奥氮平(olanzapine) 又名再普乐,为非典型抗精神病药,口服吸收良好,适用于精神分裂症、严重阳性症状和阴性症状的精神障碍的急性期和维持期治疗。不良反应少,偶见头晕、静坐不能、食欲增强、口干及便秘等。

二、抗抑郁药

抗抑郁药主要用于治疗各种抑郁状态和预防抑郁障碍反复发作。抗抑郁药可分为三类:①三环类抗抑郁药(tricyclic antidepressants,TCAs)和四环类抗抑郁药,如丙米嗪、阿米替林、多塞平等;②单胺氧化酶抑制剂(monoamine oxidase inhibitors,MAOIs),如吗氯贝胺、苯乙肼、异卡波肼等;③选择性5-HT再摄取抑制剂(selective serotonin reuptake inhibitors,SSRIs),如氟西汀、帕罗西汀、舍曲林等。

(一) 三环类抗抑郁药(TCAs)和四环类抗抑郁药

1. 适应证 适用于各型抑郁症,尤其是不典型抑郁和重度抑郁症。还可用于治疗恐惧症、惊恐发作和强迫症。

2. 禁忌证 严重心肝肾疾病、青光眼、孕妇等禁用,癫痫患者和老年人慎用。

3. 不良反应及处理措施

(1)抗胆碱能不良反应:最常见。出现时间早于药物发挥抗抑郁效果的时间,表现为口干、便秘、心动过速、视物模糊等。随着治疗时间的延长,可产生耐受、症状会逐渐减轻。严重者可出现尿潴留和肠麻痹等。处理:原则上应减少抗抑郁药剂量,必要时加服抗胆碱药对抗副作用。

(2)中枢神经系统不良反应:多数 TCAs 具有过度镇静作用,患者表现为嗜睡、乏力。另外还可出现震颤,诱发癫痫。处理:出现震颤可以减少剂量,或采用普萘洛尔治疗。

(3)心血管不良反应:主要的不良反应,常见的有心动过速、体位性低血压,心电图可见 P-R 间期和Q-T 间期延长。处理:定期监测血压,检查心电图,一旦发现异常应立即遵医嘱减药或停药。

(4)过量中毒:超量服用或误服可发生严重的毒性反应,甚至危及生命。主要表现为昏迷、痉挛、心律失常三联征。处理:毒扁豆碱 1～2 mg,每隔 0.5～1 h 重复给药,及时洗胃,处理心律不齐。

(5)过敏反应:轻度皮疹,经对症治疗可继续用药。对于严重皮疹,应逐渐减药和停药。

(二) 单胺氧化酶抑制剂(MAOIs)

1. 适应证 主要用于 TCAs 或其他药物无效的抑郁症,对不典型抑郁的疗效可能优于 TCAs。

2. 禁忌证 孕妇及哺乳期妇女禁用,有心、肝、肾疾病及癫痫、甲亢者慎用。

3. 不良反应及处理 MAOIs 不良反应较其他的抗抑郁药严重,主要有头晕、体位性低血压等。最严重的不良反应是引起高血压危象和肝损害,用药过程应避免食用富含酪胺的食物,如奶酪、啤酒、鸡肝等,以免加重高血压危象。处理:若出现高血压危象,可静脉注射 α 肾上腺素阻滞剂酚妥拉明 5 mg,或用钙通道阻滞剂硝苯地平,可在 5 min 内快速缓解。

(三) 选择性 5-HT 再摄取抑制剂(SSRIs)

1. 适应证 可用于抑郁症、强迫症、惊恐症和贪食症,尤其适用于不能耐受抗胆碱能药的患者。

2. 不良反应 SSRIs 不良反应小,没有心脏毒性反应,较为安全,现已广泛用于临床。主要的不良反应为胃肠道反应,如恶心、厌食、腹泻等。在使用时应注意不能和 MAOIs 类药物合用,以免导致 5-HT 综合征(最初激越不安、发热,继而高热、震颤,最终可危及生命)。

三、心境稳定剂

心境稳定剂又称为抗躁狂剂,是治疗躁狂症以及预防躁狂或抑郁发作的药物。主要包括锂盐(碳酸锂)和某些抗癫痫药(如卡马西平等)。此外,抗精神病药如氯丙嗪对躁狂发作也有一定的疗效。

(一) 碳酸锂

碳酸锂是躁狂症的首选治疗药物,是锂盐的一种口服制剂。

1. 适应证 主要用于治疗躁狂症和预防双相抑郁发作。

2. 禁忌证 肾功能障碍患者、心血管疾病患者、急性感染患者、孕妇等禁用,老年人慎用。

3. 不良反应 锂盐在肾脏会与钠竞争性重吸收,缺钠或有肾脏疾病患者易导致体内锂蓄积中毒。不良反应一般发生在用药后的 1～2 周,与血锂浓度相关。①早期不良反应:无力、疲乏、嗜睡、厌食、恶心、口干、手指震颤等。②后期不良反应:持续多尿、烦渴、体重增加、甲状腺肿大、黏液性水肿、手指震颤等。③锂中毒先兆:频繁恶心、呕吐、腹泻、粗大震颤、抽动、呆滞、精神迟钝等。④锂中毒:当血锂浓度超过 1.4 mmol/L 时,即可出现碳酸锂中毒。中毒症状包括共济失调、肌肉抽动、言语不清和意识模糊,重者昏迷、死亡。一旦出现锂盐中毒应立即停药,大量给予生理盐水或高渗钠盐加速锂的排泄,或进行人工透析。

(二)其他心境稳定剂

1. 抗癫痫药　卡马西平和丙戊酸钠是锂盐的重要辅助药物。卡马西平对难治性躁狂症和快速循环型双相情感障碍患者疗效较好,但常会伴发较严重的不良反应,如肝损害、再生障碍性贫血等,故临床使用较为慎重。丙戊酸钠相对较为安全,且患者对其耐受性较好。

2. 抗精神病药　具有镇静作用的抗精神病药,如氯丙嗪、氟哌啶醇等对躁狂发作疗效较好。多选用注射的方法,能使患者快速镇静。

知识链接

碳酸锂的由来

　　锂是天然的金属元素。1949 年,澳大利亚精神科医生 John Cade 发现锂有抗躁狂的作用,后来又发现锂对双相情感障碍有预防作用,使该病的治疗大为改观。目前,临床使用的是锂的碳酸盐。

四、抗焦虑药

焦虑是普遍存在的现象,是精神障碍中常见的症状。目前广泛使用的抗焦虑药为苯二氮䓬类如阿普唑仑、地西泮、劳拉西泮等,非苯二氮䓬类如丁螺环酮等。

(一)苯二氮䓬类

1. 适应证　苯二氮䓬类既是抗焦虑药又是镇静催眠药,临床应用很广泛。主要用于治疗各种焦虑症,特别是广泛性焦虑与惊恐发作。其也可用于强迫症、恐惧症的辅助治疗,还可用于癫痫治疗和酒精依赖的替代治疗。

2. 禁忌证　严重心血管疾病、重症肌无力、青光眼、妊娠、药物过敏、药物依赖者禁用。

3. 不良反应　不良反应少,一般能耐受。常见的不良反应有嗜睡、过度镇静、记忆力下降等。

4. 注意事项　苯二氮䓬类药物具有耐受性,在控制焦虑症状后无需长期使用,长期大剂量使用苯二氮䓬类可产生依赖,突然停药会产生戒断症状,如睡眠障碍、激惹、恶心、心悸等,因此撤药宜缓慢。

(二)丁螺环酮

5-HT 激动剂,主要用于治疗广泛性焦虑症者。孕妇、儿童、白细胞减少症患者、重症肌无力患者禁用。常见的不良反应为嗜睡、口干、头晕等。用药期间不宜驾驶车辆、操作机械或高空作业。服药期间禁饮酒。

五、精神药物治疗的护理

(一)护理评估

1. 躯体状况评估　目前身体状况如何;患者饮食、进食、睡眠与排泄是否正常。

2. 药物依从性评估

(1)与患者有关的因素:患者有无自知力,是否能按照医生指导用药,这些是影响患者服药依从性的关键因素。疾病严重程度越重,患者服药依从性越差。

(2)与药物有关的因素:药物的不良反应越严重,越容易引起服药依从性问题。

(3)与医务人员有关的因素:医务人员对患者疾病复发是否充分考虑;出院指导工作是否充分,是否提出维持治疗的建议和方案;医务人员是否与患者缺乏沟通等均会影响患者的药物依从性。

（4）与环境有关的因素：家庭和谐、人际关系好的患者依从性好；社会应激因素少的患者依从性好。

3. 精神状况评估 患者的症状表现、严重程度和持续时间；患者是否接受过系统治疗，治疗效果如何。

4. 社会支持评估 包括人际关系、家庭情况、角色功能、经济状况等。

（二）护理诊断

1. 不依从行为 与缺乏自知力、拒绝服药有关。

2. 卫生/进食/如厕自理缺陷 与药物对中枢神经系统的抑制和药物不良反应有关。

3. 睡眠形态紊乱 与药物不良反应有关。

4. 受伤的危险 与药物不良反应有关。

（三）护理目标

（1）患者能配合治疗，正确服药，提高服药依从性。

（2）患者能恢复基本的生活自理能力。

（3）患者能主动服药，改善睡眠形态，提高睡眠质量。

（4）患者能预防和减少意外事故的发生。

（四）护理措施

1. 基础护理 重视卫生宣教，帮助患者养成良好的卫生习惯。对生活不能自理的患者，协助或督促其自理。在饮食护理上，可采用集体进餐，有助于全面观察进食情况；对抢食暴食的患者应安排单独进餐，谨防意外。在睡眠护理上，合理安排作息时间，创造适宜的睡眠环境，使患者养成良好的睡眠习惯。

2. 安全护理 用药后防止患者发生体位性低血压，避免摔伤；观察服药后的不良反应，防止患者藏药，及时纠正患者藏药行为，避免意外事件发生。

3. 用药护理 给药前了解患者的精神症状和躯体状况，以便有针对性地进行用药护理。发药时做到"发药到手，看服到口，送水咽下，看后再走"，防止患者弃药而得不到应有的治疗，更要警惕患者藏药累积后吞服自杀。对老年、吞咽困难患者，切勿一次吞服数片药丸，防止咽喉阻塞等意外。对拒不服药、极度兴奋躁动或意识障碍患者宜鼻饲给药，以免发生意外。静脉滴注精神药物时，必须密切观察患者的全身情况，如面色、呼吸、血压的变化，及时调节滴速。给药治疗后仔细观察疗效及药物不良反应，及时报告医生。

4. 服药依从性干预 依从性干预是围绕提高精神障碍患者的药物依从性而采取的综合性干预，强调患者的参与，增强患者服药的信心。干预实施分四个阶段，第一阶段为介入期，主要任务是建立良好的治疗性沟通关系，讨论的焦点是用药。第二阶段为评估期，主要任务是评估患者的治疗观，评估患者存在哪些药物不良反应。第三阶段为干预期，主要任务是找出服药中的问题，解决有关问题。第四阶段是评价期，主要是评价患者对服药的信念是否转变，患者对服药是否有信心。

5. 健康教育 帮助患者恢复自知力，增加患者回到家庭和社区后的服药依从性，从而减少疾病复发，减少再住院次数。做好家属的指导工作，为患者提供一个良好的家庭环境，减少不良刺激，保证维持用药；指导家属为患者保管、分发药物，了解药物的剂量、用法及注意事项。

（五）护理评价

（1）患者能否正视自己的健康问题，能否配合治疗，正确服药。

（2）患者生活自理能力和日常活动是否受到影响，是否改善。

（3）患者的睡眠-觉醒周期是否正常，有无失眠。

（4）患者有无意外的发生，如跌倒等。

第二节　无抽搐电休克治疗与护理

电休克治疗又称为电抽搐治疗(electroconvulsive therapy,ECT),是利用短暂适量的电流刺激大脑引起短暂的意识丧失和全身性抽搐发作,以达到控制精神障碍症状的一种治疗方法。电休克治疗始于20世纪30年代,目前临床上有两种电休克治疗方法:传统的电休克治疗、无抽搐电休克治疗(modified electroconvulsive therapy,MECT)。无抽搐电休克治疗在传统的电休克治疗的基础上进行改良,即在治疗前加用肌肉松弛剂和麻醉剂,使患者在麻醉状态下接受治疗,运动系统并发症少于传统电休克治疗。因其具备适应性广、安全性高、并发症少的特点,已被多个国家作为标准的治疗方法。故本节重点阐述无抽搐电休克治疗的相关内容。

> **知识链接**
>
> ### ECT的发现与发展
>
> 　　1934年,匈牙利精神科医生Meduna发现,精神分裂症急性期的患者癫痫发作后精神症状有所减轻,慢性精神分裂症患者自发抽搐后精神症状得以改善。由此推测,抽搐可减轻精神障碍患者的精神症状,经各种试验选用了樟脑。因樟脑诱发抽搐的副作用较多,也难以控制抽搐的发作时间,改用较易控制抽搐发作的静脉注射戊四氮的方法,抽搐疗法由此传遍世界。1938年,意大利学者Cerletti和Bini经过多次神经病理性试验,将ECT运用于临床。1955年,Saltzman将静脉诱导麻醉药硫喷妥钠引入ECT,以消除使用肌肉松弛剂后患者的窒息感及对ECT的恐惧感。至此,ECT技术趋于安全、文明和完善,成为当今ECT应用的标准技术,发展成改良ECT或无抽搐ECT(modified ECT,MECT)。

一、无抽搐电休克治疗的适应证和禁忌证

(一) 适应证

(1) 抑郁症,特别是有强烈自杀、自伤企图和行为者。

(2) 躁狂症,特别是极度兴奋躁动、冲动伤人者。

(3) 精神分裂症,特别是紧张型精神分裂症和抗精神病药治疗效果不理想者。

(4) 药物治疗无效或不能耐受药物治疗不良反应者。

(二) 禁忌证

(1) 脑器质性精神障碍的患者。

(2) 严重心血管疾病,如严重的冠心病、高血压等。

(3) 严重躯体合并症,如肝、肾、呼吸系统疾病。

(4) 急性全身性感染性疾病、青光眼、视网膜脱落。

(5) 60岁以上老年人、12岁以下儿童及孕妇相对禁忌。

二、无抽搐电休克治疗的护理

(一) 护理评估

1. 精神症状评估　有无自责、自罪感或自杀企图,有无冲动、伤人,有无拒食等。

2. 用药情况评估　使用的精神药物种类及剂量,有无药物不良反应等。

3. 躯体状况评估　心、肺及其他脏器功能,生命体征是否正常,有无禁忌证等。

4. 认知情况评估 评估患者及家属对无抽搐电休克治疗的认知情况。

5. 辅助检查评估 评估实验室检查结果、心电图、脑电图及影像学检查结果。

（二）护理诊断

1. 有窒息的危险 与痉挛发作有关。

2. 认知功能损害 与治疗后短暂的意识模糊与记忆障碍有关。

3. 知识缺乏 与缺乏无抽搐电休克治疗相关知识有关。

4. 不合作 与恐惧治疗有关。

（三）护理目标

（1）精神症状得到控制。

（2）无并发症发生。

（3）了解治疗过程，减轻恐惧心理。

（四）护理措施

1. 治疗前护理

（1）环境的准备：治疗室应安静，光线不宜过强，温度、湿度适宜。

（2）用物的准备：治疗台、治疗机、呼吸机、监护仪、观察床、牙垫等。

（3）药物的准备：硫酸阿托品、异丙酚、氯化琥珀胆碱、25％葡萄糖溶液或 0.9％氯化钠溶液。

（4）患者的准备：①向患者介绍无抽搐电休克治疗方法，减轻患者的紧张情绪，取得合作，使患者做好心理准备，并签署知情同意书；②治疗前一天协助患者清洗头发，以免油垢影响通电效果；③治疗前 8 h，停服抗癫痫药和抗焦虑药，减少抗精神病药、抗抑郁药、碳酸锂的剂量；④治疗前 6～8 h，禁食、禁水，避免治疗时患者发生呕吐，导致吸入性肺炎；⑤治疗前常规监测生命体征，如有异常及时报告医生；⑥治疗前排空大小便；⑦取下义齿、发卡，解开领带、裤带，去除指甲油，量体重等。

2. 治疗中护理

（1）患者仰卧于治疗床上，让患者身体放松，连接心电监护仪和血氧饱和度监测仪。

（2）用 25％葡萄糖溶液 20 mL 或 0.9％氯化钠溶液 20 mL 开通静脉通道，确保静脉注射通畅后，遵医嘱依次推注以下三种药物：硫酸阿托品 0.5 mg，以减少分泌物，并兴奋心脏传导系统；异丙酚 1.5～2.5 mg/kg，做诱导麻醉；氯化琥珀胆碱 0.8～1.0 mg/kg，使肌肉放松。

（3）观察患者情况，待其睫毛反射消失、呼之不应、自主呼吸停止时，用活瓣气囊供氧并做加压人工呼吸；放置好牙垫，调节适当电能予以通电治疗。

（4）发作中，患者表现为面部及四肢肢端出现细微的抽动，此时注意观察血氧饱和度的变化，随时使用面罩加压给氧，保证血氧饱和度在 95％以上。

（5）发作结束后，取出牙垫，使患者头后仰，保持呼吸道通畅，持续加压给氧，直至睫毛反射恢复，自主呼吸恢复。

（6）取出静脉穿刺针，将患者推回观察室。

3. 治疗后护理 密切观察患者的生命体征及意识恢复情况，有头痛、呕吐、大汗等不适时，应立即通知医生并及时处理；治疗后 2 h 内禁食禁水，2～4 h 可进食流质饮食，患者进食、给药前应评估吞咽反射，防止发生呛咳、窒息；在患者完全清醒下床活动时要注意防跌倒、坠床、摔伤。

三、无抽搐电休克治疗的常见不良反应及处理措施

（一）记忆障碍

患者接受无抽搐电休克治疗后均可能出现较为明显的近记忆损害，可能与颞叶的电刺激及脑缺氧有关。因记忆减退是可逆的，多数患者不需特殊处理，在结束治疗后 6 个月内恢复。重者可给予脑神经营养药物治疗。

（二）呼吸暂停延迟

由于治疗中使用麻醉剂和肌肉松弛剂,患者可出现呼吸暂停延迟,多在 5 s 内呼吸自行恢复。如未及时恢复,应立即进行人工呼吸、输氧。可能引起呼吸暂停延迟的原因有中枢抑制、呼吸道阻塞、舌后坠等。

（三）其他不良反应

头痛、眩晕、恶心、呕吐等,一般不需处理,适当休息后不影响继续治疗。

（四）心跳呼吸骤停

心跳呼吸骤停罕见发生,通常认为与通电时引起迷走神经过度兴奋有关。一旦出现应立即进行心肺复苏抢救。

第三节 重复经颅磁刺激治疗与护理

经颅磁刺激(transcranial magnetic stimulation,TMS)是在大脑特定部位给予磁刺激的一项技术,主要用于基础神经科学研究和精神神经疾病的治疗,具有无痛、无损伤、操作简单、安全可靠等优点。重复经颅磁刺激(repetitive transcranial magnetic stimulation,rTMS)是在 TMS 基础上发展起来的新的神经电生理技术,其在某一特定皮质部位给予重复磁刺激,通过影响神经生理、神经生化和内分泌,治疗某些精神障碍,如抑郁症、精神分裂症、强迫症、焦虑症等,效果较好。

知识链接

经颅磁刺激基本原理

通常应用的是"8"字形绝缘线圈,它与一电容器相连接,将其放在头皮的特定部位,当电容器瞬间放电的电流通过这个线圈时,在线圈周围就会产生一定强度的脉冲磁场,这个局部脉冲磁场会以与线圈垂直的方向透过头皮和颅骨进入皮层的一定深度,电流的快速交变会形成脉冲磁场,脉冲磁场又会在皮质表层的神经组织中产生感应电流,这个继发型的电流可使神经细胞发生去极化,产生兴奋或抑制作用。

一、rTMS 的临床应用

（一）抑郁症

rTMS 刺激左侧背外侧前额皮质(dorsolateral prefrontal cortex,DLPFC)治疗抑郁症已有 10 多年,已经成为抑郁症治疗的一种有效手段,尤其是药物难治性抑郁。rTMS 的作用与频率有关,高频 rTMS 能增强皮层兴奋性,低频 rTMS 则减弱皮层兴奋性。治愈率为 20%,治疗有效率可以高达 100%。

（二）精神分裂症

rTMS 作为一种相对较新的技术用于探索精神分裂症的治疗已有多年的时间,研究表明低频 rTMS 对治疗精神分裂症幻听有效,并且具备安全、易耐受的特点。

（三）其他

相关研究证实,rTMS 对广泛性焦虑症、强迫症、儿童多动症等也有一定疗效。

二、禁忌证

（1）脑器质性疾病史。

（2）严重的心、肾、肺、肝等脏器疾病。

（3）癫痫病史和脑部手术史。

（4）头部附近或脑内植入磁性金属物,如人工耳蜗、金属眼镜、金属耳环、心脏起搏器等。

三、rTMS 的不良反应及护理

（一）癫痫发作

癫痫发作是 rTMS 治疗最严重的并发症。在神经科预先筛查和控制治疗频率后,可降低癫痫发作率,发作率不到 1/10000。一旦患者出现癫痫抽搐发作,护理人员要及时采取保护性措施,立即让其平卧,将患者头偏向一侧,及时清理口腔和鼻腔内的分泌物。解开患者的衣领、腰带,取出义齿。对牙关紧闭者使用开口器,口中放置牙垫,有舌后坠者使用舌钳将舌头拉出。对口唇发绀者给予鼻导管吸氧。四肢关节处稍加保护,避免过度用力造成骨折。

（二）头颈部疼痛

rTMS 最常见的不良反应为轻中度的头颈部疼痛,一般情况可自然减轻或服用镇痛药短时间内消除。治疗过程中注意观察患者有无头痛、头颈部疼痛、头部不适等症状,以及疼痛部位、性质、持续时间;出现头痛等不适症状时,安置患者休息,室内光线柔和,必要时遵医嘱口服镇痛剂。

（三）听力障碍

听力的不良反应往往是由脉冲的刺激导致,所以治疗中戴耳塞可以将潜在的听力受损降到最低。

第四节　心理治疗与护理

心理因素对疾病的发生、发展、治疗和预后均有较大影响,对人类的健康的影响也越来越受到人们的重视。作为一名护理人员,需要掌握心理治疗相关的理论与技术,在护理实践过程中为患者消除或减轻心理上的痛苦。

一、心理治疗概念

心理治疗又称精神治疗,是由经过训练的专业人员运用心理学专业知识和技术,通过语言和非语言方式对患者产生积极影响,医治患者精神障碍和矫正行为问题的方法。心理治疗可改变患者的认知、情绪和行为等心理活动,从而改善患者的心理状态和行为以及与此有关的痛苦与症状,发挥其心理防卫机制的作用,提高其社会适应能力,促进患者的人格成长,使其能以有效的方式处理各种生活事件和心理问题,达到改善或消除病理状态,促进心身健康发展的目的。

从事心理治疗的专业人员须经过相应的职业培训,并具备良好的职业道德,具有同情心,乐于助人。尊重患者的人格,对患者的隐私予以保密。建立良好的治疗性关系,调动患者的主观能动性,争取家属和亲友的配合。

二、心理治疗的历史

心理治疗源远流长,起源于欧洲,从精神病学中发展出来。严格意义上的心理治疗应该符合两个标准:一是在理论上,它将精神障碍看成与身体疾病不同的东西,其致病原因主要不是躯体或超自然因素,而是心理因素;二是治疗的策略和方法是心理学,而不是医学或巫术。照此标准,西方大约在 18 世纪以后才开始有真正的心理治疗尝试,这种尝试开始于用催眠术来治疗歇斯底里的实践。18 世纪后期,催眠术在临床上被广泛用于治疗歇斯底里症。

一般认为,现代心理治疗的真正创始人是弗洛伊德。1895 年弗洛伊德和布洛伊尔合作出版了《歇斯底里症研究》一书，这一事件通常被看作精神分析的心理治疗的开端。精神分析治疗是人类历史上第一个正式的心理治疗体系。20世纪30—40年代，一些原来属于精神分析流派的心理治疗者，为了逃避纳粹迫害或追求自由发展空间，移民到美国，在美国的土地上，在20世纪初成长起来的一批学科的知识背景下，出现了一支后来被称为新精神分析的力量。其中一些代表人物包括阿德勒、沙利文、霍妮和弗洛姆等。这些人并未完全丢弃经典精神分析，而是对其中一些重要概念做了修正。在精神分析治疗的发展历史上，新弗洛伊德主义者起着某种承上启下的作用，他们对当代精神分析治疗的主流思想——客体关系理论，产生了重要的影响。

约从20世纪40年代起，一些新的真正不同于精神分析的心理治疗体系开始出现。起先是罗杰斯在相对独立的情况下，发展出一种"非指导的心理治疗"。接着在20世纪50—60年代，心理治疗的创新进入一个短暂的暴发时期。一些新的治疗体系如行为治疗、认知治疗、理性情绪治疗（后来发展成为"理性情绪行为治疗"）、存在主义治疗、现实治疗、折中主义治疗等纷纷被创造出来。20世纪70年代以后，新体系的创造趋缓，此期间一个比较重要的发展是家庭治疗。在所有这些后起的体系中，人本主义的体系、认知行为体系和家庭治疗体系是公认较为重要的体系。

三、心理治疗的形式及主要流派

（一）心理治疗的形式

1. 个别心理治疗 治疗者和患者一对一进行的治疗，是一种普遍应用的心理治疗方式。治疗者与来访者交谈的目的在于让来访者了解疾病发生的过程与特点，帮助来访者掌握自己疾病的情况，对疾病有正确的认识，消除紧张不安的情绪，接受治疗者提出的治疗措施，并与治疗者合作，与疾病做斗争。

2. 集体心理治疗 以集体为治疗对象的治疗。治疗者把有相似问题的来访者组织起来进行心理治疗。集体心理治疗的主要方法是讲课、活动与讨论。治疗者根据患者普遍存在的心理因素及观点，深入浅出地对来访者讲解有关的症状表现、病因、治疗和预后等，使来访者了解问题的发生、发展的规律，消除顾虑，建立信心。治疗者可邀请治疗效果较好的来访者做治疗的经验介绍，通过现身说法，起到示范作用。

3. 家庭心理治疗 以整个家庭为治疗对象的治疗。许多临床研究指出患者的行为只是家庭行为的部分呈现，其根源来自整个家庭内各成员之间的关系与互动问题。因此，治疗者通过观察家庭成员之间的沟通、互动形态及角色关系，通过治疗性的沟通技巧，带领家庭去面对问题的真正核心，促进家庭成员之间坦诚沟通，并协助成员建立清晰、明确的界限，解决患者与家属的精神障碍。

（二）心理治疗的主要流派

迄今为止，心理治疗已有300多种流派，其中主要流派包括3种：精神分析学派、行为主义学派、认知行为学派。

1. 精神分析学派 精神分析学由奥地利精神医学家西格蒙德·弗洛伊德（S. Freud，1856—1939）于19世纪末创立。弗洛伊德于1894年首次用无意识心理加工解释人的行为，在用催眠法治疗一位癔症患者时建立了无意识的概念和压抑的心理作用的概念，以及被压抑的记忆所伴有的情感可以影响个人对当前事物的反应的观点。在催眠过程中，患者重新经历了一件发生遥远且久已忘记的事情，在这次重新体验过程中，患者表现出了切实的情感体验，在经历了这次重新体验后，患者的症状基本消失。

弗洛伊德在著作《日常生活的精神病理学》中用简洁的语言叙述了最普遍、最细微的事情，如口误、物品的误放、笔误、遗忘、无法解释的意外等。对这些事物的叙述说明人的心理活动是由一系列精确的规则控制的，这些心理加工的规则大部分是无意识的。这些疏忽表面上看是一些常规错误，是每个人都有可能发生的小意外，但是弗洛伊德认为这些疏忽都不是偶然的，每一个疏忽都与一个人的精神生活有一致且意味深长的关系。一个人的精神生活很少是随机发生的，每个心理事件都跟之前的某一个事件相关，这不仅是正常精神生活的核心，也是导致异常心理活动的关键。弗洛伊德认为人的一切思维、情感和行为都有其内在的原因。人类的情感活动也是能量活动，同样遵循能量守恒的原则。如果情绪能量积累过多而没有机会及时发泄或没有发泄渠道，这些能量不会自行消失，而会以改头换面的形式表现出来,例如焦虑症的各种症状。

弗洛伊德认为心理功能分为意识和无意识,心理主体包括本我、自我和超我。本我完全是无意识的,遵循唯乐主义的原则——追求快乐而避免痛苦;自我是一个同时具有意识和无意识的执行主体,遵循现实原则,衡量客观现实的规范,有理性、有组织,符合大众期望;超我是无意识的道德主体,是理解和良心的化身。对自我和本我进行监督。

弗洛伊德创立了"谈话法",通过聆听来访者谈论他们自己,如他们的梦和清醒时的记忆,他们的冲突和渴望,发现来访者在谈话下面隐藏的信息,挖掘来访者压抑在潜意识的症结,然后通过解释、分析,把潜意识里的东西意识化,使来访者顿悟精神障碍的症结所在。

2. 行为主义学派 又称早期行为主义学派,是20世纪初崛起于美国的一个心理学流派,也是影响最大的心理学流派之一。1913年,美国心理学家华生发表了《从一个行为主义者眼光中看到的心理学》一文,从而宣告了行为主义学派的诞生。这一学派的基本观点是学习是环境的刺激和学习者的行为反应之间的联结过程。行为主义学派注重学习的外部条件对学习的影响,又注重学习者对环境的行为反应。行为主义学派不像20世纪四五十年代那样"一统天下",但在心理学各个领域的影响依然是十分重大的,很多方面都能看到行为主义学派的影子。

行为主义学派认为,心理学不应该只研究意识,而应该研究行为。心理学的目的应是寻求预测与控制行为的方法。他们认为心理学研究行为的任务就在于查明刺激与反应之间的规律性关系。这样就能根据刺激推知反应,根据反应推知刺激,达到预测和控制行为的目的。行为主义者在研究方法上摒弃内省,主张采用客观观察法、条件反射法、言语报告法和测验法,有助于摆脱主观思辨的性质,更多地从实验研究中得出结论。但他们无视行为产生的内部过程,他们在研究对象上反对研究意识,引起不少人的非难与反对。

新行为主义学派的主要代表人物是托尔曼(E. C. Tolman)、赫尔(C. L. Hull)、斯金纳(B. F. Skinner)。新行为主义认为,有机体不是单纯地对刺激做出反应,它的行为总是趋向或避开一个目标。在动物和人的目的行为之间,必须有一个"中介"因素,这就是个体的认知。也就是说在"刺激—反应"过程中,加进一个中介变量(O),使行为主义的模式成为"S—O—R"。这是西方现代心理学的主要流派之一。新行为主义强调客观的实验操作,冲击了内省心理学,促进了心理学的广泛应用和程序教学的开展,但陷入了还原论和机械论的境地。

3. 认知行为学派 认知行为治疗学派坚持基于实证的精神治疗方法。发起者是美国精神分析专家贝克(Aaron Beck)。贝克发现人的主要认知模式,即人们的感知、表征、思考世界的方式是引起诸多精神障碍的原因。贝克强调意识加工在精神障碍中的作用。贝克通过研究抑郁症患者的特点,提出了一个系统的抑郁症短程治疗方案,不是解决患者的无意识冲突,而是有意识地改变其扭曲的认知,这种治疗方案不仅在治疗轻中度抑郁症上取得和药物治疗一样的效果,而且还可以有效地预防复发。在之后的临床实验中,认知行为治疗被证明能够有效地治疗广泛性焦虑症、惊恐发作、创伤后应激障碍、强迫症等。

贝克不仅带来一种新的治疗方法,而且开发了抑郁症及其他精神障碍病情严重程度的评估量表,也为心理治疗的研究带来了新的科学的研究方法。

总之,认知行为治疗通过刺激和反应之间的脑机制来理解人脑的心理加工机制。适应不良的或者病态的行为之所以形成并维持下来,与一些非理性观念或错误的推理方式有关,如"非此即彼、以偏概全、情绪化、灾难化思维"等认知歪曲。因此,认知行为治疗不是机械的、非人性化的操作,不仅对外显行为感兴趣,而且注意人脑的认知与行为之间的互动关系,注重对内在心理加工过程的干预和矫正。

四、常用心理治疗技术

1. 支持性心理治疗(supportive psychotherapy) 又称一般心理治疗,是心理学最基本、最常用的治疗方法,运用这一技术可给患者精神支持,加强其心理防御功能。利用治疗者与患者之间建立的良好关系,通过倾听、鼓励、疏导等方法支持患者,让患者因感到医务人员的支持而安心,给患者提供安全感,发挥患者自身的潜能,使其更好地适应现实环境。

2. 精神分析治疗(psychoanalytic therapy) 又称分析性心理治疗,以弗洛伊德首创的精神分析理论为指导,探讨患者的深层心理,识别潜意识的欲望和动机,解释病理与症状的心理意义,协助患者对本我进行剖析,解除自我的过分防御,调节超我的适当管制。善用患者与治疗者的移情关系,来改善患者的人际关系,调整心理结构,消除内心症结,促进人格的成熟,提高适应能力。

适应证:癔症、心理创伤、性心理障碍、人际关系障碍、焦虑症、抑郁性神经症、强迫症、恐怖症、抑郁症、适应障碍。

3. 行为治疗(behavioral therapy) 又称行为矫正,是基于严格的实验心理学成果,遵循科学的研究准则,运用经典条件反射、操作性条件反射、学习理论、强化作用等基本原理,采用程序化的操作流程,帮助患者消除或建立某种新的适应行为,从而达到治疗目的。主要治疗技术包括系统脱敏疗法、冲击疗法、厌恶疗法、阳性强化疗法、松弛疗法、模仿疗法等。

常见的行为治疗及其适应证如下所示。

(1)系统脱敏疗法:社交恐惧症、场所恐惧症、考试焦虑等。

(2)冲击疗法:恐惧症、强迫症等。

(3)厌恶疗法:酒精依赖、海洛因依赖、恋物癖、强迫症等。

4. 认知治疗(cognitive therapy) 认知理论认为人的情绪来自人对所遇到的事情的信念、评价、解释或哲学观点,而非来自事情本身。情绪和行为受制于认知,认知是人心理活动的决定因素,认知治疗就是通过改变人的认知过程和由这一过程中所产生的观念来纠正人的适应不良的情绪或行为。治疗的目标不仅仅是针对行为、情绪这些外在表现,而且分析患者的思维活动和应付现实的策略,找出错误的认知并加以纠正。

适应证:情绪障碍、抑郁症、焦虑症、恐惧症、强迫症、行为障碍、人格障碍、偏头痛、慢性结肠炎等心身疾病。

5. 生物反馈疗法 在行为治疗的基础上发展起来的一种治疗手段。实验证明,心理(情绪)反应和生理(内脏)活动之间存在一定的关联,心理社会因素通过意识影响情绪反应,使不受意识支配的内脏活动发生异常改变,导致疾病的发生。该疗法使患者通过反复的紧张训练、实践强化,进行自我控制或调节,以达到治疗的目的。

适应证:原发性高血压、支气管哮喘、紧张性头痛、血管性头痛、雷诺病、紧张、焦虑、抑郁状态、失眠等。

6. 家庭治疗 以"家庭"为对象而施行的心理治疗,不能单从治疗个人成员着手,而应以整个家庭系统为对象。如婚姻治疗,如果问题的核心是夫妻关系,那么治疗应针对夫妻双方。

7. 森田疗法 森田疗法是 20 世纪 20 年代由日本的森田正马创立的一种心理治疗方法,主要适用于神经症患者。森田疗法通过改变行为促使情绪恢复,要求患者与不安或冲突共存,强调顺其自然,活在当下,为所当为,鼓励并指导患者像健康人一样生活,最终从症状中解脱。

五、常见精神障碍的心理治疗方法

(一) 精神分裂症的心理治疗

虽然药物治疗是精神分裂症的主要治疗方案,但是心理治疗的重要性日益受到人们的重视。个体化的心理治疗可以提高患者的心理弹性,帮助患者更好地适应社会。心理治疗在精神分裂症的全程治疗中显现出其特点和必要性。有效的心理治疗可以提高精神分裂症患者对药物治疗的依从性,降低复发率和再住院率,减轻精神症状带来的痛苦,改善患者的社会功能和生活质量。

精神分裂症的临床症状复杂多样,个体之间症状差异较大,即使同一患者在不同阶段也可能表现出不同的症状。同时,随着疾病的进展,患者的心理需求也随之变化。因此,应根据精神分裂症的不同时期、主要临床症状以及患者和家属的需求选择合适的个体化心理治疗方法。

1. 精神分裂症不同时期的心理治疗特点

（1）急性期的心理治疗：普遍认为在精神分裂症急性期难以对患者进行心理干预，且可能没有效果，因为此时患者的思维和行为常常处于高度混乱的状态。然而，以下观点说明在急性期也有开展心理治疗的必要：虽然在急性期提供系统的心理治疗可能不是最佳选择，但那些促进患者对医生的信任和主动参与治疗的因素可能有利于以后的心理干预，因此支持性心理治疗、建立良好的医患关系依然非常重要；另外，就家庭参与心理干预而言，急性期可能是一个关键时期，在急性期，家庭成员的反馈以及对他们的基本教育和支持可能会极大地影响他们之后参与家庭心理教育的兴趣和意愿。

（2）巩固期的心理治疗：巩固期患者的精神症状基本消失或大部分缓解，自知力正逐步恢复，能进行有效的交流和学习。这个时期患者的心理需求明显增多，他们需要全面了解自己的疾病，认识自己的精神症状，了解疾病的治疗和预后等。此时，如给予患者有效的个体化心理治疗将会有助于疗效的巩固、减少疾病的复发。

（3）稳定期的心理治疗：在稳定期随着关注的重心慢慢转移到功能恢复和预防复发，许多心理干预开始与这个目标相关，包括针对物质滥用、减少残留症状和伴发症状的心理干预，以及与就业、教育、社会活动（如就业支持、社交与日常生活技能培训和认知缺陷的补偿性干预）有关的心理干预。对于患者来说，教育和认知行为治疗对减轻压力和预防复发是非常有益的；同样的问题也可与家庭成员一起解决。

2. 常用于治疗精神分裂症的心理治疗方法

（1）支持性心理治疗：临床上应用较广的心理治疗方法，适用于精神分裂症的各个时期。顾名思义，支持性心理治疗主要是取得患者的信任，激发患者的情绪，使患者重新树立信心、热爱生活、适应社会。较正式的支持性心理治疗在治疗频率和规律方面是可以灵活安排的，同时通过治疗师提供建议、支持和保证，以达到帮助患者适应当前状况的目的。支持性心理治疗与其他心理治疗方法重叠的部分，被称为"非特异性因素"；与心理健康教育也类似，通过传授心理健康常识，消除患者的思想顾虑。

（2）认知行为治疗：基于思维、感觉和行为之间存在联系而发展的一种心理治疗方法，行为的产生是基于人脑对感知到的刺激的认知，认知改变才能改变人的行为。认知行为治疗的目标是帮助患病个体认知正常化，并使之了解自身的精神障碍症状，从而减轻痛苦及其对功能的影响。认知行为治疗是根据患者当前或既往的症状和功能，在他们的思维方式、感觉和行为之间建立良好的模式，同时重新评估他们对目标症状的感知、信念或推理。此外，认知行为治疗的后续干预应包括以下内容：根据患者症状或症状的复发情况，监测他们的自身想法、感觉或者行为。目前推荐在精神分裂症的急性期以及后续阶段（包括住院期间）都可以采用认知行为治疗，并且要求以一对一的方式提供，干预次数至少16次。

（3）家庭治疗：有研究发现，家庭内部的情感表达是精神分裂症发病和复发的有效预测因子。因此，家庭干预是精神分裂症治疗的一个重要环节。精神分裂症的家庭干预源自行为和系统的理念，并与精神分裂症患者家庭的需求相结合。家庭干预的目标在于帮助家庭更有效地应对患者的问题，为家庭提供支持和教育，改善家庭沟通问题和处理问题的方式，并尽可能预防复发。家庭干预的对象包括与患者共同居住或有密切关系的家庭成员，开始的时间可以在急性期或者之后，包括住院期间和恢复期。通过家庭干预，患者住院治疗次数减少，症状的严重程度有所减轻，社交功能改善，自知力恢复。

（二）抑郁症的心理治疗

抑郁症的心理治疗常具有以下特点：①目标为减轻抑郁症的核心症状；②通常合并药物治疗；③关注患者当前的问题，因为抑郁症有可能是对不良事件的牢固记忆；④通常需要建立心理健康教育的环节；⑤抑郁症状可以通过量表来评估。

抑郁症患者病情的严重程度、治疗的安全性和相对禁忌证是心理治疗前需要充分考虑的，如果抑郁症患者有严重的消极观念或者伤人行为，应首先考虑抗抑郁药治疗，不能单一采用心理治疗，以防止患者发生意外。心理治疗适用于轻度到中度抑郁症患者和孕产妇、药物不耐受者等特殊抑郁症患者的治疗，也可与抗抑郁药治疗联合应用于不同严重程度抑郁症的治疗。

针对抑郁症急性期疗效较肯定的心理治疗方法包括认知行为治疗、人际心理治疗（IPT），对轻度、

Note

中度抑郁症的疗效与抗抑郁药疗效相仿,但对严重的抑郁症往往需与药物治疗联合使用;对于慢性抑郁症,心理治疗可有助于改善患者的社交技能及其与抑郁有关的功能损害。

认知行为治疗通过纠正抑郁症患者不合理的信念来减轻抑郁症状,鼓励患者在现实生活中改变不恰当的思维与行为。在认知行为治疗中,抑郁症患者需学会识别负性自动思维和纠正不恰当的错误认知,学习新的适应性行为模式,让患者与所处环境积极互动并且增加其控制感和愉悦感。其他有效的行为治疗技术和方法包括安排有计划的活动、自控训练、社交技巧训练、问题解决、逐级加量家庭作业、安排娱乐活动、减少不愉快活动等。

治疗的疗程一般推荐为平均每周 1 次,共 12～16 次。治疗初期可每周 2 次,以利于早期减轻抑郁症状。

(三)焦虑症的心理治疗

焦虑症的心理治疗技术包括认知行为治疗、正念疗法、放松训练。其中认知行为治疗被视作一线治疗方案。认知行为治疗认为焦虑症患者高估了自己所处环境的危险程度,低估了自己应对困难的能力。在运用认知行为治疗治疗焦虑症患者的过程中,帮助患者了解到他们的担忧可能适得其反,甚至是对平常事情的"过敏"反应。采取暴露疗法,使患者领悟到他们的担心及回避行为是不准确的,或者是不正常的。认知行为治疗指导患者管理焦虑的技巧,其影响较药物治疗更持久。认知行为治疗的具体措施包括每周 1 次的个体治疗,每次 60 min,共 12～16 次;每周 1 次的团体心理治疗,共 8～12 次。针对不方便现场治疗的患者,电话认知行为治疗和基于互联网的认知行为治疗也是一种选择。

第五节　工娱治疗与康复治疗及护理

一、工娱治疗与护理

(一)工娱治疗概述

工娱治疗是工作和文娱治疗的简称,是采用工作或劳动、文娱及体育活动的手段,促进精神障碍患者康复的一种治疗方法。目前,工娱治疗除了在各地精神病医院广泛开展之外,在院外的精神障碍防治工作中也已经成为一项有效的辅助治疗方式。

(二)工娱治疗内容

1. 文娱活动　组织患者唱歌、跳舞、欣赏音乐,召开音乐会、舞会、联谊会、茶话会,收看电视、电影,阅读书籍、报纸,举办书法、绘画比赛等。

2. 体育活动　组织患者晨练、做早操或工间操、健美操等,开展球类(如乒乓球)、棋牌类、踢毽子、跳绳等比赛。

3. 职业劳动训练　指导患者理发、打字、烹饪等。

4. 工艺制作　指导患者进行工艺制作(如扎染、编织、剪纸)、制作装饰品等。

5. 学习与健康教育　组织患者每日看新闻、读报纸;学习医院有关制度,并配合国家和医院中心工作开展活动;举办康复经验交流会、医学科普知识讲座、治疗期疑难问题答疑等。

(三)工娱治疗的组织和实施

1. 工娱治疗的组织　由经过专门训练,具备精神障碍相关知识和一定组织能力、技术能力且有广泛兴趣爱好的专职护理人员组织患者开展活动。工娱治疗的规模应根据医院的性质及床位数而定。在患者中有威信及热心为他人服务的患者可担任组长、体委等,在医护人员的指导下开展活动。

2. 工娱治疗的实施

(1)医嘱:医生根据患者的病情和需要下达工娱治疗医嘱。填写工娱治疗申请单,同时应注明患者的诊断、主要精神症状、治疗情况、躯体情况、有无暴力行为以及其他注意事项,同时根据其病情、职业、兴趣爱好及技术特长,在申请单上提出工娱治疗项目的建议。

（2）治疗前的准备:工娱治疗医护人员接到申请单后,应仔细阅读病历,并与患者进行治疗前的谈话,一方面接触患者,掌握患者的病情;另一方面需告知患者工娱治疗的意义、方法、内容和注意事项,取得患者的信任与合作。

（3）治疗中的观察:确定患者工娱治疗的项目后,由工娱治疗的护士做好病情观察记录,内容包括患者在治疗中的表现主动性、持久性,与护士的合作程度、患者精神症状的变化等情况。

（4）治疗结束后的处理:根据病情的变化需要结束治疗时,工娱治疗医护人员应在观察记录的基础上,书写工娱治疗总结。内容主要包括患者精神状态的变化、体质的变化,患者学会了哪些技能,工娱治疗疗效判定等。

（四）工娱治疗的护理

（1）根据病情、患者特长选择合适的工娱治疗项目。

（2）督促、指导、奖励患者完成各项工娱治疗的内容。

①对参与兴趣不高的患者,应鼓励其参加。

②对不愿参加工娱治疗、卧床、懒散的患者,可分配定额任务,限期完成。

③对接受能力差和操作生疏的患者,应耐心指导,不可指责、讽刺。

④制定奖励条例,定期召开成品展览会、讲评会,对表现突出的患者给予精神或物质奖励,达到行为矫正的目的。

（3）善于诱导出患者在活动中出现的各种心理问题。

（4）工娱治疗过程中,保证患者安全。护士应注意各种工娱物品的保管与使用,切勿丢失,及时书写治疗记录,并做好交接班。

二、康复治疗与护理

（一）康复治疗概述

康复治疗是指通过对精神障碍患者进行生活、职业、学习等技能的反复训练,来恢复或减轻疾病对患者心理社会功能的损害,以尽量提高其生活技能,减轻其精神残疾,促使其重新回归社会的一种治疗方法。

1. 康复治疗的基本原则

（1）功能训练:康复治疗的方法和手段,包括语言交流、心理活动、躯体活动、日常生活、职业活动及社会活动等方面的训练。

（2）全面康复:康复治疗的准则和方针,指患者在生理、心理和社会三个方面的功能均得到康复。

（3）回归社会:康复治疗的目标和方向。通过功能改善和条件的改变,促进患者重返社会。

2. 精神障碍康复任务 主要包括改善生活环境条件,采取支持性心理治疗,改善患者心理社会功能,进行家庭和社会干预,促进患者逐步回归社会,努力提高患者生活质量等。

（二）康复治疗内容

长期、反复住院的慢性精神障碍患者因长期生活在与社会隔绝的病房环境中,各种社会活动被剥夺、自主的生活权利被绝对服从病房管理的义务所代替,患者在任何时候都顺从工作人员安排而变得主动性缺乏、意志减退、兴趣丧失、社会功能退化等,这些增加了他们重返社会生活的困难。因此,精神病医院在对住院患者进行常规治疗的同时,还需要改变管理模式,积极开展精神障碍患者的院内康复治疗,尽最大努力,利用各种有益的康复措施来促进患者的康复,延缓或防止患者精神和躯体的衰退。

1. 实施开放的管理制度,改善患者的社会生活环境 在保证患者安全的前提下,尽可能建立适当开放的生活环境,提供合适的病房设施及工娱治疗的场所和设施等。

2. 训练心理社会功能方面的行为技能 这是院内康复的主要措施,包括生活、工作及社交等方面的康复训练。

3. 健全医院内的康复管理体制及有关制度 健全医院内的康复管理体制,成立康复科,配备各类康复人员,建立具体的康复训练和治疗制度,制定治疗岗位职责和各病房的管理要求,保证各项康复措施顺利进行。

4. 实施定期的康复评估工作 选择合适的评定量表,定期评估康复疗效,定期总结经验,逐步提高康复工作质量。

（三）康复治疗方法

恢复期的精神障碍患者应尽早进行各种康复训练,以便为重返社会做准备。目前各类医院所进行的康复治疗方法有以下几种。

1. 生活行为的康复训练 其目的是训练住院精神障碍患者逐步适应生活环境的能力。康复训练的对象主要为慢性衰退的精神障碍患者。

（1）日常生活自理训练:通过模拟的家居环境及实地练习,以个别或小组形式训练有关日常生活技巧。

（2）自我照顾技巧训练:训练患者自己主动沐浴、更衣,保持皮肤清洁和衣着整齐;训练患者主动完成梳头、洗脸、理发、剃须等个人卫生,注意仪容仪表。

（3）社会交往技能训练:精神障碍患者的社交障碍常表现为语音单调,无抑扬顿挫,缺乏面部表情,无或少眼神接触,对别人的提问反应迟缓或做出不恰当的解释和反应。社会交往技能训练是运用学习理论原则,增加人际交往技能的训练方法。这种训练谋求语言性和非语言性社会交往能力的提高,帮助患者防止其社会交往能力下降或提高部分患者的社会交往能力。

2. 学习行为训练 即"教育疗法",帮助患者学习处理和应对各种实际问题的能力,主要针对长期住院不能回归社会的患者。主要包括以下两类。

（1）一般性学习活动:可通过卫生常识教育、科普知识教育等,提高患者的常识水平。定期开办培训班对患者进行培训,传授一些简单的文化知识和绘画、书法知识等。其目的是提高患者常识水平,培养患者学习新事物、新知识的习惯,避免患者脱离社会。其方法可采用专题讲座、小组讨论、短期培训等。

（2）药物治疗的自我管理技能训练:使患者明白药物治疗对预防病情复发和恶化的重要性,自觉接受药物治疗和自我管理的训练。学习有关精神药物的知识,使患者了解精神药物的作用与不良反应,并能做简单自我处理。使患者学会安全用药的技巧,如发生特殊问题,应立即向医生报告,服从医生的处理意见。

3. 就业行为能力的训练 主要通过一些劳动或职业技能训练,使患者具有一定的工作就业能力,培养劳动习惯,为患者重新回归社会做好准备。

（1）简单作业训练:目前国内精神病医院普遍实行的较简单的劳动作业训练。一般而言,作业工序相对简单,技术要求低,形式比较简单,训练内容适应于大多数患者的集体活动。这些训练是为患者进行就业行为训练前的准备阶段安排的,一般可以大面积、经常性地开展。兴奋、活动亢进的躁狂者,精力旺盛而需要泄散,可给予中等费力的劳动任务及参加适当的体育活动。有破坏倾向者则交付需拆散的物品,如将针织品拆成线团。长期住院有衰退倾向的患者,除日常生活训练外,可参加简单的室外集体劳动,如拔草、清扫场地等。

（2）工艺制作训练:训练对象以精神障碍残疾程度较轻并有志于学习技艺者为主。根据患者的病情、性别、兴趣爱好、体力情况等因素为患者选择合适的具体工娱治疗种类。对于有自杀、自伤、伤人毁物倾向的患者,应注意对危险工具的严格管理,每次工娱治疗结束后应由专人清点工具数目。

（3）职业劳动训练:这是患者回归社会就业前的准备工作,通常在社区或在庇护性过渡机构中进行。目前国内少有精神病医院开展此项工作。从理论上讲,就业前培训应尽可能与回归后从事的职业相类似,但实际上难以做到,而只能按具体条件选择较接近的工种,即"替代性工作"。

（四）康复治疗护理

1. 治疗前的护理 当护士接到患者的康复治疗单后,应阅读患者的病历并与患者做一次深入细致的治疗前谈话。这样一方面可以直接接触患者,掌握其病情,另一方面可以对康复治疗的意义、方法、目的、注意事项予以指导,取得患者合作。

2. 治疗中的护理 在治疗过程中,护士应时刻关注患者的精神状态变化,如有异常,应立即停止活动,以防意外发生;同时,应仔细观察患者是否适应特殊的康复治疗项目,其态度、主动性及合作程度如何。护士应认真管理好康复工具和器材,以免破坏和丢失。

3. 治疗后的护理 每个单元治疗结束后,护士应根据观察记录书写康复治疗总结,其内容包括患者参加康复治疗以来精神状态的变化、体重、饮食、睡眠等情况,劳动和生活技能掌握情况,治疗效果等。

小 结

对精神障碍的治疗护理,现代医学强调的是躯体治疗、心理治疗和心理社会康复的整体医疗模式。临床治疗综合采取药物治疗、无抽搐电休克治疗、重复经颅磁刺激治疗、心理治疗和康复治疗。药物治疗是主要的精神障碍治疗手段,主要包括抗精神病药、抗抑郁药、心境稳定剂、抗焦虑药四大类。使用过程中应注意每种药物的使用方法,提高服药依从性,观察其不良反应。无抽搐电休克治疗是一种利用适量电流刺激大脑引起患者意识丧失,从而快速控制精神症状的方法,具有适应范围广、安全性高、并发症少的特点。治疗中应协助医生做好全过程护理。重复经颅磁刺激是一种新的神经电生理技术,在大脑某一特定皮质部位给予重复磁刺激,通过影响神经生理、神经生化和内分泌,治疗某些精神障碍,如抑郁症、精神分裂症、强迫症、焦虑症等,效果较好。心理治疗源远流长,是精神障碍治疗的重要辅助治疗手段,包括支持性心理治疗、精神分析治疗、行为治疗、认知治疗等,实际运用过程中应根据患者的病种、病程、病情采取适当的心理治疗方法。工娱治疗和康复治疗是一种有效的精神障碍辅助治疗方式,通过各种工娱活动和康复训练,减轻精神残疾,提高生活技能,为患者重归社会奠定基础。

参考文献

［1］ 刘哲宁,杨芳宇.精神科护理学［M］.4 版.北京:人民卫生出版社,2017.
［2］ 雷慧.精神科护理学［M］.3 版.北京:人民卫生出版社,2014.
［3］ 邓荆云.精神疾病护理［M］.北京:人民卫生出版社,2014.

（刘雨晴）

直通护考
在线答题

第十二章　精神障碍患者的社区康复与家庭护理

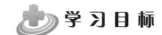
学习目标

1. 知识目标

（1）描述精神障碍患者社区康复的目的、原则与基本内容。

（2）阐述不同层次精神障碍的防治工作的范围。

2. 能力目标

能在精神障碍患者社区护理及家庭护理中应用护理程序的工作方法。

3. 素质目标

具有同情心，能够接纳和尊重患者。

　　在精神障碍患者由医院向社会过渡的重要"缓冲期"阶段，社区精神康复在整个康复服务体系中扮演着非常重要的角色。国内外研究表明，社区康复可在更为自由的环境和更少代价的情况下减轻患者的症状，减少复发和痛苦，提高生活质量，增强社会功能。而且，就目前的发展趋势而言，精神障碍康复也像各类疾病和残疾康复一样，正逐渐由医院康复向社区防治康复转移，已成为卫生保健事业的一个重要改革方向。

第一节　精神障碍患者的社区护理

　　社区是具有某种互动关系的和共同文化维系力的，在一定领域内相互关联的人群形成的共同体及其活动区域。尽管社会学家对社区的定义各不相同，在构成社区的基本要素上认识还是基本一致的，普遍认为一个社区应该包括一定数量的人口、一定范围的地域、一定规模的设施、一定特征的文化、一定类型的组织。社区就是这样一个"聚居在一定地域范围内的人们所组成的社会生活共同体"。

　　社区卫生服务是社区建设的重要组成部分，是在政府领导、社区参与、上级卫生机构指导下，以基层卫生机构为主体、全科医生为骨干，合理使用社区资源和适宜技术，以人的健康为中心、家庭为单位、社区为范围、需求为导向，以妇女、儿童、老年人、慢性患者、残疾人、贫困居民等为服务重点，以解决社区主要卫生问题、满足基本卫生服务需求为目的，融预防、医疗、保健、康复、健康教育、计划生育技术服务功能等为一体的，有效、经济、方便、综合、连续的基层卫生服务。

一、社区精神卫生服务概述及发展趋势

（一）概述

　　1. 社区精神卫生护理的概念　　社区精神卫生护理是精神科护理学的一项重要内容，是应用精神病学、护理学和其他行为科学的理论、技术和方法，在一定区域内开展精神障碍的预防与护理，促进患者的康复，提高患者的社会适应能力，并维护该区域正常人群的精神健康的精神卫生服务工作。

2. 社区精神卫生护理工作的范围 精神障碍的防治大致分为三级:一级预防,即预防精神障碍的发生;二级预防,即及时发现并治疗已发病患者,争取预后良好及预防复发;三级预防,即促进慢性精神障碍患者康复,减少、减轻功能残疾的发生。不同层次的预防,护理工作的范围不同。

(1)一级预防的护理工作范围:

①健康教育:面向广大社区居民,宣传精神卫生促进与保健知识,培养健康的人格,针对应激事件的应对技巧等。

②咨询:接受各种健康咨询,如婚姻咨询、优生优育咨询、高危儿童咨询、精神卫生知识咨询等。

③促进精神健康的工作:对社区的服务对象做各种能够促进精神健康的工作,如普通人群的精神卫生保健、特殊应激事件后的心理干预等。

④特殊预防工作:消除或减少精神障碍的致病因素,提高社区居民的抗病能力,保护高危人群等。

(2)二级预防的护理工作范围:

①早期发现精神障碍患者:通过定期的精神健康筛查、社区居民的自我评估与报告、家访巡视及咨询等方式及早发现和识别。

②及时帮助和护理患者:及时进行危机干预、及时督促患者就医、防止各种可能的意外事件发生,还须对部分患者联系会诊、转诊等工作。

③确认与精神健康有关的因素:收集影响精神健康并造成精神障碍的危险因素,及时报告相关人员。

(3)三级预防的护理工作范围:

①防止病残:尽可能使患者恢复心理社会功能,预防疾病复发,减少功能残疾和并发症。

②康复护理:使患者早日融入社会。

③日常生活指导:指导和协助家属调整患者的生活环境,指导和协助家属为患者安排合适的日常生活内容,及时解答患者和家属的问题等。

④督促巩固和维持治疗:定期家访,指导和督促患者的用药情况及非药物治疗的执行情况。

⑤做好管理工作:对精神障碍患者的康复机构,如康复之家、庇护工厂、各种职业与技能训练场所进行监督管理,如制定各种制度、布置环境、安装设施等,使机构正常运行,减轻国家和家庭负担。

(二)国内外社区精神卫生服务的发展趋势

社区精神卫生服务是从 20 世纪 50 年代后期逐渐兴起的,核心思想是将服务重点从传统的精神病医院治疗转向社区治疗。

1. 国外社区精神卫生服务发展趋势 英国是社区精神病学工作开展得较早且较好的国家之一,很早就主张在社区中照料精神障碍患者,而不是将他们隔离起来,提出发展综合医院中的精神科,而不主张多开设大的精神病医院。美国从 20 世纪 60 年代开始重视社区精神卫生服务,其发展十分迅速。一方面表现为全国性的“精神科非住院化运动”,使众多的精神障碍患者从隔离性精神病医院转向社区,从而促进社区精神卫生服务工作的发展;另一方面政府呼吁重视精神障碍的防治,要求全面建立社区精神卫生中心,开展住院、门诊和预防工作。1980 年美国国立精神卫生研究所建立的社区防治系统不断发展,有效地为严重精神障碍的慢性患者提供服务。除生活、治疗、训练及管理的服务外,还在社会心理康复、指导亲友、调整人际关系、提高适应能力以及保护患者权益等方面尽可能提供支持。这些工作的开展对精神障碍患者在社区中心康复起到了很好的作用。

2. 中国社区精神卫生服务发展趋势 我国于 1958 年全国第一次精神病防治工作会议上,提出了“积极防治,就地管理,重点收治,开放治疗”的工作方针,把社区精神卫生服务列为工作重点之一。20 世纪 70 年代,在城市推广以专业机构为中心的三级防治组织,提倡基层卫生组织和精神卫生服务相结合的形式,或以社区为中心开展精神卫生工作。1992 年,国家卫生部、民政部、公安部及中国残联联合颁布了《全国精神病防治康复工作“八五”实施方案》,首先在 60 个市县试点开展,覆盖近 7000 万人口,取得显著效果。2004 年 9 月,国务院办公厅转发了《关于进一步加强精神卫生工作的指导意见》,强调我国精神卫生工作的指导原则是按照“预防为主、防治结合、重点干预、广泛覆盖、依法管理”的工作原则,建立"政府领导、部门合作、社会参与"的工作机制,建立健全精神卫生服务网络,把防治工作重点逐步转移到社区和基层。

2008年卫生部等17个部门印发的《全国精神卫生工作体系发展指导纲要(2008年—2015年)》指出,要在基层地方政府的统一领导下,充分利用社区内资源,做好精神疾病社区管理与服务工作;在精神卫生专业机构的指导下,由社区服务机构、农村医疗卫生机构等基层医疗卫生机构为精神疾病患者提供医疗康复服务;各类精神疾病社区康复机构为精神疾病患者提供生活照料、功能训练、技能培训等康复服务。2015年6月,由卫生计生委联合多部门制定的《全国精神卫生工作规划(2015—2020年)》指出,到2020年,要探索建立精神卫生专业机构、社区康复机构及社会组织、家庭相互支持的精神障碍社区康复服务体系。具体措施:做好患者服务管理。各地要按照"应治尽治、应管尽管、应收尽收"的要求,积极推行"病重治疗在医院,康复管理在社区"的服务模式,对于急性期和病情不稳定的患者,基层医疗卫生机构要及时转诊到精神卫生专业机构进行规范化治疗,病情稳定后回到村(社区)接受精神科基本药物维持治疗。

社区精神卫生护理工作作为精神障碍防治体系的重要组成部分,在我国虽然有了一定的发展,但是与国外还有很大的差距。目前我国精神障碍的康复很大一部分在医院内进行,医院不仅承担了大量的急性期患者的治疗与护理,而且还承担了大量慢性期患者的康复治疗和护理,这就使得精神障碍患者住院时间长、经济负担重。如何促进社区精神卫生服务,将工作的重心从医院向社区转移,使精神卫生服务能更及时、经济、有效地进行是下一步的工作重点。但目前我国社区护士定位不清,岗位职责和分工不明确等因素影响了社区护理的发展。

二、社区精神障碍患者的特点和社区康复护理

(一) 社区精神障碍患者的特点

(1) 轻症精神障碍患者较多,如神经症、人格障碍、适应障碍及发育障碍。

(2) 慢性精神障碍患者、精神残疾和智力残疾的患者较多,这些患者具有日常生活不能自理、人际关系交往障碍、心理应变能力低等特点,严重影响患者的社会功能,使患者不能完成应有的社会角色。

(二) 精神障碍患者的社区康复

1. 概念 康复是指尽可能改善由疾病或外伤所引起的生理或心理的损伤,不论在躯体上还是在精神上都能最大限度地使患者提升个人的能力,使其功能逐渐恢复,以重返家庭、社会正常生活。为了能够使患者回归社会,康复不只是单纯医学方面的康复,还应包括心理、社会活动、经济、职业、教育等多方面的康复。

精神康复是康复医学中的一个重要组成部分。躯体的康复在于恢复身体上不同器官的功能,而精神康复则是通过生物、社会、心理的各种方法,使由于精神障碍所导致的社会功能缺损得以恢复的过程。精神康复的基本原则:功能训练、全面康复、回归社会。功能训练是指利用各种康复的方法和手段,对精神障碍患者进行各种功能活动,包括心理活动、躯体活动、语言交流、日常生活、职业活动和社会活动等方面能力的训练;全面康复是使患者在生理、心理、社会活动和职业等方面实现全面的、整体的康复;回归社会则为康复的目标和方向。

2. 精神障碍社区康复的工作体系 精神障碍的康复和防治工作必须有政府和社会有关部门的密切配合,目前我国精神障碍社区防治与康复工作的工作体系和主要职能如下所示。

(1) 精神卫生工作联席会议:根据国家精神卫生工作"七五"规划,各级政府自20世纪80年代以来,实施了由卫生部、中国残联、民政部、公安部、教育部等多个部门参加的各级精神卫生工作联席会议制度,定期召开会议,负责规划、协调和推动社区防治管理和康复工作的开展。

(2) 单位或社区保健机构:在单位或社区精神卫生工作领导小组的领导下,依靠社区医院及城乡行政机构,对所辖范围人群提供精神卫生服务,这不仅能为精神障碍患者提供持续性的综合性康复服务,也对精神障碍的早期发现、早期诊断、早期治疗及就近治疗提供了较好的保证。

(3) 工疗站和福利工厂:由民政部门和卫生部门或社会非政府组织共同协作建立的专门安置无职

业或暂时不能回归社会的患者的机构。在此机构中,患者边治疗边从事力所能及的生产劳动,减轻家庭和社会的负担,同时也解决了社区管理中的难题。

(4)精神病专科医院:精神病专科医院在社区康复中扮演了重要角色。专科医院可以提供门诊、急诊、咨询和会诊服务,并且承担了对下级精神卫生服务机构的指导和人员培训等工作。

(5)综合医院精神卫生相关科室:主要提供门诊、急诊、住院、会诊、联络、心理咨询与治疗、患者家属健康宣教以及对下级医院的人员培训等工作。

(6)其他精神障碍康复机构:职能和工作范围介于上述专业机构之间,是上述专业机构的补充,主要有以下单位和服务方式。

①群众性看护小组:一种群众性、社会性的支持系统,属于自助性组织。主要由社区委员会干部、基层医务人员、邻居和家属等人员组成。其职能包括以下内容:定期访视、观察和记录病情;督促患者按时、按量服药;关心患者的思想、生活,帮患者解决实际困难;指导家属对患者进行护理和照顾;及时发现病情变化,及时与医务人员联系;对所管辖群众进行健康宣教;监护发病期患者,防止和减少患者可能产生的自我伤害和对社会的危害。

②日间医院和夜间医院:作为精神障碍患者社区康复回归社会期间的过渡性的"部分住院",即在专业治疗机构设立日间医院和夜间医院。日间医院是让患者白天来住院,晚上回家。在日间医院里,患者继续接受治疗和康复训练,以职业康复、生活康复及社交康复为重点,并根据目前"部分"回归社会中所遇到的问题,积极开展心理社会治疗,及时进行针对性辅导。夜间医院是患者白天在社区,晚上来医院。一般适合那些家庭一时不能或不愿接受或者是在当地无家庭且处于病情稳定期的患者。目前中国采取此种康复形式尚少,但随着社会人口流动性增加、家庭小型化与人口老龄化的发展趋势,今后这类康复形式在城市可能会逐渐增多。

③长期看护所:即国内的精神障碍康复站,针对慢性、社会功能明显衰退,或可能对社会造成危害,但病情无法得到控制的患者。

④中途宿舍:设置在社区中,集容留、疏导、排解等过渡性服务功能于一体的康复居所,针对社会功能康复较好的患者,他们自我管理、自我约束,来去自由,但有一套完善的登记和管理制度,要求人人遵守。这是患者回归社会的一种过渡形式。

⑤家庭联证会:社区家属自发组织的团体。邀请专业人员定期为患者和家属开展精神障碍知识讲座、咨询等服务。

⑥家庭教育:一种行之有效的精神障碍防治康复手段。家庭教育的方法,主要采取集体讲课或讨论的形式,提供有系统、有计划的教育和训练。通过家庭教育可以达到以下目的:传授相关的精神障碍知识,使家庭成员能更好地帮助患者;降低家庭成员因缺乏疾病知识而导致的高情感表达水平;介绍有关精神障碍药物治疗的知识,提高患者对药物治疗的依从性;减轻家庭成员对患者的内疚感和负罪感,减轻他们的心理负担;提供对患者病态行为和非适应性行为的应对技巧,提高患者家属的照料能力。

(三)精神障碍患者的社区康复护理

1. 精神障碍患者社区康复护理的目的 通过康复护理措施,使精神障碍患者的家庭社会功能得到最大限度的恢复,使其精神残疾程度降至最低。康复的目的主要如下所示。

(1)预防精神残疾的发生:早期发现患者并及时给予治疗,结合全面康复措施,达到最好的治疗效果,使患者彻底治愈或缓解。

(2)尽量减轻精神残疾程度:要尽可能防止难治愈患者的精神衰退,设法逐步恢复精神残疾患者的生活自理能力,减轻精神残疾程度。

(3)提高精神残疾患者的社会适应能力,恢复劳动能力:通过康复训练恢复患者的社会适应能力,使患者具有代偿性生活和工作技能,使其充分发挥尚存的生活能力。

2. 精神障碍患者社区康复护理的原则

(1)实施早期性、连续性和终生性的康复护理:早期性是指在判定精神残疾或智力残疾出现时即行康复护理措施。连续性是因社会功能和智力水平提高显效缓慢,治疗护理时间长,而需要连续地坚持康复护理。终生性主要针对一些不能恢复到病前社会功能及智力水平的患者,给予终生的补偿性护理。

(2)实施渐进性、全面性、综合性的康复护理:渐进性指先易后难、先少后多和急需先行的、有计划的循序渐进性护理。全面性指康复护理内容包含心身健康和心身疾病的需求。综合性为综合多学科理论知识与护理技能。

(3)实施护理角色多元化:护士融教育者、照顾者、治疗者等多角色于康复护理活动之中。

3. 精神障碍患者社区康复护理的基本内容

(1)普查社区内精神障碍患者的基本情况:包括精神障碍患者的一般资料、残疾史、康复需求、家庭支持及在社区中的分布情况。

(2)指导和实施康复训练:为精神障碍患者提供生活自理能力训练、社会交往技能训练、学习行为训练、职业技能训练、工娱活动训练等。有效的康复训练可以提高患者社会与家庭的适应能力,改善生活质量。

(3)给予精神障碍患者积极良好的心理支持:主要通过心理咨询和心理治疗,要求专业技术人员坦诚、有耐心和具有良好的理解沟通能力,尊重患者。不断鼓励患者,积极肯定其每一点进步,使其树立信心,改善心理环境。

(4)开展家庭康复:评估患者及其家庭情况,与家属共同制订和实施康复计划。

(5)用药指导:针对不同患者采取不同的用药方案和用药指导,注意观察用药后的不良反应,适时调整服药剂量,使不良反应降到最低。

第二节　精神障碍患者的家庭护理

精神障碍是一类严重危害人类身心健康的疾病,不仅严重影响患者及其家属的工作和生活,同时也带来沉重的社会和经济负担。精神障碍病程长、易复发,在精神障碍防治中,有90%以上的患者在家庭中接受家庭护理。因此,家庭护理的好坏将直接关系到患者的康复。精神障碍患者的家庭护理是以家庭系统为单位,把家庭看成一个整体,并在特殊环境中进行心理治疗及护理的过程,其目的是帮助患者减轻从医院返回家庭后的困难,巩固治疗效果,防止疾病复发,恢复社会适应能力,提高生活质量。

一、护理评估

(一)针对患者的评估

1. 一般资料与健康史　包括患者的一般人口学资料、文化背景、工作经历、个人爱好、宗教信仰等;曾患有哪些躯体疾病;精神障碍病史等。

2. 生理功能　包括患者的生命体征、营养状况、饮食及睡眠情况、排泄情况、日常活动状况、意识状况、躯体功能状况、服药情况等。

3. 心理功能

(1)感知觉:评估患者有无感觉过敏和减退,错觉、幻觉及感知综合障碍等。

(2)思维:评估患者有无思维联想、连贯性、逻辑和思维内容等方面的障碍。

(3)情感:评估患者有无焦虑、抑郁、恐惧、情绪不稳定、易激惹或情感淡漠等异常情绪。

(4)认知功能:评估患者有无注意障碍,有无记忆和智力损害。

(5)意志和行为:评估患者有无病理性意志增强与减退,有无攻击性行为,有无自杀、自伤、毁物等行为。

(6)自知力:评估患者对自身疾病的认识判别能力,是否愿意接受治疗。

4. 社会功能　对患者的生活自理能力和环境适应能力进行评估,包括患者的学习能力、工作能力、语言交流能力、自我控制与自我保护能力、社交活动等。

（二）针对家庭的评估

评估患者的家庭结构是否健全，家庭功能是否健全，能否提供患者生存、成长等生理、心理、社会方面的基本需要。还要评估家庭气氛，是否属于高情感表达家庭、家属对疾病的态度如何，有无不正确的认知和偏见；同时还要评估家庭成员的精神健康水平。

二、护理目标

（1）家庭能够提供适合患者病情需要的生活环境。

（2）家庭成员了解疾病性质，能配合医护人员共同制订治疗康复计划，并能督促实施。

（3）家庭成员能够掌握疾病相关知识，识别疾病复发的先兆症状。

（4）家庭成员掌握药物治疗的相关知识，掌握药物治疗过程中的注意事项，能够识别药物的不良反应并给予相应的处理。

（5）患者的精神症状逐渐好转，或病情维持稳定。

（6）患者的家庭与社会功能逐渐恢复。

三、护理措施

（一）日常生活护理

1. 个人卫生　协助患者做好个人卫生，帮助康复期患者尽快摆脱"患者角色"，调整心态，养成健康的生活习惯。

2. 饮食　保证患者的进食量，注意营养搭配。

3. 睡眠　为患者营造良好的睡眠环境，避免强光和噪声刺激，合理安排患者作息时间，保证充足的睡眠。入睡困难的患者可做放松训练，或听一些催眠的音乐，必要时可遵医嘱给予镇静催眠药。

4. 房间环境　患者的房间要求安全、安静、简洁、大方。患者的房间不要放置可能造成自伤或伤人的危险品，如热水瓶、钳子、绳索、刀剪、铁锤、农药等。

5. 安全防范　患者的行为受精神症状影响，所以必须注意安全防范，时刻警惕，不能疏忽。

（二）用药护理

药物治疗是预防某些重度精神障碍复发的主要措施之一，因此用药护理是家庭护理中的一个非常重要的内容。护士要教会家属药物治疗的相关知识，如药物的疗效与副作用、药物治疗的必要性、药物治疗的疗程和方法等，做好解释教育工作，提高患者服药的依从性。遇到不能处理的情况，应及时求得医生的帮助。

（三）特殊症状护理

对于患者的异常行为，护士和家属千万不能讽刺、讥笑和歧视，否则，患者会产生伤感甚至厌世的念头和行为。居家生活的精神障碍患者精神症状如有波动，可能会导致出现严重危害自身及他人安全的行为，因此，社区护士必须对居家照顾者就某些特殊精神症状提供相应的健康教育及指导。

（四）心理护理

由于社会对精神障碍的偏见和患者自身认识的缺乏，患者会感到巨大的心理压力，甚至无法面对现实，这不利于患者的康复。因此，医护人员及家属要给予心理疏导，帮助患者克服心理危机。

首先，医护人员要尊重、关心患者；对于患者出现的异常行为，家属切记不要指责，要从患者的角度去感受他们的心情，加以援助和关爱，家庭和睦的气氛有利于缓解患者内心的痛苦。其次，给予患者表达情感的机会，经常与患者谈心交流。家属要及时发现患者可能存在的心理问题并加以疏导。再次，教会患者一些应对应激的技巧，如培养患者感兴趣的业余爱好、帮助患者分析产生压力的原因、教会患者一些应对应激因素的技巧(如倾诉、共情、情绪宣泄等)、改变患者不正确的思维认知模式。最后,鼓励患者多参加社交活动,正确应对学习、工作所带来的压力,帮助患者克服各种困难,重建社交能力。

（五）病情观察

1. 患者对疾病的认知情况 了解患者是否有完整的自知力、良好的治疗依从性。

2. 睡眠情况 睡眠与病情有密切的关系,因此,如患者睡眠习惯突然改变,睡眠过多或过少,或睡眠-觉醒节律颠倒,可能是精神障碍复发的早期表现。

3. 情绪状况 如患者表现为烦躁、焦虑、好发脾气,或紧张不安,护士要分析原因,以防复发。

4. 生活、工作、学习情况 患者的生活、工作由主动变得被动,做事有始无终、效率下降,懒散、不讲个人卫生,不守纪律,疏远亲人等,可考虑疾病复发。

5. 精神症状 如患者又表现出敏感多疑或出现一过性的幻觉、妄想,或出现言谈举止异常等情况,应立即到精神病专科就诊。

6. 躯体症状 如患者诉说头晕、头痛、注意不集中、记忆减退或其他躯体不适,应判断究竟是躯体疾病,还是药物不良反应,或是疾病复发的先兆。

（六）意外事件的紧急处理

大多数患者的异常行为可以防范,但部分患者的冲动和异常行为使人防不胜防,意外事件的发生就难以避免。因此,家属还应了解意外事件的急救和处理技术。遇有意外事件时,切勿慌乱,要大胆冷静,在通知急救中心或附近医院的同时,迅速进行现场抢救。

1. 自缢 一旦发现,立即抱住患者身体向上举起,解开绳套,将患者放下,使其平卧于地,解开领扣和裤带以防呼吸不畅,立即检查脉搏和呼吸情况。若患者呼吸、心跳微弱或已停止,应立即就地进行人工呼吸和胸外按压抢救。不要轻易放弃抢救,直到患者呼吸恢复或确认已死亡为止。

2. 外伤 检查患者出血的部位和种类,迅速采取止血措施后送往医院进一步处理。头部、上肢、下肢等较小的动脉出血时,可采用指压止血法,即按压受伤动脉的近心端,阻止血流。对四肢较大的动、静脉出血,紧急情况下可采用止血带止血,垫以毛巾后用橡皮带或带子扎在受伤肢体,做好明显标记,记录时间,每半小时放松一次,防止肢体缺血坏死。

3. 吞食异物 发现吞食异物时,要安慰患者,了解异物的种类,不要按摩腹部,检查口腔和咽部是否有外伤,异物是否卡在咽喉处。如异物卡在咽喉处,可采用海姆立克急救法取出。若吞下的异物较光滑,可让其吞食大量纤维素类食物,一般异物可随粪便排出体外。患者每次大便后,要仔细检查便中有无异物。如为金属类异物,可到医院进行 X 线检查,寻找异物所在的部位,并观察患者有无内出血症状,如发现出血,立即进行外科手术处理。

（七）健康教育

向患者及其家属提供精神障碍康复的相关知识,消除他们对精神障碍的某些偏见与误解,使他们对治疗的态度从单纯的被动变为主动参与。

🏥 小　　结

社区精神障碍康复是社区卫生工作的重点之一,社区为本社区精神障碍患者提供终生服务。社区精神障碍患者的康复工作应该结合每个患者的特点,制订合适的康复计划和措施;而对整个社区的精神障碍患者,应有整体的管理规划,要组织和协调相关部门的力量,进行宏观调控;无论是针对个人的服务措施,还是整个社区的康复规划,都应该长期坚持,逐步完善与提高,而不应该是短期行为。

家庭护理是以家庭系统为单位,以护理人员为主体,直接实施和指导,帮助患者的家庭成员对患者进行护理。精神障碍患者家属的心理、健康问题应引起社会的广泛关注:对该人群实施必要的健康教育是患者痊愈的需要、家庭的需要、精神科护理的需要、精神卫生事业的需要。

参考文献

[1] 刘哲宁,杨芳宇.精神科护理学[M].4 版.北京:人民卫生出版社,2017.

[2] 刘哲宁.精神科护理学[M].3 版.北京:人民卫生出版社,2012.

[3] 威廉·詹姆斯.心理学原理[M].唐钺,译.北京:北京大学出版社,2013.

（方　蕾）

直通护考
在线答题

Note